U0230197

新古典针灸学大纲

黄龙祥 著

人民卫生出版社

·北京·

图书在版编目（CIP）数据

新古典针灸学大纲 / 黄龙祥著. — 北京：人民卫
生出版社，2022.12（2023.11 重印）
ISBN 978-7-117-33970-4

Ⅰ.①新… Ⅱ.①黄… Ⅲ.①针灸学 Ⅳ.①R245

中国版本图书馆 CIP 数据核字（2022）第 201226 号

人卫智网	www.ipmph.com	医学教育、学术、考试、健康，购书智慧智能综合服务平台
人卫官网	www.pmph.com	人卫官方资讯发布平台

新古典针灸学大纲
Xingudian Zhenjiuxue Dagang

著　　者：黄龙祥
出版发行：人民卫生出版社（中继线 010-59780011）
地　　址：北京市朝阳区潘家园南里 19 号
邮　　编：100021
E - mail：pmph @ pmph.com
购书热线：010-59787592　010-59787584　010-65264830
印　　刷：北京顶佳世纪印刷有限公司
经　　销：新华书店
开　　本：710×1000　1/16　印张：24
字　　数：332 千字
版　　次：2022 年 12 月第 1 版
印　　次：2023 年 11 月第 2 次印刷
标准书号：ISBN 978-7-117-33970-4
定　　价：155.00 元
打击盗版举报电话：010-59787491　E-mail：WQ @ pmph.com
质量问题联系电话：010-59787234　E-mail：zhiliang @ pmph.com
数字融合服务电话：4001118166　E-mail：zengzhi @ pmph.com

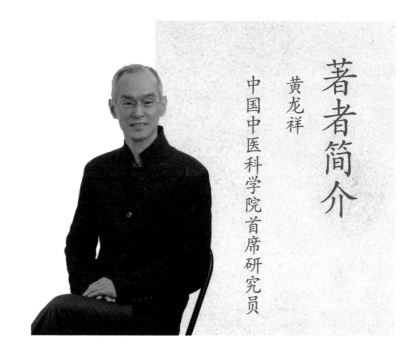

著者简介

黄龙祥

中国中医科学院首席研究员

　　主要研究领域：针灸理论研究；针灸学术史研究；针灸文献研究。

　　代表作：《中国针灸学术史大纲》《中国针灸史图鉴》《实验针灸表面解剖学》《中国针灸四大通鉴》《针灸腧穴通考——中华针灸穴典研究》《针灸典籍考》《经脉理论还原与重构大纲》《中国古典针灸学大纲》等，并被翻译成英文、韩文、日文出版。作品曾先后荣获国家图书奖、中国图书奖、中华出版物（图书）贡献奖、"三个一百"科技原创图书奖，以及中华中医药学会科技进步奖一等奖。

内容提要

　　《新古典针灸学大纲》是黄龙祥先生以"传承精华、守正创新"为宗旨辛劳探索的心血结晶，不仅挖掘出了古典针灸中隐而不彰的诊疗规律，为现代针灸学的发展提供不竭的助力，而且揭示了更具普适意义的人体结构与功能的底层逻辑，发现了中西医双方在各自视角内都不曾捕捉到的事实和规律，明晰了古典针灸和现代医学都没有看到的盲区和误区，彰显了中医针灸的伟大价值，呼唤中国人、中医人要对未来医学的创建做出应有的贡献。

关于本书

　　这本小书是笔者"大纲"系列的收官之作，期望以最小的篇幅承载更多的研究所得而又不失简明，因而对关键学术问题的思考也格外深长，思考时间最长的是这样一个问题："新古典针灸学"这一路径是否真真切切地存在？如果存在，又是一种怎样的存在？最终它能延伸多远？能否成为通往未来医学的大流量干道？

　　2019年我的第3本《大纲》出版后，读到习近平总书记提出的"遵循中医药发展规律，传承精华，守正创新"的中医理论创新思路，于是又进一步思考什么是中医针灸乃至整个医学的发展规律？"守正创新"，何为"正"？"传承精华"，何为"精华"？

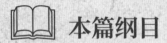 **本篇纲目**

反思

这条路真实地存在吗?

这条路能有大流量吗?

这条路应当如何命名?

定位

基本规律的发掘阐释

气血概念的科学表达

引导创新的问题提炼

新视角下的临床解读

写法

原则

体例

引文

提要

关于针灸学未来发展的道路选择，在近 20 年间，国内有多位研究者自觉探索，近几年国外的针灸人也加入到探索的行列，认为针灸学的未来发展只有"走进中医"和"靠拢西医"两条路，没有第 3 条路。而国内该领域的研究者多选择了第 2 条路，似乎认为古典针灸树上不可能生长出现代针灸或未来医学的新枝。也就是说，古典针灸学走到今天已经走到头了，再往前就只有现代医学这一条路，别无选择。

然有两点不解之处：

第一，国内针灸现代化探索者提出的"现代针灸学"，与西方学者提出的"Western medical acupuncture（西方医学针灸）"是否相同？即中国针灸人编撰的、已经出版的、或正在编纂或将要编纂的"现代针灸学"与国外华人出版的《科学性针刺疗法》[1]，以及西方学者出版的现代针灸学代表作姊妹篇 *An Introduction to Western Medical Acupuncture*（《西方医学针灸概论》）及 *Medical Acupuncture A Western Scientific Approach*（《西方医学针灸》）是否相同？

以上 3 部国外华人和西方学者撰写的现代针灸学的代表作，都明确强调了"western medical approach"（"西方医学路径"）"based on conventional medical science"（基于现代主流医学），编纂的目的是"希望能使针刺疗法从此进入现代医学范畴"。如果我们的目标和路径与之相同，那我们 20 多年探索的自主创新体现在哪里？改辙易途的意义又在哪里？**我们守住了什么？创新了什么？遵循了一种什么样的发展规律？**如果说有实质性的不同，那就意味着针灸现代化除了"中医""西医"两条现成的道路之外，还存在其他路径。

---

[1] 董厚吉，马云涛.科学性针刺疗法 [M].北京：中国医药科技出版社，2000.

第二，"靠拢西医"，当下西医也同样面临着路径选择，现行的道路也不止一条，笔者注意到现代主流医学在某些新兴的学科分支（如"血管医学""泛血管医学"）及某些疾病的诊疗理念（如癌症及重症）表现出与中医针灸渐行渐近的趋势，我们向哪条路靠拢？如果向流量最大的"生物医学模式"大路靠拢，可能一路顺风，轻松成就，但此路不远，很可能没走几步就会被再次"现代化"。如果选择更有前途的"生物 - 心理 - 社会 - 环境"之路，此路还在图纸上，甚至连筑路方案都还在探索之中。

我们究竟选哪条路？是顾眼前？还是谋长远？

这条路真实地存在吗？

多年来通过深入考察古典针灸学与现代主流医学的短长，以及取长补短整合创新的可能性，近年又特意关注了国内纯西医对未来医学方向的思考及对发展路径的深入探索，我越来越坚信：存在一条承接古典针灸、吸纳相关学科特别是现代主流医学之长的"新古典针灸学"（**以下简称"新古典"**）路径，存在着针灸人为创立未来医学做出最大贡献的可能性。主要依据是：

中西医在认识人体、诊疗疾病上存在最大的互补性——如果这是事实而非虚言，则大概率存在这样的可能性，即中、西医各自特有的成分用对方现有的理论不能解释。

也就是说，如果选择古典针灸通过并入西医道路实现"现代化"，就意味着其中能补现代医学之缺、对认识人体结构和功能整体最有价值的部分，很可能要被无情地丢弃——这就好比我们明知完整的生命遗传密码存在于两条链中，而某一理论框架只能识读一条链，我们为了进入这一路径而不得不丢弃一条链。这样的"现代化"恐怕不仅中医人不能接受，西医的有识之士也难以认同。

如何能让中西医都清楚看到并切实感受到古典针灸学与现代主流医学

具有最大互补、互惠关系？对此中外学者虽有论述但结论不一，但要拿出令人信服的研究结论，恐怕少不了实验和逻辑的路径。

美国心理学家尼斯比特（Richard Nisbett）采用巧妙设计的实验方法破解东西方思维研究难题给我很大的震动和启示，连东西方思维比较这样抽象的问题都能引入实验研究的方法，那么中西医学观察人体方式的比较研究更可以诉诸实验。

实现中、西医的视域整合，拓宽古典针灸学的视域，发现中、西医认识人体结构与功能的盲区和误区，看到一个更加清晰、完整的人体世界，正是"新古典"的目标。

最终要把这条路走通且走出大流量的快速路，还需要找到清晰的思路和操作性强的方案。详见本书第 5 篇"承接与连通——超越"。

这条路能有大流量吗？

新路径如何才能有大流量？关键在于你这个新视角能否看到别的视角看不到、看不清的事实或规律。

"新古典"的探索不仅要发掘出古典针灸中隐而不彰的针灸诊疗规律，而且揭示更具普适意义的人体结构与功能的底层规律，看到古典针灸和现代医学都没有看到的盲区和误区，发现中西医双方在各自视角内都不曾捕捉到的事实和规律。因此，"新古典"不仅仅是承接古典针灸的"接着讲"，也是沟通古典针灸与现代医学双方的桥和连廊。

这一路径要想快速推进并且可持续发展，**关键在于找准出发点，构筑坚实而完整的地基，建成一条开放的路径**。基本工程有三：第一，语言表达。随着对古典针灸学的生命力有所理解，我越来越迫切地感受到中国针灸学的基本概念和原理要用现代语言表达出来，在自身擅长的直观体悟思维基础上，补强逻辑分析的短板。这样，中国针灸学就可以建立起自己的"叙说逻辑"，真正成为一种能够跨学科理解的理论形态，在更大的范围传播。

第二，概念的澄清与表达，特别是底层概念的确定与阐释。

第三，找到针灸学大厦地基，检验基石的牢固度和完整度。**如发现基石缺失，则不论多难也要先奠定基石。**

三项工程的重要度和难度依次递增，前两项工程在已经出版的前两本《大纲》有专门的讨论，本书再就"底层概念的确定与阐释"进行更深入的探讨，论证详见第 1 篇"提问与解题——路基"。

主目标则定位于：为攻克最重要、最艰难的第三工程铺设第一节路轨。确定这一目标的基础在于，笔者通过多年的考察已经确知，现代医学的路径从细胞学说"细胞是一切生物的基本结构功能单元"的核心命题延伸而来，**支撑这一路径的基石为实质结构解剖学。**

在上一本《大纲》中笔者已确认，古典针灸学是在"人之所有者血与气尔"这一命题基础上一步接一步走下来的；在这一本《大纲》将论证**支撑针灸学这一路径的"基石"是什么？** 把这一关键问题讲清楚，让中西医都能听明白，则最关键的第三项工程就迈出了最艰难的第一步。具体论证详见第 5 篇"承接与连通——超越"。

回到现阶段，应当清醒地看到，包括针灸学在内的整个中医之路的流量远不及西医，但只要我们扎扎实实走好以上每一步，中医针灸就不仅能走出一条守正创新的新路，而且能走出大流量，为未来医学的创建，做出中国人、中医人、针灸人应有的贡献。

本书第 2 篇"规律与原理——导航"、第 4 篇"循理以解惑——试驾"重点展示"新古典"视角下的新发现及临床应用示例。

这条路应当如何命名？

其实，只要选择的道路前景光明，起一个什么样的路名本无关紧要，故在设计我的三部"大纲"系列书名时为最后一本《大纲》取了一个最简单的名称——"新针灸学"。后来发现此名与朱琏先生的针灸名著《新针灸学》重名，经过反复考量，将这部收官小书定名为《新古典针灸学大纲》。

改名用意有三：

其一，内容与古典针灸学相接续，是在继承的基础上的一次"接着讲"；

其二，与朱琏先生的名著《新针灸学》及其他冠名"新针灸学"的针灸书区别开来；

其三，借用这个时代最具活力之一的经济学对于传统、现代与未来理论形态的命名实例——"古典经济学"（Classical Economics）、"新古典经济学"（Neoclassical Economics）、"新兴古典经济学"（New Classical Economics），这套命名使得经济学研究的主题上带有了古典色彩。

关于新兴古典经济学的原初定义及内涵旨趣，该学派的代表人物杨小凯在其《经济学：新兴古典与新古典框架》前言中写道："此书用非线性规划、动态规划和其他非古典数学规划方法将古典主流经济学的灵魂在一个现代躯体中复活。由于此书的灵魂比新古典经济学更老，而它的躯体却比新古典经济学更新，所以我们称之为新兴古典经济学。"[1]

中国经济过去 30 多年的高速发展，使得经济发展的"中国道路"在西方经济学家的一片质疑和困惑中越走越宽，流量越来越大，终于使西方经济学家认识到，西方模式不是现代化的普适模式，中国在选择性学习美欧与日本经验的基础上的创新已经超越了东欧模式，走出了一条有鲜明特色的中国道路。

此外，20 世纪 30 年代冯友兰、金岳霖取西方实证研究方法之长，构建出独具特色的中国哲学体系"新理学"。用冯友兰自己的话说，新理学

---

[1] 杨小凯.经济学：新兴古典与新古典框架 [M].张定胜，张永生，李利明，译.北京：社会科学文献出版社，2003.

是"接着"而不是"照着"程朱理学讲的。

受此启发和激励，我也想探索出一条让古典针灸的灵魂在现代躯体中复活与超越的新路，故将这本小书取名**"新古典针灸学"**。

"新古典针灸学"的名称早在第2本《大纲》的首发式上已经给出，今天更加坚定并坚持这一选择。

定位

论证了"新古典"路径的存在且具备成为大流量路径的潜力，则本书呈现的重点也就随之而定——此路能否成为大流量的干道，主要取决于：其一，能否找到理解、整合现代医学视域的方法，扩大自身的视域；其二，能否发现新的诊疗规律并给出临床应用的示范。

基本规律的发掘阐释

学科是研究"规律"的科学，每个学科都有支撑其理论框架的基本规律。理解学科的关键也在于理解"规律"，如果一门学科总结出较完整的基本规律则该理论框架内的操作便是可控的，不仅开展科学研究更容易，而且理解和应用也更容易。

对于医学而言，最重要的是规律的发现和应用，正如让化学真正成为一门科学的是元素周期表的建立和元素周期律的发现。

只要我们真正掌握了像元素周期律这样普适性的规律，循规据治，提升针灸疗效的确定性，即使短期内揭示不了规律的本质和疗效的机制，人们也不会再说针灸不科学，相反会吸引大批各学科一流的专家加入到研究队伍中来，共同攻关，推动针灸学的进步。

反之，如果不能发掘并清晰表述针灸学的基本规律，那么针灸学就不能被理解，也难以应用，甚至不能作为一门独立的学科存在。

对于这一点，我们针灸人的认识还不到位，有人说，中医针灸的存在价值在于疗效，其实准确的表述应当是"在于疗效及疗效的确定性"，而疗效的确定性及可重复性的保障在于对疾病诊疗规律的发掘。

有人认为针灸要能被广泛理解和传播，在于能否找到确有疗效的证据，进而揭示其作用机制。其实，如果不明疾病的诊疗规律，很难对疗效做出真实、客观的评价。近些年来采用循证医学的方法评价针灸疗效，不时出现阴性结果，针灸人觉得很"憋屈"，明明真真切切感受到了某针刺方案的疗效，为什么用随机对照试验（randomized controlled trial，RCT）的方法评价，就成了"安慰剂效应"？

最终让针灸疗效评价走出困境的是对作用机制的揭示，以及疾病诊疗规律的发现。本书第4篇"循理以解惑——试驾"将结合中外中西医疗效评价的典型实例作具体分析。

现阶段，不论是中医还是西医，对于疾病的发生、发展规律的认识都还不够深刻和完整，因而对于疾病的诊疗基本上还处于经验层面，带有较大的盲目性。

未来医学的目标是"揭示生命的本质和疾病发病的规律，预防与治疗疾病，增进人类健康"。"新古典"路径的目标既然是朝向未来医学，故除了发掘本学科的基本规律之外，还致力于探索疾病的规律，乃至人体构造及功能的基本规律。

本书揭示的重要规律包括四个方面：

第一，适用于地球万物的普遍规律；

第二，适用于生物的生物学规律；

第三，适用于人体生命活动的医学规律；

第四，适用于中医、针灸学的专科规律。

以上第一类规律意义最大，发掘的难度也最大，故从不同的角度详加论证。本书特别注重对普适度居中的第二、第三类规律的发掘与证明，详見本书第 2 篇 "规律与原理——导航"。

气血概念的科学表达

寻找并确认逻辑起点是构建一个理论体系的最关键一步。两千多年前构建中医针灸理论体系时，创建者投入极大的精力和智慧选择并反复论证该体系的逻辑起点——人以气血为本。

两千年后我在探索 "新古典" 路径的过程中，清醒地认识到这一路径要想走成一条大流量的高速路且形成一个开放的网络系统，**最根本的创新在于 "气血" 概念的澄清与科学表达**，在《中国古典针灸学大纲》的最后一章明确提出了 "血气是什么" 之问，探讨了这一关键问题的解题思路，并循此提出了关于 "气血" 本质的猜想，而在这本《新古典针灸学大纲》中将提供这一猜想的证据链和证明。

做好气血概念澄清和科学表达的基础性工作，将有力促进针灸界多年来探索的三个制约针灸学发展的关键问题取得突破：

其一，古典针灸学最底层的概念 "气血" 本质的揭示。

将为相关基本概念（如 "经脉" "俞穴" "营卫" 等）本质的研究，提示研究方向和提供研究范式，形成各个击破的系列成果。

其二，打破封闭，构建开放的理论体系，引入高新技术。

古典针灸对于诊疗的精准度，在某些方面比现代医学的要求更高，非常需要高新技术的辅助和支撑，但如果没有最底层概念 "气血" 及相关的 "俞穴" "经脉" 概念的澄清与科学表达，"靶" 标不能言明，则再先进的技术也难以介入，临证施针只能求 "一得" 之功，所谓 "精准" 只能是极个别上工的造化。

其三，最大限度扩大视域。

虽然拓宽古典针灸学视域的路径有多条，但最大幅度的拓宽无疑是引入与古典针灸学呈最大互补关系的现代主流医学的视角，而要使这两个原

14

本不可通约的医学体系实现有效的沟通，必须先找到一个联结二者的关键点，如果能找到古典针灸与现代医学的共同起点，二者便具有了天然的有机联系，无须人为地捆绑或沟通。

关于气血概念的科学表达，详见本书第 1 篇"提问与解题——路基"的解题示例"气血本质新解"。

引导创新的问题提炼

既然中国针灸学与西方主流医学是两种呈最大互补关系的医学，那么双方理应是彼此发现自身盲区和误区的一面"镜子"。

然而令人遗憾的是，在过去半个多世纪中国针灸学的发展历程中，我们总是用现代医学这面镜子照出满身的不足，却没能向现代医学或生命科学提出挑战性的问题，没有对医学的主流理论提出富有启迪性的新假说或新概念。而当现代医学获得新的发现时，我们针灸人又说这个问题在中医针灸早已被提出、早有认识。

基于这一现状，这次"新古典"路径的探索便自觉地从提问开篇，不仅为针灸学的未来发展提出新问题，而且立足于整个生命科学的大背景为现代医学的发展提出新问题。并以大学科能够理解的方式呈现问题，力求进入到整个医学共享的问题体系，将提出有启示意义的问题贯穿于这本小书的始终。

基于"新古典"视角，提出与现代主流医学问题形成最大互补的互惠提问（reciprocal questioning）与思考，详见本书第 1 篇"提问与解题——路基"。

新视角下的临床解读

面对人体如此复杂的结构与功能，以及相同的致病因子与不同的人相互作用出现的千变万化的状态，不论是中医还是西医都像面对一头大象的盲人，都只能摸着它的一部分，这导致医者在面对人体和疾病时会遇到许多困惑。在现阶段，如果我们能做到以下两点，将有可能在一定程度上超越自身的认识局限，看到更多的真相，解除困惑，获取真知。

其一，要认识自身视角的局限性，只有觉知到自身的不足，才不至于将自身对大象局部的认知当作整个大象，才能认真考虑其他的，特别是对立观点的合理性，才能开启智慧的大门，辨识众人摸象所得的碎片，整合出更加完整的大象整体。

其二，探寻理解和利用相对立视角所得数据的方法和路径，最大限度拓宽自身的视域。

"新古典"通过拓宽胸怀和视域，发掘出更多的诊疗规律，看到更清晰、更完整的人体结构与功能的画面，发现一些隐藏在疾病表象背后的复杂影响因素。

探索临床困惑的实例主要包括两方面：中西医疗效评价；古今针法机制。详见本书第4篇"循理以解惑——试驾"。

写法

在写作风格上，尝试一种介于科普与学术著作之间且更偏于科普的形式。**追求一种不辩自明的自然呈现的文风。**

原则

编写方式的选择，先出简本。编纂简本是古典中医针灸学的一个传统，第一个古典针灸学体系的构建者在完成《黄帝针经》之后另编一部简本冠于书前[1]；魏晋时皇甫谧重构针灸学体系，在编写《针灸甲乙经》全本时也明言欲别撰简本以为"教经"；明代楼英重构中医学理论体系，于《医学纲目》四十卷全本之前也别撰四卷简本曰"医学总纲""医学目录"[2]。我也循例编简本，所不同者，古人先编全本后撰简本，于理为顺；而我此次则先编简本，虽逆于常理而利于学、便于传，经曰"易用难忘"是也。

在内容上，重在科学问题的提炼，诊疗规律的发掘与检验，临床应用的示例。不强调"体系化"构建，允许不完美的理论"破缺"。故**本书不是一本体系构建的书，与《中国古典针灸学大纲》的定位不同**。

在谋篇布局上，首先提炼古典针灸学的精髓纲要作为全书的绪篇，提示"新古典"是基于古典针灸学的"接着讲"；并在全书最后设专篇，以"新古典"视角展望未来医学的发展方向及突破点。

通过这样的设计，使**"新古典"既与古典针灸学相接，又与未来医学相望**，以最小的篇幅讲述一个完整的生命如何从针灸学和生物学两个视角展开最后又自然交汇的故事。

在正文 5 篇中，第 1 篇"提问与解题——路基"、第 2 篇"规律与原理——导航"、第 5 篇"承接与连通——超越"是重点篇章，**其中第 2 篇又是重中之重。书中其余各篇可以看作是对第 2 篇的铺垫、说明和应用示例**。

有关简约表达的原则如下：

⊙ 阐述自己的思考和观点，前人已有详论且论之有理者，略而不论。尽量不评说中外各家之说的短长。

⊙ 直述己见不旁征博引，除带有根本性的重大问题，一般也只提

[1] 黄龙祥.《针经》《素问》编撰与流传解谜 [J]. 中华医史杂志，2020，50（2）：67-74.

[2] 黄龙祥. 中医学理论体系重构的典范——楼英《医学纲目》理论创新启示 [J]. 中国针灸，2021，41（8）：823-833.

供主要证据和强证据，不列出大量的参考文献；除第 1 篇外，其他篇尽可能不引用经典原文。

⊙ 用尽可能简单的语言和方式表达古典针灸学大量复杂难懂的专业术语和技术问题，同时也尽量避免陷入简单化的陷阱。凡能用科学共同体普遍接受的学科原理和知识讲清楚的，尽量采用；不能解释的部分，则描述现象、事实和经验，不削足适履，不以彼非此。

体例

⊙ 全书结构分为三层：第一层为"篇"，全书共分为 6 篇；"篇"下为"节"，"节"下为"条"，全书共 229 条。

⊙ 条文编号有两种方式，一种是按章节分层次编号，如 1，1.1，1.1.1……这种编码逻辑关系清晰，但整体感模糊，比较适合西方读者的习惯，维特根斯坦的著作《逻辑哲学论》即此种编码的典型实例；另一种是全书条文统编，如"001""002""003"……这种编码方式更适合中国人的阅读习惯。本书 229 条论点即采用第二种编码方式。

⊙ 全书各篇末的结语皆连续编号。结语的观点与篇中正文的观点或有部分重复，故采用自然序数连续编号并冠以"结语"前缀（如"结语 1""结语 2""结语 3"）以示区别。

⊙ 不同时期的医书，甚至同一书不同的版本，针灸俞穴的名称写法有"俞""输""腧""膸"之不同，目前学术界没有规定标准名，本书非必要皆统一写作"俞"字，需强调气血输注时用"输"字。

⊙ 内容有交叉的条文下用符号 ☞ 标注参见条文的编号。

⊙ 有提问在前，解答在后者，也用符号 ☞ 标注解答条文的编号。

⊙ 正文各篇末"结语"条文另在附篇集中连贯排列，以便检索阅读与批评。

⊙ 书末附主要参考文献，并**按笔者认为的重要程度从高到低排**

序；同一作者的著作排于一处，不分隔；尽量提供原始文献，科普著作除外。

引文

为编纂这本小书我阅读了大量中外医学论著、论文，阅读的总量和种类都远远超出了编撰前两部《大纲》时的体量。然而不能要求这本小书的读者阅读同样多的文献，经反复筛选，最终我在中医和西医各选取了一部经典用作基础参考书，凡采用这两部书的素材皆不详细标注出处，且在引用时尽量不采用直接引文形式，而是经过我的消化吸收以读者最容易理解的方式重述。这样便将我这本小书的直接引文率降到极低，努力提升本书的可读性：

第一，《灵枢》《素问》，在唐代的标准书名曰《黄帝针经》《黄帝素问》，也即传世本《黄帝内经》。

选择这部经典的理由不用多言。该书传本有三：《黄帝针灸甲乙经》；《黄帝内经太素》；《素问》《灵枢》。

三者之中，年代最早者为《甲乙经》，但版本质量差，且在辑录原书经文时有删节和改编；《太素》所传文字最接近原书旧貌，但传世本不全。保存原书文本最全者为传世本《素问》《灵枢》，故笔者引文据此传本，版本采用 1963 年人民卫生出版社排印本。

第二，《格氏解剖学》。

如果选一本书作为现代医学的代表作，则非《格氏解剖学》莫属。

《格氏解剖学》从 1858 年的第 1 版到 2021 年的第 42 版，164 年间的不断探索发现正是**对现代医学从奠基到大发展的整个历程的最及时、最全面、最权威的记录。**

而我是通过一次偶然的机会在无意间认识到这一点。

2005—2006 年间为编纂《实验针灸表面解剖学》，高强度翻阅了大量西方最新医学书，特别是解剖学的书。

2007 年在剑桥访学期间，又阅读了剑桥大学综合图书馆和医学专业图书馆的大量医书。回国后购买了《格氏解剖学》第 40 版英文版系统学习[1]。

经系统学习，我发现之前阅读的中外解剖学书，知识范畴鲜有超出此书的，还发现《格氏解剖学》除了经典的人体解剖学基础外，还广泛吸纳了发育生物学、细胞生物学、分子生物学、神经生物学、胚胎学、组织学、人类学、遗传学、生理学和功能解剖学等学科的最新研究成果，在这些领域所论之深度较之相关领域的专著也不逊色，故此书远远超出一般意义的解剖学范畴，实为一部总论基础医学的全书。

于是我便将此书作为学习和了解西方基础医学的最常用的工具书。阅读的版本以第 41 版中译本为主，同时参阅第 38 版中译本，因为自第 39 版始由英国斯坦丁（Susan Standing）主编，将以往的按系统编排改为分部编排，这两种不同视角各有长短，故对照阅读可取长补短。**引用书中重要的观点，特别是那些可能引起读者质疑的观点，则对照手头所有 38～41 各版，并核实英文原版，以避免片面性和可能误引不当译文对读者的误导。**

本书的统稿即将完成时，我又买到了《格氏解剖学》的最新版第 42 版，以掌握现代医学发展的新动态，并尽可能将之前引用的《格氏解剖学》原文与最新版对照。这样的态度既是对这部经典的尊重，也是对读者的尊重。

有关筋膜学的研究是近年来中外医学界研究的热点，《格氏解剖学》关于这方面研究最新进展的介绍有所不足，故这方面的内容另参阅《筋膜

---

[1] 此时我又负责针灸国际标准的研究，故除了学习医学知识外还关注该书的英文表达。

手法治疗内部功能失调》中文版[1]。此书不仅是西方筋膜学的代表作，而且在神经系统的分类上也有不同的视角，提供了一个学习神经系统的参照系。

对于某些不常见的说法或观点的引述，尽量以脚注的形式标注文献出处。

提要

这本小书载有诸多新的发现和新观点（集中在第 2、4、5 篇），这里最先想告诉你的是一言而终之要：

古典针灸学以气血为原点构建出了完整的理论体系；现代主流医学以细胞为基本单元探索人体生命的结构与功能。

古典针灸学的基石"气血"如用细胞学说的语言可作如下表述：气血作为人体有形结构和无形结构的共有基础，相当于细胞学说的细胞及其微环境；气血作为人体的体液及循环控制系统，相当于细胞学说的机体内环境及其调控系统。

借助于"新古典"的视角，揭示出隐藏于细胞中的人体构造密码，有助于发现人体从微观到宏观不同层次结构的共通规律，将那些已被现代医学解剖过的人体构造"零件"，连成一个环环相扣的有机整体。

这时，即使仍用现代医学的视角也能看到一个与以往大不同的人体世界，进而对人体构造有更完整、更深刻的理解；

这时，面对这个我们既熟悉又陌生的人体世界的新画面，不论是

---

[1] 斯德科. 筋膜手法治疗内部功能失调 [M]. 关玲，宋淳，周科华，译. 北京：人民卫生出版社，2017.

西医还是中医再回望针灸学，不仅对它的高光与阴影看得更清楚；而且对其"论理人形"虚实一体的超前构想有一种相识恨晚的感叹；

这时，中西医才顿悟：其实彼此都是从同一起点的两个端点出发走出了各自的路，都尽览了一路风光，也都没能超越视角的盲区看清一个真实、完整的人体生命世界；

这时，争论与攻击就会冰释，尊重与理解就会加深，中医针灸存在的根本意义和恒久价值就会令人诚服地显现，古典针灸学与现代主流医学这两个呈最大互补关系的视域融合就会成为双方共同自觉的追求。

目录

化，其清者输布于筋膜，其浊者归于心→化其精微，上注于
肺→化而为血，肺朝（潮）百脉，输血气于周身四末→通过孙脉
（毛脉）的渗透性，营出于脉，卫入于脉→脉外液体与脉内的营
血进行交换后再"渗"入孙脉→复经孙脉、络脉、经脉至心→从
心流于其他四脏，完成一次完整的循环。 029

第5节 气血调治

一、始病因与总病机

二、治疗原则

第1篇 (058～079)
提问与解题——路基

三、问诊疗方略 053

四、问作用机制 055

第2节 解题示例：气血本质新解 062

结语 探照盲区 075

第2篇 （080~157）
规律与原理——导航

第3节　内环境优位调控律

一、内环境的度量

二、内环境调节力法则

三、调控结构与节点

第4节　常见病及重症中西医诊疗规律 170

一、痛症热病诊疗共性规律 171

结语　医道自然

第3篇 （158～176）
作用与应用——路界

第1节　针灸作用及作用域

第2节　基本应用

第3节　拓展应用

结语　道路勘探

第4篇 （177~196）

循理以解惑——试驾

第1节　针灸作用与机制

第5篇 （197~229）
承接与连通——超越

第3节　连通未来医学

一、从哲学层面连通

二、从理论源头连通

三、从治疗中点、终点连通

四、与医学发展的新趋势对接

绪篇 （001～057）
古典针灸学概要——来路

　　古典针灸学以脉为体，以血气为用，其理论可以称之曰"脉学"或"血气论"，是以"血气"为理论原点，通过度量血气的"色脉"和运行血气的"经脉"，以及通过刺灸的方式调控血气的脉及脉俞、气穴，构成一个环环相扣的知识整体和理论体系。

　　有关古典针灸学理论起点的论证、整个理论体系的推演过程及其检验，已在笔者"三纲"系列的第 2 本大纲《中国古典针灸学大纲》中详述，本篇摘其要点重新组织以为"新古典"的绪篇。

　　认清古典针灸学的来路，目的在于找准新古典针灸学的去路——"接着讲"的起点和方向。

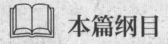 **本篇纲目**

德国地理学家阿尔夫雷德·赫特纳说："要完全理解现在，永远只有从历史出发才有可能。同样，要充分理解一门科学，也永远只有详细研究它的历史发展，才有可能。"[1]

"新古典"是接着说，就应当先厘清古典针灸学传统是什么？精华在哪里？规律是什么？哪些需要继承？哪些需要补强？如何才能与时俱进实现理论体系的重构？

如果对这些都一知半解甚至一无所知，则根本不知从何创新。如果一定要硬着头皮往下讲，并说这是创新，结果只能是传统的中断、学术之树的枯萎。

第1节　气血为基

医学理论的构建离不开哲学的引领，古今中外概莫能外。

西方哲学原子论以原子为宇宙万物的基本单元（the most basic unit），生物学家、医学家则以细胞为生物学、医学的原子（the cell：biology's atom），提出"细胞是生命的基本单元"的命题，**一百多年来现代主流医学的庞大体系皆以细胞为基本单元一步步、一环环构建而成。**

中国哲学以阴阳为万物之母、天地之始，古代医家是以气血为人之阴阳，提出"人之所有者血与气尔"的元命题，**两千多年来的中医针灸理论体系皆以气血为逻辑起点构建。**

001 在天曰阴阳，在人曰血气。古典针灸学的逻辑起点以血气为本。

逻辑起点，又称"第一性原理""公理""公设""底层逻辑"等。

---

[1] 阿尔夫雷德·赫特纳.地理学[M].北京：商务印书馆，2017.

阴阳为万物之道，所谓"**一阴一阳谓之道**""**万物皆负阴而抱阳**"。此**为中国古人提出的万物第一性原理**！作为万物之一，人亦须合阴阳，所谓"人生有形，不离阴阳"，而阴阳之道在人是以气血体现，所谓"**人之所有者，血与气尔**"，此即古典针灸学的逻辑起点。

古典针灸学"血气"有两种主要用法：

其一，"血气"连用，指行于脉中的血和气；

其二，"血气"＝"血"＋"气"。血，指荣养周身的液体，主要指血液。气，指营养形神的精微物质和化生物质、维持生机、护卫人体的功能，包括卫气、营气、原气、宗气、脉气等，是对无形的物质、能量、状态和功能的概括。

"血气"一词，后世中医典籍多写作"气血"，这种词素次序的变化反映出《黄帝内经》"血气论"的重心由"血"向"气"的偏移。

脉为血气之府，血气为脉之用。血气的度量、血气的调节皆依乎脉，故针灸的诊、疗，以及疗效的评价皆由脉一以贯之。

"人之所有者，血与气耳"，针灸无他，诊血气之虚实，调血气令和而已。运行血气，沟通内外，连接形神为一体，决死生定可治者，血脉也。

俞穴、经脉、针具、刺法、治则，这些构成古典针灸学的诸要素之所以能环环相扣，构成一个知识系统，皆凭一脉相连。

脉，既是血气之府，又是神之舍。故血气，在古典针灸学中不仅用于说明人之形体结构与功能，也用于说明人的体质、气质和神志活动。

可见，古典针灸学"血气"的身体观是天人合一、形神一体的身体观。

认识了"脉"就抓住了古典针灸学的"根"——气血。

从出土文献看，最早的针灸学理论集曰《脉书》，故古典针灸学可称作"脉学"——论脉之循行、主病曰"经络学说"；论脉诊、色诊为"诊法"；论脉气所发、溪谷之会为俞穴学；以刺灸脉、俞调气血治百病。

002 脉为血气之府，诊脉之盛衰以知气血虚实有余不足。

古典针灸研究血脉的目的在于指导临床诊疗，脉的最重要的作用在生理上是输送气血营养周身；在病理上是度量血气的虚实寒热。

脉，既运送正气，又传输邪气；故诊脉既可知血气之虚实，又可知病邪之所在。

脉，既是诊病之处，也是重要的治病之所，同时又是评价针刺疗效的指标，体现出古典针灸学"诊-疗-评一体"的特征。

003 血气出入之会处为俞穴。

脉为血气运行的通道，2000多年前的古人形成这样的认识并不难，而令人难以置信的是，在那个年代古典针灸学还进一步认识到，脉对气血运行影响有两类重要的节点：

其一，纵行经脉的横向、侧向分支处，或小脉汇入大脉的交会处。

其二，在里的脉由内向外穿出形成细小分支的穿出点。

这两类调节气血运行的"节点"又有生理概念和病理概念之分：前者是指健康状态下的正常结构，后者是指在正常状态下不出现，而见于疾病状态的各类脉。

第一类"节点"的生理概念曰"脉俞""络俞"，病理概念大者曰"血脉"，小者曰"血络""结络"。

第二类"节点"的生理概念曰"气穴""孙脉"，病理概念曰"孙络"或"孙络血"。

004 脉有俞，脏有俞，四海有俞，气街有俞，俞有上下标本，标本相应，皆脉气所发；脉之大者曰经脉，以示人体上下表里关联之常规，是谓"经脉学说"。

在古典针灸学视域，脉不仅是气血运行的通道，也是机体上下内外特定联系的载体。传世的经络学说主要阐述脉的联系功能。

经脉学说最突出的应用是基于人体各部关联规律的远道取穴——远道上下取穴。更准确地说，是以本治标，超越了"病所"和"病应"的局限。

005 脉有经纪，筋有结络，其所生病各异，别其分部。经筋行处以经脉为纪。

"筋"不仅是指肌肉（主要指骨骼肌），还包括了包裹肉的外膜，准确的表述应作"筋膜"，只是"经筋膜"不成词，故只曰"经筋"，与"经脉"对举。

研究筋的结络连属规律及其应用，形成"经筋学说"。

既知**脉为气血之府，而筋膜为脉之府**（曰"经隧"），是知经脉行于筋膜所在之分肉之间，则论筋膜之行可以经脉路径为模板。

表面看来经筋与血气似无直接的关联，这一表面印象实为后人的误解，当人们在说"脉"时，不仅指脉内中空的部分，还包括脉外的膜——经隧；且**经脉行于分肉之间的筋膜层**，更与筋有着不可分割的密切关联，所谓"骨正筋柔，气血以流"。

筋与脉在临床应用方面有着十分密切的关联：

从诊法上看，诊法之要在脉诊、筋诊；

从刺法上看，古典针灸最早形成且应用最广的两大类刺法曰脉刺，曰分刺（筋刺）；

从治疗上看，针灸应用最广的病症——痹证，被分为病在脉之"周痹"和病在分肉间之"众痹"两大类。

正因为筋与脉有太紧密的关联，**二者之中的不少概念术语都可见一一对应的关联**，例如从病因看，脉病、筋病有着共同的主病因——"风寒"；从病机看，寒则脉急，脉急则痛；寒则筋急，筋急则痛；从治疗看，脉痹治以"血脉""结络"，筋痹治以"筋急""结筋"。

经脉伏行于分肉间，筋急乃至结而成"结筋"则分肉不解利，脉不通血气不行，刺筋急、结筋以柔筋则分肉解利，脉通血行，痹乃除，故曰"骨正筋柔，气血以流"也。

痹证诊疗规律的总结及脉刺、分刺的经验积累成为经络学说和经筋学说的实践基础。

正确认识经筋学说，则古典针灸治痹的最常用刺法"分刺法"便获得了强有力的理论支撑。

骨骼肌作为血气的最大效应器，在体表可以触及，因而成为古人用来观察血气状态的一个方便、有效、直观的窗口，同时也是调节血气的一个重要路径。在脉"是动则病"，在筋"筋急则病"；脉平乃治，筋柔乃治，便成为古典针灸学诊察和调节血气的两个最主要的路径——今天立于医学最新成就的高点回看，也是最有效、最有智慧的两条路径。

006 论血气的周而复始之循行规律为营卫学说。

营卫学说的意义：

（1）为构建经脉五十营如环无端的循环模式；

（2）于"血气"之下另设"营卫"者，则"卫"独立出来行脉外，使血气说进一步向"气"倾斜；

（3）突出了"卫"的抗邪之功，拓展了血气的应用范畴；

（4）在刺法上也单立"刺卫"法，强调刺脉外以调气，催生了"血气说"的重心由血向气的偏转，促成了针刺法从刺脉出血向刺脉外调气调经的具有划时代意义的转向。

007 论血气的生成及运化为三焦学说。

三焦学说，以分肉之间的肉肓作为三焦的外应，与胸腹之内的内脏肓膜构成一个整体，从而将内脏与内脏、内脏与肢体、上下内外连成一个多层次的整体，提供了针灸分部理论跨界整合的平台。

古典针灸学认为，经脉是运送气血的隧道，而三焦才是血气生化之源、推送之力所在，营卫之气皆从三焦化生，并通过中焦、上焦运行周身。经脉理论和三焦学说一体两翼，使得古典针灸学理论更加和谐、解释力更强，极大地拓展了针灸的应用域。

008 论血气失衡为病因病机学说。

古典针灸学以对气血直接影响最大的风寒之邪作为疾病的始病因，以"气血不和"作为疾病的总病机。

古人不仅在诸多致病外邪中独重风寒，并且在千变万化的临床症状中也独重由风寒引起的寒热症状，**没有哪一种医学像古典针灸学对于寒热症状这样的重视，观察得这样细密。**

009 调血气令和为治疗总则。

治则应从病机导出，既知总病机为"气血不和"，则总的治疗原则为"调血气令和"。

判断调气血有效的指标是筋柔、脉通；

判断筋柔脉通的指标是筋热，热气流行；

判断"气血和"的最终指标是脉平，故针灸治疗以"脉平为期"。

第2节 气血之俞

俞穴是脉之出入之会的节点，也是度量气血和调节气血的节点。

针灸学归根到底是一门关于俞穴的学科，**古典针灸学的任何学说如果最后不落实到俞穴上，都难以在理论框架中找到发展空间，其价值也就无从体现。**

可以这样说，针灸之道在于发现俞穴所在，识其动静之态，明其主治规律，知其调节之法。

一、类别·结构·状态

010 刺灸处据其有无固定的部位和名称分为两大类曰"经俞"和"奇俞"。

今天的标准术语"经穴""经外奇穴"皆属于经俞之类；而后世所说"阿是穴""天应穴"则属于奇俞之类。

从针灸"刺灸处"发展轨迹来看，无固定部位、名称的"奇俞"的发现和应用在前，而有固定部位、专门名称的"经俞"发现在后。

从传世文献西汉仓公医案的针灸方及成都老官山新出土的西汉医简扁鹊针方《刺数》来看，针方取穴已明显以"经俞"为主。

古代俞穴专书或专篇几乎都是对"经俞"的总结，并皆以十四经穴为主。

经俞的发现和广泛应用是经络学说和俞穴学诞生的摇篮，也是针灸得以称"学"的前提。

针灸典籍不专录奇俞非不重要，以其难以尽言。

011 刺灸处据其形态特点可分为两大类：一为气血出入之会，曰俞、曰穴、曰原、曰募；一为气血运行之道，曰脉、曰经隧、曰分间、曰肓膜。

"分间"，指两体之间，如两肉之分、两筋之分、两骨之分、皮肉之分、筋肉之分、骨肉之分等。

"经隧"之义，一指经脉通行之道，一为"经脉"的代称。

"肓膜"，躯体的筋膜曰"肉肓"；内脏的隔膜、系膜、包膜曰"肓膜"。

以上两大类刺灸处对应于两大类刺法：针至病所和气至病所，或"五体刺法"与俞穴刺法。这两种刺法各有与其相适的俞穴概念和适应病症：五体刺法强调刺皮下筋膜、脉膜、肉膜、筋膜、骨膜，针对的是一个靶区，且针与膜接触面越大越好；俞穴刺法需要精准刺及脉之出入之会，针对的是一个极精极微的靶点，只有刺中"空中之机"才能得气，获得最佳针效。

古人在长期的针刺实践中不断探索更有效的调节气血的节点，从刺脉到刺脉俞，从刺骨到刺骨空，从刺分肉到刺气穴，从刺内脏到刺内脏包膜再到刺脏腑之募和脏腑之俞，形成了"经俞"系统，并在临床上获得越来越广泛的应用。

今有不明针道源流者，对针至病所与气至病所两类不同刺法的刺灸处概念多有混淆，常**以气血之道刺法的俞穴概念质疑或否定气血之会刺法的俞穴概念，给当代针灸研究造成一定的困惑和无谓的纷争。**

012 经俞有四，曰脉俞、气穴、骨空、募俞。

骨空，即骨孔。

募穴，是指五脏六腑之募及膈、肓之原；俞，指脏腑背俞穴。

脉所出入之会为俞曰"脉俞"，包括经脉之俞和络脉之俞。

气所出入之会为穴曰"气穴"。

营卫之气在孙脉交换，如此脉俞与气穴便有了沟通的中介，于是"穴"被归属于"脉气所发"。当孙脉交会成为"气穴"的构成要素后，"穴"获得了"俞"的属性，横在"俞"与"穴"之间的隔膜便消解了。随着血气说的重心由血向气偏转，"气穴"也被用作经俞的统称，此即《黄帝素问·气穴论》的用法。

此四类经俞在古典针灸学皆有专书或专篇论述，曰：《气府论》《气穴论》《骨空论》《募俞经》。

013 俞穴的结构特征有三：虚空之所、脉动之处；脉络出入之会；外"关"内"机"的立体结构。

"虚空之所""脉动之处"，此为俞穴最明显的外在特征。汉代第一部针灸俞穴经典《黄帝明堂经》所载349穴，其体表定位描述两个最突出的特征即"陷者中"（又作"陷中""宛宛中""陷容指"等）和"动脉应手"（又作"动脉""脉中"等）。元代针灸大家窦汉卿将俞穴的这两个外在特征概括为"在阳部筋骨之侧，陷下为真；在阴分郄腘之间，动脉相应"。

古典针灸学发现在躯体部脉之出入之处为体表凹陷；现代解剖学发现在体内实质性脏器脉管出入之处也为一凹陷（此处多为募穴所在）。可见**俞穴在体表和体内的形态特征相合**。

有脉所发、所过是俞穴的内在根据。脉俞多有大脉所过，气穴有孙络所行。总之，虚空之所、有脉所过始能为俞穴，否则只是虚空。

另需说明的是，俞穴是一个立体结构。在今人眼中，"气穴"是一个没有固定结构无法触摸的抽象概念；而在古人看来，气穴是外有口，内有底，四壁有界可以触摸感知的结构，刺气穴一定要在其确定的结构内刺到"位"而又不能越"位"——不能洞穿其"底"。

"气穴"开口在肤表之凹陷中；其边界即肉间狭小之气道（又曰刺道）；气穴之"底"即皮、肉之"分"（相当于肌外膜处），过分及肉，即刺破了气穴。而**那些开口在肤表之凹陷，其下为两肉之分的气穴，其"底"则在两肉之下的深层肌肉表面或骨面**。可见，刺气穴当循刺道，可分浅、中、深三层及至肉肓谷气至而止，不可过"分"。

有"关"有"机"，是说俞穴不是点状结构，而**是一个内有"机"，外有"关"的点、面相关的立体结构**。"关"相当于俞穴的体表位置的轮廓，在这个范围内有通向触发"气至"而获最佳疗效的点，曰"机"。

如用今人更熟悉的现代医学神经阻滞的体表和内部定位关系，来说明俞穴的"关""机"立体结构，理解起来会更容易：俞穴的"关"类似于神经阻滞点的体表定位（无须精确定位），"机"类似于神经阻滞需要刺中的神经点——神经干、神经丛、神经节等（需精准定位）。

二者有所不同的是，神经阻滞对于如何刺中内在神经点的操作路径描述非常详细，而古典针灸对于针刺如何触"机"的操作几乎没有描述。这主要是因为针刺触"机"操作的复杂性和精准度要求比神经阻滞更高，难以言表。特别是大俞要穴，一穴之中可有多个"机"，每一个"机"位又需根据不同的病症，精准调节手下的力度和针尖方向，以引出不同性质和不同传导方向的针感，才能获得最快、最佳的疗效。故《黄帝针经》曰："机之动，不离其空，空中之机，清静而微，其来不可逢，其往不可追。知机之道者，不可挂以发，不知机道，叩之不发。"

有研究者从现代解剖学的角度总结俞穴结构的解剖学特征，早期有从神经解剖学总结出10个特征，依次为：

（1）神经束的粗细；

（2）神经在组织中的深度；

（3）神经干穿过深筋膜处；

（4）神经干穿出骨孔处；

（5）肌门；

（6）神经干和血管束相伴行；

（7）神经干所含的纤维成分；

（8）神经分叉处；

（9）韧带的敏感处；

（10）头骨骨缝处。

10个特征中，前8个说神经的出、入之处或"分叉处"，后2个特征则对应于古人所说俞穴的体表特征之一"虚空之处"。至于古人所说俞穴的"脉之出入之会""关、机立体结构"特点则没有明确提及。

古今对照，不难看出，针灸古典所说的俞穴的三个特征，今人虽多言至10条，却只涉及古人所言3个特征的一个半；从内容上分析，古人强调的是"脉"，今人以"神经"解读，看起来是方枘圆凿，格格不入。究竟是古人弄错了，还是今人理解错了？

近又有研究者基于解剖学的最新发现，特别是结合了显微外科"皮穿支"的新概念，重新总结出俞穴结构的 7 个解剖学特征：

（1）神经血管终末穿纤维间隙处；

（2）神经血管束穿纤维孔处；

（3）神经血管束穿肌管或肌门；

（4）神经血管束穿纤维骨管处；

（5）神经血管束穿骨孔处；

（6）神经血管束穿筋膜间隙处；

（7）脑脊神经终末汇聚处。

另将俞穴的形态按解剖学特征分为以下三类：孔隙型；隧道型；终末型。

以上关于俞穴内部结构的表述吸纳了显微外科的皮穿支血管的新概念，所述 7 个特征较之于前一种说法更清晰，也更完整。

关于俞穴形态的三种解剖学分类中"孔隙型""隧道型"与古人所说的俞穴体表特征之"虚空之处"相合。其于"孔隙型"俞穴中，明确提到俞穴的内在位点在神经血管的穿出点"穿纤维孔处"和进入点"肌门"，对应于古典针灸所说俞穴立体结构的"机"之所在。

可见，这一俞穴结构的解剖学特征的新表述，与古典针灸描述的俞穴结构的相合度也更高。

以上两种说法都没有说明神经血管伴行的主从关系，这里有必要补充说明。解剖学的最新认识，是神经伴血管而行，在血管分叉处，神经也常常出现分叉。

神经丛、神经节也常常分布于血管分叉处，据此也可将"神经丛""神经节"视为俞穴内在结构的解剖学特征。将来随着解剖学的进步，还会在血管分叉处发现更多有特殊意义的解剖学结构，那么"俞穴结构的解剖学特征"又将更新。

这样看来，古典针灸学用非常精练的语言表述的俞穴分布规律，反映出的内容反而更完整、更准确，可以用现代医学的现有知识去阐释当下能理解的部分，而不应以现代医学的教义为唯一正确的标准轻率地裁剪、评判古人在长期诊疗实践中对人体结构与功能的发现。

即使根据现代解剖学的最新实验成果，**古人以血管分叉处定俞穴所在，也比今人以神经分叉作为俞穴解剖学特征的表述更准确、更完整**。

☞ 127.

014 俞穴有"动""常"两态。

俞穴有诊断和治疗双重功用，在疾病状态下俞穴出现形态、色泽、温度、压痛等与正常状态不同的改变谓之"动"，即俞穴的"动态"；而没有应病反应的俞穴则谓之"常态"。

处于动态的俞穴又谓之"应穴"；奇俞谓之"天应穴"。

由于奇俞特指疾病状态下、位置不固定的应穴，故俞穴的动态与常态的关系一般指经俞而言。

诊察俞穴不同状态的意义有二：

其一，用于疾病的诊察——"是动则病"以为诊；

其二，用于针灸治疗的选穴设方——取应动之穴以为俞也。根据古典针灸学"诊-疗一体"的原则，选择疾病状态下的"应穴""天应穴"是选穴设方的有效路径之一。

二、经俞大穴

015 气血大会处曰大俞。

既以脉之出入之会为"俞"，则脉之大者、会之多者为"大俞"。

诸脉之中，大脉之俞为"大俞"；而同一脉之中，本俞为大。例如：

十二经脉以足阳明脉为长，奇经八脉以冲任为大，故足阳明及冲任之脉多大俞；

十二经脉以五输为本俞，本俞之中又以原穴、合穴为要；

脏腑之募俞、四海之俞、上中下三焦之"治"皆气血大源，为大俞；

常用诊脉处如三部九候、十二标本、人迎寸口皆为大俞。

又，既以"脉会"为俞，那么所会之脉越多，其俞也就越大。例如：鱼际穴在"散脉中"，其脉虽不大，然系诸阴脉交会处，且是重要的"诊血脉"处，其诊疗范围广，主治作用也相应更强，故也可谓之"大俞"，尽管其为小脉络俞。

再如百会穴，既是诸脉之会，又是髓海出入之会，又是骨空所在[1]，则更是大俞中之大者——从穴名"百会"即知其联系之多，主治之广也。

016 四海之俞乃气血之源为大俞。

胃为水谷之海，其俞上在气冲，下至三里；

冲脉为十二经之海，其俞上在于大杼，下出于上巨虚、下巨虚；

膻中者为气之海，其俞上在于柱骨之上下，前在人迎。

——此处的"柱骨"是指颈椎的下三节；"膻中"非指穴名，而是府名，指心之外府，为臣使之官也。

脑为髓之海，其俞上在于其盖，下在风府。

——其上俞"其盖"为位于颅骨顶孔的百会穴。此处孔隙很小，从百会穴行脑部深刺激的难度极大，当代只有极个别的老大夫掌握此术，用于治疗一些顽症重症[2]。经笔者十多年文献检索及实地走访调查，未见有传

[1] 顶骨近矢状缝约距人字点3.5cm处可有顶孔（parietal foramen）穿过，孔中有上矢状窦的小导静脉通过。此孔的出现率约40%～60%。

[2] 刘平定.略论大针深刺法[J].陕西中医，1989（2）：49-51.

承此术者，恐此针术今已失传。

从此实例及《黄帝素问·刺禁论》记载的脑部深刺禁则可知，古典针灸学探索脑部深刺激的历史远早于现代西医深部脑刺激术。随着此针术的失传，今天的中国针灸人已不知先辈这段惊心动魄的探索历程。

可见，**古典针灸从不缺少那些对被今人视为生命禁区的不懈探索，缺的只是证明和呈现！**

017 俞、募、原、合，为脏腑之要俞。

心：巨阙（募）、心俞；神门（原）

肺：中府（募）、肺俞；太渊（原）

肝：期门（募）、肝俞；太冲（原）

脾：章门（募）、脾俞；太白（原）

肾：京门（募）、肾俞；太溪（原）

胆：日月（募）、胆俞；阳陵泉（合）

胃：中脘（募）、胃俞；足三里（合）

小肠：关元（募）、小肠俞；下巨虚（合）

大肠：天枢（募）、大肠俞；上巨虚（合）

膀胱：中极（募）、膀胱俞；委中（合）

三焦：石门（募）、三焦俞；委阳（合）

018 五脏之俞上出于背腹俞募，下出四末之原；六腑之俞上出于背腹俞募，下出于肘膝之合也。经脉要俞在四末之五输。

六阴经各有五穴，六阳经各有六穴，共计六十六穴，既是十二经脉之本俞，也是脏腑下俞之所在，是古典针灸最常用的俞穴。

019 常用诊脉处为脉之要俞。

脉俞即脱胎于诊脉之脉口，久而久之人们大多忘记了这批最早且最常用脉俞的来历，如今仍可通过常用的人迎寸口、三部九候、十二标本、十五络脉诊法的诊脉部位辨识出这些要俞。例如：

人迎寸口脉诊：人迎脉 - 人迎，寸口脉 - 太渊、经渠；

三部九候脉诊：上部天，两额之动脉 - 太阳，上部地，两颊之动脉 - 大迎，上部人，耳前之动脉 - 听会；中部天，手太阴 - 太渊、经渠，中部地，手阳明 - 合谷、阳溪，中部人，手少阴 - 神门、阴郄；下部天，足厥阴 - 太冲，下部地，足少阴 - 太溪，下部人，足太阴 - 冲阳。

冲阳脉诊胃气，今归于足阳明，而在早期的脉诊及藏象学说中，胃归属于足太阴。三部九候诊脉法属于较早期的诊法，其诊足太阴脉口当在冲阳脉，传世本《黄帝素问·三部九候》作"下部人，足太阴也……以候**脾胃之气**"，反映的是早期藏象学说与晚期藏象学说之间的一种过渡的痕迹。

三、奇俞知要

020 奇俞主要包括"病所""病应"两大类。

所谓"病所"，指病痛所在、病邪所在或病灶所在处。有些病症如痹、积、痈肿之症，直接针灸"病所"有很显著疗效，临床上常常以病所为俞，以病痛为俞。其中有些经常应用的刺病所法，被不断总结而形成标准化的"定式刺法"，有些刺法在今天的针灸临床仍被广泛应用。

所谓"病应"是指取病理反应点，如血脉、血络，结络，脉动；筋急、筋结、压痛或按之痛止的有效点等。这些病理反应点如出现在经俞则曰"应穴"，如不在经俞则曰"天应穴"，归属于奇俞。

021 脉之奇俞在盛脉、结络处，曰血络、曰结络、曰血脉。

此处的"血脉""血络""结络"皆是病理意义上的概念，根据脉之大小及脉血瘀结的程度而冠以不同的名称。如脉血盛而尚未结者曰"血脉"，其脉小而横出者曰"血络"，细小之盛血之脉又曰"孙络血"。此外，"盛络""盛血""甚血""络血"也都是病理性概念，其意与病理性"血脉""血络"同。

如果这些病理性的"血脉""血络"瘀甚而结则曰"结络"。

022 筋之奇俞在筋急、结筋处，候病所在为俞。

筋急，指肌筋膜紧张挛急处。

结筋，指筋之结聚，按之坚硬，多伴有疼痛，即今之所说"肌硬结"。凡"结筋"之处筋必急。

古典针灸学所说经筋之病多为筋急所致，针刺治疗则候病所在，以痛为俞，刺筋急、结筋处。

第3节　气血之诊

古典针灸学是以"诊"为先导构建的，治疗原则、刺灸法、设方模式皆由"诊"而出。

诊法最早发展起来的是脉诊、五色诊和肤诊。脉诊观察脉之形态、色泽和脉动；五色诊观察"色部"的色泽、形态变化；肤诊观察特定部位皮肤的温度、湿度、色泽和形态变化，三者共同的观察内容是色泽和形态变化。

之后脉诊得到更快的发展，于是以脉诊为主集成五色诊和肤诊的观察内容，形成了一种综合诊法——"标本诊法"，在人体头面颈项和四末上下各选取若干观察部位，观察脉之大小、疾迟、坚陷及诊脉处皮肤之寒热变化。

在此基础上又分化出上中下三部九个脉位的"三部九候诊法"。

寸口，作为诊四时五脏脉的脉位，在《黄帝内经》中主要用于"决死生"。

人迎寸口诊法则将"知病之所在"和"决死生"两类诊法合二为一，

最初主要用于判定病邪在表在里，以及病势之进退。

023 诊脉之要，虚静为宝；诊筋之要，松中察紧。

"虚静"是指心境虚静，"松"指身体放松。

诊脉须探查独"动"之脉，故被诊者、诊者及环境皆须静，尤其是诊者之心越沉静越好；

诊筋则是触寻筋急，故被诊者的身体越放松越好。

二者的原理是相同的，即**尽量加大被观察对象与背景间的反差度，从而提高观察者的感知度。**

这个道理其实很容易理解，人的感官的灵敏度除了天赋加上后天的刻苦训练不断提高之外，还与观察目标与环境的反差度呈正比。

夜深人静时，即使很轻微的声音你也能清晰感知，而在白天噪声大的背景下，你很难感知到；又如辨识检测色盲的图案，前景色与背景色反差越大越容易辨识，反差越小越难辨识。

古人很早就发现，包括手指触觉在内的所有感觉在进入一种虚静的特定状态下时会变得异常灵敏，在这种虚静高敏状态下诊脉才能心识分铢，明察秋毫。

入静的本质就在于解除大脑高级中枢对低级中枢的抑制，启动人的本能、潜能，使得感知力变得非常的灵敏，从而能获得平常状态下无法觉知的一些体验。

因此，**要精于诊脉、诊筋，既需要有"徐而安静，手巧而心审谛"的禀性，又要求后天及早和长期的治身治神的修炼。**

今人的感官灵敏度不及古人，而后天的修炼又远不及古人，故精于诊脉者日少。

024 知常达变，先定平人。

诊脉度量血气，首先要确定一个常人的正常值，所谓"必先知经脉，然后知病脉"，这是一个极端复杂的难题，而古人解决这一难题的思路异常简单，体现出"大道至简"的智慧。

其一，遍诊法以各部之脉上下左右若一者为平脉，非平脉则为病脉，是以独与众脉不同之"动"脉为病脉；

其二，人迎寸口及诊寸口脉皆以脉应四时为平脉，以脉逆四时为病脉。

诸诊脉法皆先定平脉，而后知病脉。

025 察其外应，知病所在。

古典针灸学认为，人体内在的疾病会在体表反应出来，根据外在的异常反应可以诊察体内的疾病。

诊法有多种，古典针灸学更注重诊脉、诊筋法。

疾病的外在反应多种多样，古人独重寒热痹痛，认为这是百病最常出现带有普适性的症状，而且最能反映气血的虚实及运行的状态。

026 诊血脉结络，察其形色以知寒热痛痹。

诊血脉法是通过观察体表络脉的颜色和形态的改变，判定寒热痛痹虚实和瘀血的常用诊法。

此诊法最主要的应用在于指导刺络（刺血）法。此外，为古典针灸的核心刺法"毫针补泻调经法"创造必备条件——脉通无阻。**脉不通者先解结通脉，然后才能用毫针补虚泻实调气血令和**，此为古典针灸学中优先级最高的一条治疗原则。

027 诊三部九候，察小大疾迟寒热坚陷，知病所在。

三部九候诊脉法，是在人体上中下选择九个诊察的脉位，上下左右寻按与众不同的脉位，观察的内容是脉象的"小大疾迟"，脉形的紧盛或虚陷，凡见与众脉不同的这六项，即为独"动"之脉，独动则病。

较之独取寸口诊脉法，三部九候诊脉法在诊察病位方面灵敏度更高，长于在疾病的早期，甚至是病人尚未有自觉症状时，诊察病位。

028 诊标本以知病在何经。

标本诊法，在经脉上下各取一脉位，以在下的脉位为本，在上的脉位为标。诊察脉形的坚盛与虚陷、脉位处温度的寒热变化。凡见与众脉位不同的"坚陷寒热"变化是谓独"动"，独动则病，即为"有过之脉"。

标本诊法实为一种综合诊法，集诊脉、诊络、诊肤三种诊法于一身，相互比对，三诊合参，因而可以最大限度提高诊断的准确度，看似繁实则简，便学易用，很好地满足了针灸临床应用的需求。

标本诊法既为经脉学说的构建提供了实践基础，又为经脉学说的临床应用搭建了桥梁。

029 诊脏腑上下俞以知脏腑之疾。

五脏：上俞在心、肝、脾、肺、肾之募俞和膈之原俞；下俞在本俞之原穴；

六腑：上俞在胆、胃、小肠、大肠、膀胱、三焦之募俞；下俞在膝腘六腑合俞。

030 诊人迎寸口察病在阴阳表里。

人迎为颈部动脉，属于足阳明脉；寸口为腕部动脉，属于手太阴脉。

人迎寸口脉法所取两处脉一阴一阳，属于阴阳脉法的一种；两处脉位一上一下，又具有了标本诊法的内涵，将"知病之所在"和"决死生"两类诊法合二为一，最初主要用于判定病邪在表在里，以及病势之进退。

虽然基于阴阳定律，标本诊法的任一对上下脉位皆可诊阴阳，然而"人迎""寸口"一上一下，一标一本，一手一足，一腑一脏，一阴一阳，从不同角度体现了阴阳之分，体现出了其他组合方案皆不能比的优势。

总体来看，人迎寸口脉法对经脉学说理论构建意义更大，而三部九候、标本诊法的临床指导意义更大。

031 独取寸口诊四时脉，以决死生定可治。

《黄帝内经》寸口脉主要应用于诊四时五脏之脉，以及判断疾病的预后——"决死生"。后世医家又整合了三部九候、人迎寸口、诊三焦法等诊法于寸口之间，使之具备更多功能的同时，也更增加了其复杂性。

从诊脉法的历史演变看，初始于标本遍诊、三部九候、人迎 - 寸口的二部二候，人迎 - 冲阳 - 寸口的三部三候，最后到独取寸口诊脉法。

最终选择寸口脉可能受多种因素影响，而从学理上看，寸口脉至少在以下几方面具有其他脉位所不具备的独特性：

（1）寸口脉在三部九候中属于中部，具有承"天"接"地"之优势。事实上，三部九候脉法也正是突出中部脉的重要性。

（2）较之中部另两个脉位——手少阴脉口和手阳明脉口，手太阴寸口又居中，且最容易触诊，具有最大的普适性。

（3）以寸口脉"决死生"已有长期的应用，积累了丰富的经验。

从现代解剖学角度看，寸口脉为桡动脉的最常用体表触诊点。这一脉位较之中西医曾用过的其他脉位，具有以下特殊优势：

（1）在脑功能代表区最大，能最大限度诊察神气的状态。

（2）提供内环境变化状态的信息最丰富；一般而言，动脉的管径越小反映人体内环境状态变化的信息就越丰富，针对性也越强。寸口脉位的桡动脉为一般人手指能在常态下清晰感知的浅表脉口中管径最小。

（3）小管径动脉有更丰富的交感神经支配，相关受体也更多，反映自主神经状态的变化更灵敏，能更完整、更精准地提供机体当下内环境的态势。

（4）寸口脉位正当桡动脉的分叉处，而解剖学的实验表明：动脉，特别是细动脉的分叉处多有特殊意义的解剖结构，例如血管括约肌多在细动脉分叉处，可以更直接、更准确地反映出微循环的状态。

足见，**独取一部一候诊脉法的脉位选在寸口不是偶然的，**古典针灸学以寸口脉"决死生"也有足够多的现代解剖学证据。

032 脉症合参，脉视虚实坚陷，症察寒热痛痹。

知病所在及气血状态有两途：诊脉与察症。

针灸诊法，特别是早期的诊法，注重诊脉象之"虚实"、脉形的"坚陷"及脉位皮肤之"寒热"，是谓"六诊"。

"虚实"为诊脉之要，"寒热"为诊肤之要，而古诊法常诊脉按尺合参，取二者之要以为诊纲也。

诊"坚""陷"主要是指诊脉之"坚而血""陷下"，视而可见，扪而可得。脉之坚盛充血进一步发展可形成"结络"，其形成多由于郁热、瘀血，也有因血寒脉结者。

察症之寒热痛痹也可推知脉通与不通及病之所在，"痛痹"乃血气不和之常见表现，又是百病最常见的症状；又古人在长期的诊疗实践中，观察到许多疾病的发生或复发之前都先有"恶寒发热"的症状，而且恶寒越重，发热也越重。诊察恶寒发热的另一重要意义在于：寒热的轻与重和消退的迟与速，标志着各种急性疾病的发展趋势。凡恶寒发热轻的病势轻，恶寒发热重的病势重；恶寒发热持久不退标志着疾病的恶化；恶寒发热的消退标志着疾病的好转。**临床上，面对错综复杂的病症，常常通过辨病之寒热以把握证之虚实。**即通过外在的寒热症状把握内在的虚实本质。

整合诊脉与辨症可得针灸诊病之纲要：虚实、寒热、坚陷、痛，可曰"七诊"。《黄帝内经》针灸治疗大法正是根据此七诊确立，并且制订了相应的刺灸法规范，形成了"诊法""治则""刺灸"环环相扣的诊疗链。

033 诊病始终，观叶见树。

古人很早就认识到致病的外邪、内伤多端，引起的病状更是难以尽举，于是采用整体研究的方法，着力拼成一棵棵"疾病树"，以呈现疾病从初始的简单症状发展成不同的复杂病症的路径，从而探索出百病发生、发展的共性规律。而不是着眼于一个一个的致病之邪，一个一个的病症孤立地研究。

古典针灸学通过具体的病症总结疾病共性规律，最典型的实例为痹证和热病。

例如，在《黄帝素问·举痛论》描绘的痹证相关的"疾病树"中，"痛""久痹""胸痹心痛""阴疝""奔豚""积""霍乱腹痛""痛厥""呕""泄""便秘"等诸病皆被看成由寒邪客于不同的部位所致，都可视为"痹"的进一步发展。在这里古人以一个简单的始动病因"寒"解释一连串复杂病症的意图表达得很清楚，在古人眼中，所有这些病症都是一个整体，而每一个具体的病都只是这个疾病发生发展链中的一环。古人用这个"病机树"解释痛症，也以此说明百病的发生发展过程。有了这个树状结构，你不仅可以很清楚知道你要处理的病症在整体中的位置，同时你还能清楚这个病的发展方向和进程。

☞ 137.

第 4 节　气血运行

脉为血气之府，是传输血气之道。脉大而直行者曰经脉；小而别出者曰络脉。

运行血气之道是经脉、络脉之体，而解释人体远隔部位间的特定联系及疾病的发病机制和传变是古人对经脉、络脉之用的解读。脉的体用关系可简曰**"流行血气，脉之体也；沟通上下表里反映血气虚实者，脉之用也"**。经络学说于体、用之间更关注于"用"。

气血环行一身，阴阳相接，周而复始，营卫相伴，构成古典针灸学的营卫学说；

论气血出入之会、机体上下表里关联规律的学说曰"经络学说"；

论体内气血津液的生化与运行之道形成"三焦学说"。

一、气血行于虚空

"气血行于虚空"是古典针灸学的重要命题，基于这一认识，在研究结构时，较之实体更注重实体间的虚空结构。

古人发现躯体最大的虚空在皮肉之间，其中皮肉之分——"分肉之间"更是经脉所行处、卫气主干道；体内最大的虚空是胸腹腔内由膈膜、肓膜构成的三个连续的空间曰"三焦"，是为五脏六腑之府，气血津液生化运行之道。

体表之虚空为卫气之道，体内虚空为原气、宗气之道；体表虚空为"气道""气穴"，体内虚空则为"气海"。

对于躯体和体内这两个最大的虚空，古人进行了极为细密的观察，并在这片现代医学的盲区中获得许多重要发现。

034 气血行于脉中，经脉行于分肉之间。

"分肉之间"有两种：

其一，指体表视之可见、触之可得的两肉之间，此谓"谷""溪"——大肉之分间曰"谷"，小肉之分间曰"溪"。

其二，指躯体皮、肉之分界，相当于现代解剖学所说皮下浅筋膜与肌筋膜的分界处（或移行处），也即肌外膜处。

"分肉之间"除了是经脉所行之处外，对于古典针灸学而言还有以下几点重要意义：

（1）卫气循行的主干道。经脉行于分肉之间，卫气并脉而行于分肉之间。

（2）是古典针灸学历史最久、应用最广的两大刺法之一"分刺法"的操作空间。《黄帝针经》所载作为当时操作规范的几十种定式刺法，多为"分刺法"及其延伸刺法。

（3）是古典针灸学"气穴刺法"的"界标"。分肉之间乃谷气所在，此处也即气穴之"底"——刺气穴刺至分肉之间即触气穴之"底"，**触底则谷气至，谷气至而止，不可过界中肉；若气穴当两肉之间则可沿肌间隙深刺，直至肉骨之分间。**

如借用显微外科的穿支血管概念表述，则前一种气穴相当于肌皮血管穿支穴，刺不可过血管穿筋膜点，即皮、肉之分的肌外膜；后一种气穴相当于肌间隔穿支血管穴，可沿肌间隙深刺超过肌肉的深度。

035 卫气行于皮肉分间及体内肓膜之间。

在《黄帝内经》卫气有两种用法：其一，卫营（脉）之气；其二，卫外之气。

其卫脉之卫气出于上焦，循胃上口上咽，贯膈而布胸中，走腋，循手太阴脉之分，伴经脉而行于分肉之间。

卫外之卫气的躯体之道：其一，行于皮下肉上之间的虚空处；其二，从分肉之间这一卫气的主干道上又发出众多微细的通道，外达于肤表，名曰"气门"，又曰"气穴"，构成卫气卫外的网路。

卫气的体内之道，走行三焦肓膜之间。

古人认为躯体的筋膜与体内的肓膜是相通的，故卫气通行内外。

036 营卫之气交会于溪谷间孙脉。

孙脉，指行于溪谷间的细脉，也称"毛脉"。

营卫之行在经脉处是营行脉中，卫行脉外，而在溪谷之孙脉乃营卫交会、津血互渗处，即营出于外，卫入于内。

古人还进一步认识到，促成这种脉内外营卫、津液交换的动力是阳气，如果"阳气衰，不能渗营其经络"，则脉内外的物质交换受阻，导致疾病。

由此可见，气血之行在肤表和四末，通过孙脉（毛脉）的渗透性，营出于脉，卫入于脉，脉外溪谷间的液体与脉内的营血进行互"渗"交换。

孙脉虽是古典针灸学脉系中最低一级的脉，然而经脉的"所以行血气而营阴阳，濡筋骨，利关节"功能却是最终通过孙脉实现的，其在营卫学说中也扮演了十分重要的角色。

根据现代医学研究成果，机体的物质、能量的转输、交换场所在组织间隙的毛细血管处。正常毛细血管的管径平均 6～9μm，肉眼不能见。两千多年前的古人没有显微镜，所说的"孙脉""毛脉"似乎不大可能是毛细血管。

然而 400 多年前英国医学家哈维论证血液循环时，也没有显微镜，不能观察到毛细血管，但他推测出了这一结构，所以也**不能排除《黄帝内经》所说的"毛脉"相当于现代解剖学毛细血管的可能性**。

但如果说两千年前的古人推测出了毛细血管的功能，则更令人难以置信，然白纸黑字环环相扣的多处记载，又令人不得不信！

037 血气神出入于虚空之所"节之交"。

气血行虚空，神舍虚空，"节之交"是对躯体两段实体交接处的统称。

"节"者，物体段与段之间连接处之谓也。如竹两段间曰竹节，两骨间曰关节。

一段物体本身也可称"节"，如"骨节""指节""肢节"等。

在人体，皮肉脉筋骨五体，除"脉"之外，也皆可言"节"，而有"皮节""肉节""骨节"之例。又经言"辰有十二，人有足十指、茎、垂以应之；女子不足二节"，此例阴茎、睾丸也以"节"名也。

故以"节之交"特指两段物体的连接处，在人体如两肉之交、两骨之交、骨肉之交、皮肉之交等，皆可谓"节之交"。

人体之脉，无两段相交之例，大脉之分、小脉之会曰"出入之会"，不言"节""节之交"。故经曰"所言节者，神气之所游行出入也，非皮肉筋骨也"，五体之中独不言脉。

在人体言"节"最多且两节交接最易见者为"骨节"，**以往人们将《黄帝内经》诸"节"径解为骨节，将"节之交"解为两骨之交，失于狭也。**

"节之交"有神气出入，气血灌注，也多为气穴所在，是针刺调节血气神的主要靶区。

038 基于"气血行虚空"的身体观，古典针灸学更关注以膜为用的虚空结构。

基于"气血行虚空"的认识，古典针灸学研究实体结构更注重实体间的虚空。

实质结构之外都为虚空，而古典针灸学只关注那些与针灸诊疗密切相关的特定虚空结构：实体之间的空隙——"分间""节间""分肉之间"；或体表凹陷处"分中""陷中""溪谷"；以及内脏的包膜、隔膜、系膜、"三焦"等。

这些针灸学中特有的基本概念都是关于不同部位、不同类型"虚空"的描述。

随着对人体结构功能认识的不断深入，古典针灸学对人体虚空结构独特探索的重大意义正在被现代医学逐步理解。

二、气血循行路径

在古人眼中，脉为气血运行之道，三焦是血气生化之源、推送之力所在，营卫之气皆从三焦化生，并通过中焦、上焦运行周身。

039 气血循行路径：饮食入胃→运化后输其精微于肝→经肝的泌化，其清者输布于筋膜，其浊者归于心→化其精微，上注于肺→化而为血，肺朝（潮）百脉，输血气于周身四末→通过孙脉（毛脉）的渗透性，营出于脉，卫入于脉→脉外液体与脉内的营血进行交换后再"渗"入孙脉→复经孙脉、络脉、经脉至心→从心流于其他四脏，完成一次完整的循环。

古典针灸学关于气血运行的路径有两个环节缺少细节：

其一，关于气血从肺输布至周身四末的"百脉"，经文没有详述，也难以尽述，诚如经文所言"莫知其纪""孰能穷之"。后有补缺者，借经络学说的"十二脉""十四脉"以为营卫环行的主干道，实则与原说之义并不相合。

其二，气血在体内生成的过程及运行的动力，有关这方面的内容古人构建了"三焦学说""营卫学说"。

040 营卫循环次序：**手太阴脉**→手阳明脉→足阳明脉→足太阴脉→手少阴脉→手太阳脉→足太阳脉→足少阴脉→手厥阴脉→手少阳脉→足少阳脉→足厥阴脉→**手太阴脉**……

这是人们最为熟悉的营卫环行的路线及次序，然而这样的学说在针灸临床没有实际应用的空间，**古代医家不会刻意研究一种没有实用价值的纯理论。**

古人在此费尽心机插入这一段营卫环行路径，其本意可能是为补 039 条所述气血循环中间路径之略，然而该条所述的气血循环是说气血经肺通过"百脉"输布周身溪谷孙脉，脉内外气血交换后，再通过"百脉"回到心肺，完成一次循环。甚至还意识到，出血的"百脉"与回血的"百脉"有可能不是同一套脉。

040 所补与 039 条本意完全不同。这般补缺，不仅没能补上气血循环路径的中间环节，反而遮挡了原学说的光芒。同时，又以此营卫循环次序改造十二经脉的循行方向，也模糊了经脉学说的本意。可见，**这一用心良苦的改编既耽误了营卫学说，又耽误了经络学说**，为后人正确理解和应用这两大学说造成了人为的障碍。

正因为此说借用了经脉学说中的外壳——十二经脉，**被贴上"经脉循行"的标签，而备受后人的关注**。以至于营卫学说中真正有重大实际应用价值和理论创新价值的部分反而被冷落，隐而不彰。直到近年才被一些有识之士（主要是西医）重新发掘，还其本来意义[1]。

041 原气生成、运行路径：生于下焦肾间命门，为诸气之源、气血之海，内循冲脉而行，至胸中为宗气，出于上焦者为卫气；其下者出气街，下行至足，渗灌溪谷，以温足胫。

原气生于肾间之命门，会于三焦之肓膜。三焦，是指胸腹内以膈、肓为界的上中下三个分部，为原气之终始、水谷之道路也。

三焦又包络脏腑，而为"五脏六腑之府"。

042 气行三焦之道：卫气出于上焦，营气生于中焦，原气发于下焦。

三焦以气为用，主持诸气。气之原出于两肾间命门，即以下"气海"为气之原，故三焦是以下焦为原，经营上焦、中焦，主持三气：上焦主卫气，中焦主营气，下焦主原气。

三焦学说，以分肉之间的肉肓作为三焦的外应，与胸腹之内的肓膜构成一个整体，从而将内脏与内脏，内脏与肢体，上下内外连成一个多层次的整体。

---

[1] 周明爱，周东浩.复杂性科学视角下的营卫新释 [J].中华中医药学刊，2011，29（6）：1363-1365；夏菲菲，李春香，于彦彩，等.中医营卫与西医代谢免疫的时间节律性比较研究 [J].山东中医药大学学报，2018，42（5）：402-407.

第5节　气血调治

脉为气血之府，筋为脉之府。

脉虽伏行于分肉之间，而于脉口处可诊气血之虚实，邪气之所在。躯体之筋，在体表视而可见，触而可得。

因而诊脉、诊筋遂成为古典针灸学用来观察血气状态的两个主要的诊病方法。

气血之性"喜温而恶寒"，是以风寒为百病的始病因、主病因；

以"气血不和"为百病的总病机；

以"调气血令和"为治疗疾病的总治则。

诊脉"是动则病"，诊筋"筋急则病"；治则脉平乃治，筋柔乃治。此为古典针灸学诊察和调节血气的两个最主要的路径，也充分体现出其"诊-疗-评"一体的特征。

脉、筋诊疗的经验积累不仅形成了古典针灸学的两大学说——经络学说和经筋学说，还形成两大类气血之俞：脉俞和血络；气穴和筋急。

一、始病因与总病机

043 风寒为百病之始。

已知气血的属性"喜温而恶寒"，则知寒邪是引起"血气不和"最直接最主要的外因。

又知风能显著增加寒邪的寒冷度，故曰"风为百病之始也"。

在所有致病的外邪中，古典针灸学尤重"风""寒"二邪，更准确地说是更重"寒"邪，言"风"邪实际潜藏"寒"意。

重视寒邪固然与古人确立的"血气不和，百病乃生"的总病机，以及

"血气喜温而恶寒"的属性密切相关，但也来自古人通过长期细密的观察所总结的疾病发生发展的规律。

古人经过长时段大样本的观察发现：恶寒发热常常是疾病发生的初始症状，并且常常是旧病复发或病情恶化的先兆，古人发现外邪客人，不论最终引起或引发什么病症，都有一个共同的初始症状——恶寒。

044 气血不和乃百病总机制。

不论是外邪还是内邪，只要引发疾病，不论什么病，都是通过引发"血气不和"而导致疾病，这一鲜明的观点突出了人体正气在发病中的主导地位，即血气虚，或血气分布和运行失常则病。

基于这一理念，针灸治疗的重心朝向调节正气、处理疾病的"背景"方向倾斜——调节机体的内环境，脉平血气和也就成为评价疗效的终极指标。

045 百病之生皆有虚实。

已知疾病的总病机为"血气不和"，而血气不和的最常见表现形式即脉虚脉实，故曰"百病之生皆有虚实"。

故古典针灸学论病，不仅诊察典型的症状，而且特别注重辨识病症的虚实之性。

诊脉察虚实，调脉分补泻，虚则补之，实则泻之，以平为期，脉平气血和则百病得愈。

二、治疗原则

046 通血脉，调虚实，令血气和。

这是一种通过调节人体内在的气血状态治疗疾病的策略。不论何种疾病，只要相关脉位出现偏盛偏虚的变动，就针灸调平，目标明确，方法明确，指标也明确，可操作性很强，疗效也很快捷。

这是一种通过调节机体内环境以治疗疾病，以不变应万变的治本之法。

047 先通后调，补虚泻实，以平为期。

血气不和主要有以下三种：其一，血脉不通；其二，血气偏虚；其三，血气偏实。故针灸作用总机制"调和血气"可诠释为：通其经脉，调其虚实。

毫针补泻调虚实多取四末本俞，其前提是血脉通畅。故若见血脉不通者，须先用刺血法解结通其脉；若是寒邪致脉不通者则先去其邪；若遇筋急者先用筋刺法去其急。

总之，先柔筋、祛邪通血脉，然后用毫针补泻针法调其虚实。

如果结解脉通之后，气血自和，则无须再行补泻刺法进一步治疗。针灸治疗以脉和为终极指标，所谓"以平为期"。

048 病有多处者，先刺先病者。

古典针灸强调"治病求本"。古人发现，辨病之"标本"在很大程度上可以落实到辨病之"先后"，或者说从病症之先后来把握病之标本。由此确立了一条重要的针灸治疗原则——先治先病处。

先后难辨者则先取其甚者，例如诊得多个脉位有异常先取其甚者；痛有多处者先取最痛者。

049 经刺不效者缪刺之。

所谓"经刺"即指基于针灸治疗原则的常规刺法，又曰"常刺"，而经刺法之外的所有刺法都归属于"缪刺"。

常用缪刺法有三：其一：刺血络、结络出血；其二：刺井穴，左刺右，右刺左；其三：痛无定处者随痛所在而刺，痛虽已止，必再刺其处，勿令复起。

作为一名针灸医生，在临床中要想用好用活缪刺以提高疗效，须谨记两点：

其一，**临证时凡遇脉症不典型，或脉症不合，难以诊断者，特别是急症、久病排除死症绝症者，先以缪刺法试治之**，见有血络、结络者，先去血脉；不见者则左右缪取井穴。刺毕症解脉和则治疗结束；如刺毕症轻而脉未和但见脉症已合者，再按脉用经刺法调脉以平之。

其二，**依脉症诊为病在经而用经刺法不效者，应转变思路，修订初诊的判断，及时改用缪刺法，或差异性最大的疗法。**

缪刺法为临证时有是症而诊无是脉，以及脉症不合的微病、急病、久病等疑难病症提供了一个有效的治疗路径。

050 毫针补泻勿忘治神。

古典针灸学的身体观是"形神合一"的身体观，且形神之间更看重神，以治神作为针工的最高追求，因为神为血气之用也。

针刺气至而有效，针欲得气，必中俞穴之机，而空中之机"清静而微"，故针工毫针刺脉俞的操作，尤其是补法的操作，须极精极微，要求针工必先治神，静心一意体会针下"若有若无""若存若亡""若得若失""若行若按，如蚊虻止"的感应，以确定"机"之所在，并守住这一针感。

古典针灸学认为，针灸与意念的结合是一种极佳的组合方式，一方面意念可以催气引气，另一方面针刺也有助于意守。要求医者在持针、进针、行针的整个过程中都要"专意一神""令志在针"，在留针过程中还须"守神候气"。"治神"要达到理想效果，还需要医者和病者的配合，达到"针工与病者的合一"。

故古典针灸对针工的要求，既需要有"徐而安静"的禀性，又要求后天及早的治身治神的修炼。所谓"凡刺之真，必先治神"。

三、常规治法

古典针灸学的常规刺法可分为两大类：刺气血之道的"五体刺法"和刺气血之俞的俞穴刺法。

051 病在皮者取皮部刺孙络。

病在皮肤无常处者，取以镵针于病所，肤白勿取。

病在皮者，治以半刺法，浅内而疾发针，无针伤肉，如拔毛状，以取皮气。

痛痹浅在皮者，治以直针刺，引皮乃刺之，以治寒气之浅者也。

有痛而经不病者治以缪刺法，视其皮部有血络者尽取之。

052 脉结不通者取以解结通脉法。

脉不通因久痹血瘀者、热盛血结者皆用刺血通脉法；

脉不通因筋急、筋结者用筋刺法；

脉不通因寒凝者用灸法、熨法、焠刺法；

脉不通因血虚脉陷者用毫针或鍉针引气法。

其中历史最久、应用最广的是刺血络、结络的"刺血通脉法"，又曰"解结法"。

刺血通脉法既是古典针灸核心刺法"刺脉调经法"的前提，也是古典针灸两大刺法之一"缪刺法"的主体刺法，其在古典针灸学中的重要性主要体现在以下两方面：

第一，"刺血通脉法"对应于一个重要的针灸治则"宛陈则除之"，即刺血解结以"去血脉也"。

第二，经脉贵乎通，血气贵乎和——"通"是"和"的前提，在许多情况下，刺血解结通脉实为毫针补泻调虚实之预备。**毫针补虚泻实调和血气的作用必须在血脉流通的前提下才能实现。**

这里需要特别指出的是，有些**不了解针灸学历史的人将中国古典针灸学的"刺血通脉法"与西方的放血术混为一谈。实则二者有本质区别**（参见表1）：

表1　中西刺血法比较

比较项目	中国针灸"刺血通脉法"	西方放血术
部位	多于孙络；或指尖、耳尖、鼻尖等末梢部位	大血管
状态	注重辨病辨体质：刺其血盛而当泻者；血瘀当通者	不加分辨
出血量	"血变而止""出血如豆大"	放血数百、上千毫升

二者在操作上巨大反差的背后，反映出的是理念、理论上的本质不同。

中国古典针灸学早在两千多年前就明确认识到气血营养周身的功用主要在最细的一级脉"孙脉"体现，而且此类细脉也是在疾病状态下最容易出现瘀阻不通的部位，表现在颜色和形态与正常孙脉明显不同的病理性结构"血络""结络"，这些特定的部位才是"刺血通脉法"的针刺部位。

又古典针灸学以人身之贵者莫贵于血气，故惜之如金，只有在特定疾病状态下成为毒血、坏血、瘀血等病理产物时，才可去之。而刺出之血一旦见鲜红色即为正常血液，则须即刻止血。

053 病在经脉者取以毫针补泻调经法。

经脉学说十二经脉病候的治疗，皆据脉之虚实而定刺法之补泻。

毫针集补泻于一针，是古典针灸学应用最广的针具，毫针补泻调经法也是古人最看重的针法。

针刺部位可以是刺脉，但更多的是刺脉俞，且以四肢本俞为主。

054 病在肉刺分肉间以分刺法。

所谓"分刺"，以针刺皮下肉上之分间——分肉之间而得名。

"分肉"一词，在《黄帝内经》有两种不同的含义，一指体表可见的两肉之间的凹陷；一指体表不可见的位于皮与肉之间的地带。分刺法主要指后者。

"分刺法"也是古典针灸学应用很广的一种刺法，《黄帝针经》刺法标准专篇《官针》载有当时带有行业标准性质的诸多这类定式刺法。

对于今天的针灸人而言，病在肉不刺肉而刺分肉之间似乎无法理解。因为当今针灸临床针刺最多的部位即肌肉，如果说勿刺肌肉，今天的针灸医生恐怕会不知所措。

其实，我们需要反思以前的习惯认识，如果俞穴的本质是肌肉，那么要穴大穴应当多在肌肉丰厚处，事实上**俞穴密集处、大穴处多不在肌肉丰厚处，甚至是在无肉处**，例如那些临床疗效确切的疗法如耳针、头皮针、脊皮针取穴，及要穴密布的任脉穴多不在肌肉处。

"气血行虚空"是古典针灸学的基本点，肉非虚空处，"中无有空"，既不能行正气又非邪留之处，刺之徒伤良肉。而分肉之间既是卫气运行的主干道，也是邪气留居之处，故**病在肉刺分肉之间，既可用分刺法刺皮肉之分，又可用刺气穴法刺两肉之分或肉间之分。**

不独在躯体不刺实质之肉，在内脏同样不刺实质脏器，可刺其包膜（如心包）；中空脏器则可刺脏，更可刺膜，后世也以刺膜为主。

055 病在筋者取以筋刺法。

筋病只有两种——筋急和筋纵，寒则筋急，热则筋纵。而针灸治疗针对的主要是筋急引起的病症。

古典针灸的筋刺法有两类：

其一，直接刺法，即直接针刺筋急或筋结处。现代的激痛点干针疗法即属于此类。

其二，间接刺法，即旁刺法，在筋急或筋结点附近挑刺筋膜。现代的浮针疗法即属于此类。

筋刺法配合患者的运动疗效更佳。

056 病在骨者摩骨刺骨空法。

病在骨者摩刺骨膜或针刺骨孔以治之。

刺髎穴中骨空勿伤骨。

057 病在中者取以俞募刺法。

在《黄帝内经》之前，关于针灸的治疗域皆曰"针灸治其外"，即针灸只能治疗外在的躯体之病，而不能治内在的脏腑之病。

"长针"的发明，使得古典针灸改变了"针灸治其外"的旧观念，而深入到体内，突破针刺禁区的正是"长针募刺法"——深刺脏腑募穴。

东汉时中国最早的一部俞穴专书《黄帝明堂经》所载349穴中，针刺深度最深的部位正是募穴和骶部骨空穴所在。

结语　以穴载道

针灸之学曰"针道"。

气血之行曰"脉道""气道""经脉"。

脉之俞曰脉俞，又曰穴道。

古典针灸学以气血为理论原点，而俞穴乃度量气血和调节气血的节点。

可以这样说，**针灸之道在于发现俞穴所在，识其动静之态，明其主治规律，知其调节之法。**

同样是说"血气"，对于古典针灸学的逻辑起点"血气"，虽然针灸经典有大量的阐述，而今人总觉得有点抽象，没有说明白、讲清楚。可是如果对现代医学的重要分支"重症医学"稍有了解的话，就会发现在重症监护室（intensive care unit，ICU）的医生整天就与"血气"打交道——血气监测、血气分析、血气管理。谁也不觉得抽象和模糊，因为在这里"血气"已被可视化和量化了。

可是如果再深思一步，就能提出这样的问题：重症医学的理念和技术为什么多用在 ICU？为何不能广泛应用于普通门诊，甚至用于疾病的预防和保健呢？

要解决古典针灸学"血气"之抽象，以及现代医学"血气"诊疗的技术提升和应用拓展，需要中西医相互转换视角，回到各自的逻辑起点，相互启发，相互补充。

结语 1. 古今中外，医学理论的构建都会受到哲学的影响。古典针灸学以"气血"为本构建，深受中国古代阴阳学说的影响。

结语 2. 今天回过头来看，如果现代主流医学在构建理论体系时受到古希腊哲学家德谟克利特（约公元前 460—公元前 370 年）"万物的本原是原子和虚空"的哲学思想影响，则将会显现与古典针灸学天然联系的纽带。今天的人们也就大可不必费尽周折在二者之间建立人工通道。☞ 081.

结语 3. 俞穴为"气血出入之会"，是度量和调节气血的枢纽，也是古典针灸学理论框架的枢纽。**针灸学归根到底是一门关于俞穴的学科**，古典针灸学理论框架内的要素都直接或间接与俞穴相关。

结语 4. 经俞的发现和广泛应用是经络学说和俞穴学诞生的摇篮，也是针灸得以称"学"的前提。

结语 5. "气血行于虚空"是古典针灸学的重要命题，基于这一认识，在研究结构时，较之实质结构更注重虚空结构。对于躯体和体内最大的虚空结构，古人进行了极为细密的观察，并获得许多对现代医学乃至未来医学富有启迪意义的重要发现。

结语 6. 古典针灸学以"气血不和"为百病的总病机；以"调气血令和"为治疗疾病的总则，是一种通过调节人体内在的气血状态治疗疾病的策略。故**从根本上说，针灸学是一门诊察、调节机体内环境以防病治病的学科。**

结语 7. 古典针灸学独特的身体观、疾病观、诊疗观，说到底还是取决于其独特的看世界、观人体的方式，这正是古典针灸学今天乃至未来能够卓然独立的最大价值所在。

欲进一步了解古典针灸学体系的完整结构及推演、检验过程，请参阅笔者《中国古典针灸学大纲》。

第1篇 （058～079）
提问与解题——路基

　　科学始于问题，最有价值的问题是提出支撑学科的根本问题——第一性原理，本书也从追问针灸学和医学的根本问题开篇。

　　针灸学要赢得更多的理解和更大的发展空间，还须再多走一步——提出启示现代主流医学发现自身盲区和误区的科学问题。

　　哪怕一时不能完整提供所有问题的正确答案，但只要提出了正确的问题，特别是提出关乎医学未来发展的根本性问题，并且以具备生物学背景的读者群都能理解的方式准确表达出来，这本身就已经是一个很有意义的工作。

　　如果针灸学不能超越本学科的小圈子，不能向现代主流医学提出具有前瞻性、挑战性的问题，其存在价值就很难真正体现出来！

　　本篇主要是提问及关键问题的解题示例，其他问题的解题思路和论证详见第2篇"规律与原理——导航"、第4篇"循理以解惑——试驾"和第5篇"承接与连通——超越"。

本篇纲目

第1节　问题

创新始于问题，创新度取决于提出问题的普适度。

对于一个学科而言，普适度最大的问题来自其理论体系构建的逻辑起点。

对于古典针灸学而言，能引导最大、最有价值的创新在于通过重审整个理论体系的基石提问——气血是什么？或者说气血的本质是什么？

对于古典针灸学逻辑起点的论证和检验，我写了整整一本专书《中国古典针灸学大纲》。

对于现代主流医学而言，与"气血"相当的概念是"细胞"，整个现代医学的大厦是以细胞为原点构建的。而对于现代医学的基本结构功能单元——"细胞是一切生命的基本结构功能单元"，自从细胞学说建立以来，还没有人系统论证过这个逻辑起点是否正确、完整。

这一问题的发现、提出和求解需要古典针灸学的视角。

我曾在"三纲"系列的第一本大纲《经脉理论还原与重构大纲》中写到，古典针灸学不能**"永远充当别人盖楼的'脚手架'和'建筑材料'"**，而这最后一本名为《大纲》的小书正是一次"逆行"尝试的记录。

第一次探索总是最难的，也最值得一试。

问古典是为了找到一个新起点；

问现代是为了获得一个新视域。

本篇重点在问现代。

一、问古典开新篇

058 气血是什么？

要实现中西医学两个体系逻辑起点的对接，对于古典针灸学而言，关键的一步是对其逻辑起点——"气血"本质的揭示。这关键的一步在上一部《大纲》——《中国古典针灸学大纲》已经迈出了半步，本篇将补上另一半，并给出更具体和完整的论证与检验。

答案 ☞ 本篇之"解题示例：气血本质新解"。

059 俞穴有没有？俞穴何时有？俞穴有几种？俞穴在哪里？

俞穴是整个气血理论体系的落脚点，如果不能坐实这个关键点，气血理论就落不到实处，其意义和价值也就无从体现。

这一问实际上与前一问题"气血是什么？"密切相关。

这一连串环环相扣的问题在古典针灸学都不是问题，在今天都成了问题，而且是关乎到针灸学生死存亡和未来发展方向的根本问题。是今天的针灸人必须明确回答的问题。

关于俞穴结构，古人已指出，俞穴有"关"有"机"，但经典只言俞穴"关"之所在，"机"在哪里？如何刺穴触"机"？

系统论述 ☞ 第 5 篇之"守正创新示例：俞穴体系重构"。

二、问人体构造

060 人体细胞携带的基因是否包含其他哺乳动物的遗传信息？

要更深刻、更完整理解人体构造，有必要将其置于哺乳动物的大背景之下比较研究。

哺乳动物都由 200 多种细胞构成，是什么决定了它们外观上的如此不同？

2001 年人类基因组工作草图发表，生物学家发现：**不到 2% 的基因是编码遗传基因**（即编码制造人类的蛋白质）；**超过 8% 的基因是病毒细菌的基因。98% 以上的非编码基因作用不明**，有待继续研究。

为什么人体细胞要携带如此大量与人体构造不相关的基因？

为什么人体每一个细胞要携带发育出 200 多种不同细胞的信息？

为什么鲸会有和你一样的手部结构？它们都没有手指，为什么还有指骨？

正常成年女性在胸部发育出一对乳房，为什么约有 1%～5% 的女性会发育出多乳，而且位置都在哺乳动物的原始乳线上？

这类问题落在千百年来人类关注的两个最根本的问题之中[1]，故成为生物学和医学研究者最想解决的重大问题，先后被写入由中外科学家相隔 16 年分别起草的两份发表在《科学》期刊的"125 个科学问题"：

什么基因的改变造就了独特的人类？（《Science：未来 25 年要解决的 125 个科学前沿问题》[2]）

哪些基因使我们人类与众不同？What genes make us uniquely human？（《125 questions：Exploration and discovery》[3]）

答案 ☞ 095.

061 什么是人体基本结构功能单元？

基本单元，又作"基本单位"，是对英文 the basic unit 的不同翻译，本书采用"基本单元"的译法。

什么是人体生命活动的基本单元？早在 1839 年建立的细胞学说已对

---

[1] 人类关注的两个最根本的问题，简单地说，即我们居住的世界是怎样形成的？我们是从哪里来的？在《Science：未来 25 年要解决的 125 个科学前沿问题》中前 14 个问题都是关注关于这两个根本问题的追问。

[2] 2005 年，《科学》在其创刊 125 周年之际，公布了 125 个最具挑战性的科学问题。发表于《科学》特刊 Science 125th Anniversary SPECIAL ISSUE，Vol 309，Issue 5731.

[3] 2021 年，适逢上海交通大学建校 125 周年，上海交通大学联合《科学》杂志，再次向全球征集 125 个科学问题。发表于《科学》杂志增刊 SCIENCE，2021-04-11，125 questions：Exploration and discovery，In honor of Shanghai Jiao Tong University's 125th Anniversary.

这个问题给出了明确的回答：**细胞是生命的基本结构功能单元**（The cell is the most basic structural and functional unit of life）。

这个回答正确且完整吗？

一百多年来无人质疑，尽管近些年在干细胞、神经元及肿瘤细胞研究的一次次碰壁中，一些有识之士已经指出现代主流医学的框架存在漏洞，但很少有人怀疑这个漏洞会出现在现代医学的根上——人体基本结构功能单元的认定。

人体由细胞、组织、器官、系统不同的层次构成。如果细胞学说关于生物基本结构功能单元的表述是正确且完整的，那么人体的各种组织就应当由细胞构成。

可是包括细胞生物学在内几乎所有基础医学教科书关于"组织"的定义都相同——少见的超高共识度：组织由细胞及细胞外基质构成。也就是说，**细胞不能单独构成组织**。

为什么百年来无人发现这个十分明显的逻辑漏洞？

究竟是什么遮住了医学家的双眼？

这个问题重要吗？

现代医学又称为细胞医学和实验医学，细胞学说之于现代医学犹如原子学说之于现代物理学，故**对于整个医学而言，找不到比这个更重要的问题，它将从根本上影响医学共同体的研究范式，决定医学未来发展的方向和道路**。

对于这一根本问题的回答需要整体观思维：

人是生物之一；

生物是万物之一；

生物又在生态之中。

故只有将人置于生物、万物、生态的宏大背景下观察，才能找准人的位置，才能找到正确且完整的答案。

答案 ☞ 083；084.

062 干细胞研究证明干细胞与其微环境是相互依存不可分割的结构功能统一体，那么其他细胞能否独立于环境而存在？

近些年生命科学的研究热点干细胞的研究发现，干细胞与其微环境"巢"（niche）是不可分割的结构功能统一体，即干细胞离开了它的"巢"，无法生存也无法完成其基本功能。

此问的意义在于为 061 条"什么是人体基本结构功能单元？"的分量再加一块重重的砝码——如果有足够多和强的证据表明，细胞与其微环境是相互依存不可分割的整体，细胞学说提出的"细胞是生命的基本结构功能单元"命题就需要重新审订；**如果在这个最根本的问题上有实质性的变动，那么现代主流医学的发展方向和模式就不得不作相应的调整——这是不以现代医学共同体的意志为转移的。**

答案 ☞ 082；083.

063 感觉神经与运动神经是否存在交互作用？

躯体神经包括感觉纤维和运动纤维，由于疼痛表现为躯体感觉异常，因此一说到疼痛，人们理所当然地认为它可能是由感觉神经损伤引起的。在治疗上也从感觉调治入手，对于药物治疗无效的顽固性疼痛，西医甚至采用感觉神经毁损的方法治疗，然而疗效不如人意，还会出现严重的并发症。

古典针灸基于阴阳学说，在治疗痛症时常配合患处的活动，甚至有人将运动作为治疗肢体疼痛必不可少的环节。而现代针灸早在 20 世纪 50 年代耳针治疗疼痛时就明确要求配合运动，如此疗效更佳。

对于中国古今针灸运动疗法治痛的实践，现代主流医学视而不见，见而不以为然。

直到有一天现代医学意外地发现运动皮层刺激（motor cortex stimulation, MCS）疗法治疗顽固性疼痛的效果最好，这时人们似乎才理解了针灸运动治痛实践经验的意义。

同时 PET 影像也显示，疼痛时在被现代医学认定为主管运动的大脑皮层区会出现强烈的活动。

面对这些令现代主流医学难以理解的现象，一辈子研究疼痛的沃尔（Patrick D. Wall，1925—2001）早在 20 多年前提出了一个令现代医学不能不正视而又难以正视的问题：

为什么会出现这样的矛盾呢？

是因为我们区分感觉系统和运动系统根本就是一个错误？还是因为我们在大脑皮层感觉区和运动区之间人为画了一道并不存在的界线？

沃尔如此触痛现代医学敏感神经的问在当时并未引起关注。

近年来的大量动物实验和临床研究证据显示，感觉纤维损伤既非引起神经病理性疼痛的必要条件也非充分条件；而运动纤维损伤几乎总会导致神经病理性疼痛[1]。

到底损伤哪类纤维或大脑皮层的哪个功能区会引起疼痛，特别是神经病理性疼痛？回答这一最基本的科学问题对确定研究神经病理性疼痛起始点至关重要，对该病的临床治疗，尤其是外科治疗具有指导意义。

只有从理论上阐明，才能在实践中自觉应用，才能显著提高疗效。

答案 ☞ 185；226.

064 躯体部的交感神经是否只有传出神经？

皮肤有丰富的交感神经支配。这些支配躯体部的交感神经的走行规律也应当像内脏交感神经一样，有传入纤维和传出纤维，且传入与传出伴行。

---

[1] 刘先国，庞瑞萍，周利君，等.感觉神经损伤，还是运动神经损伤引起神经病理性疼痛？[J].中国疼痛医学杂志，2015，21（3）：161-169.

然而，国内外的神经解剖教科书，只说交感神经节后纤维伴随躯体运动和感觉纤维支配体壁的皮区，调节躯体部平滑肌收缩和腺体分泌，但都没有关于交感传入的明确论述，甚至对支配内脏的自主神经的论述也是详于传出，而略于传入。

《格氏解剖学》明确指出："Most, if not all, peripheral nerves contain postganglionic sympathetic fibres."（几乎所有的外周神经都包含交感节后纤维），仍不言交感传入纤维。

现行的医学教科书都给人这样的印象：似乎躯体部的交感神经只有传出纤维，没有传入纤维。

那么，躯体部支配皮肤、肌肉血管，以及竖毛肌、汗腺的交感神经究竟有没有交感传入纤维？还是说躯体部传入神经没有躯体神经和交感神经之分？

根据现有的神经解剖知识不难判断：**在自主神经系统中，既然有传出纤维，必然有传入纤维**。没有对传入性活动的信息整合，就失去了传出活动作用的基础，甚至可以说，"传入"决定着"传出"，"传出"是对"传入"的反应，而不是相反。

至少躯体部的血管周神经（perivascular nerve）一定有传入纤维，且与其传出纤维伴行。现代解剖学经典《格氏解剖学》已明言："General visceral afferent fibres from the viscera and blood vessels accompany their efferent counterparts."（**内脏和血管的一般内脏传入纤维与其内脏传出纤维伴行**）。

如果躯体部的信息传入只有躯体感觉神经一条道，那么**古典针灸学如此强调刺脉及脉俞的意义何在？**

又如，临床上也一再发现皮神经阻滞会影响血管和竖毛肌的功能。那么，支配血管平滑肌、竖毛肌的交感神经有没有传入纤维？如果有，又与皮神经的感觉纤维是什么关系？

这个问题不解决，许多临床现象无法解释，针灸作用机制的研究也会迷失正确的方向。

答案 ☞ 109；226.

065 神经与血管是否从相同的深筋膜位点穿出至体表？

现代医学分别研究了皮神经点、皮穿支点，却没有从整体上考察神经、血管的穿出部位是否相同。

关于神经与血管的走行关系，现行医学教科书只说较大的神经干多与血管伴行，或说神经多与血管伴行。至于神经与血管伴行的概率有多大，伴行的规律如何，皆不详。

之前的神经点体表定位研究只着眼于神经，不关注其与血管的走行关系；而新近的显微外科的研究热点皮穿支研究又聚焦于血管，很少顾及视野中的神经走行。

不同的研究群体在不同的时间都将两个紧密关联的研究对象分开来研究，却无人自觉地将这两个孤立研究的结果整合起来。

这样的研究很难有效地指导临床应用，甚至会引起无谓的争论。

对于神经、血管伴行规律的研究，从临床应用的角度需要明确以下两点：

其一，神经与血管伴行的概率究竟有多大？有什么规律？已知的例外有哪些？

其二，**相伴行的神经血管是否多从相同的深筋膜位点穿出？**同位点穿出的比例有多大？那些不从同位点穿出的神经血管是否在穿出后也很快再相伴而行？各有何规律？

而对针灸人而言，还有必要进一步考察俞穴与神经、血管穿出点的关系，二者是否存在确切的对应关系？吻合度有多高？存在什么样的对应规律？

答案 ☞ 109.

066 组织器官的膜结构与细胞生物膜在结构功能上是否相关？

微观的细胞可分为膜结构和非膜结构，大体层次的组织器官同样可分为实质结构和膜结构。

人体微观和宏观不同层面的膜结构是否存在相关性？

如果是，**将会改变现代医学对人体筋膜的认识，发现一个更加广阔的认识人体生命的新世界，并引发对"人体基本结构功能单元"这一关乎未来医学发展根本问题的反思。**

作为人体基本结构单元，细胞生物膜的结构与功能已有较长时间和较深入的研究，长于还原分析法的现代医学本应当基于对微观层次细胞生物膜结构与功能的认识，将人体结构与功能的研究从微观层面推及到宏观层次，以掌握人体构造的完整规律。令人遗憾的是，现代主流医学迄今也未能主动迈出这一步。对微观层次生物膜的重视与对宏观层面上筋膜的忽视形成了极大的反差，颇令人费解。

其实，针灸人更应当比其他人关注这个问题，因为躯体和内脏的膜结构，是古典针刺治疗疾病的主靶区，而且躯体部的分肉之间（深、浅筋膜移行处）更是经脉之所在，是卫气运行的主干道，则筋膜一定有现代解剖学尚未发现的特殊结构，也一定有生理学尚未发现的重要功能。在这一领域的探索与发现将会成为未来医学发展的一个重要方向。

中国针灸人理应在这一领域的研究中做出独特的贡献。

答案 ☞ 096；098；099.

067 筋膜与肌肉是什么样的关系？在肌筋膜疼痛中各扮演什么样的角色？

肌筋膜疼痛，究竟是肌肉的异常还是筋膜的异常引起？抑或是与筋膜、肌肉皆相关？如果二者皆相关，谁主谁从？谁先谁后？

如果筋膜只是封装肌肉的600多个"袋子"，那么为何古典针灸学治疗肌肉的病痛强调从筋膜治疗？而且这一经验得到历代，特别是现代针灸临床的一再验证。

相连带的问题还有：脏器与包膜的关系；神经纤维与内膜、神经束与束膜、神经干与外膜的关系；血管与血管外膜的关系等。

其实，**当正确认识了细胞与细胞膜的关系之后，以上问题本可以迎刃而解**。

答案 ☞ 105；229.

068　血管分叉处有什么特殊的调控结构？有何重要的意义？

古典针灸学诊脉、刺脉皆重血管分叉处，脉俞、络俞也在脉之出入之会处，而且分叉或交会越多的部位越是大俞要穴所在。

甚至病理性的"血脉""血络""结络"也多出现在血管分叉或交会处。

那么，血管的这些部位较之其他部位有何特殊的结构？这些结构有何重要的生理功能？

同样是脉的出入之会，**为什么古人不论是诊脉还是刺脉，或是定脉俞之所在，都更关注动脉分支处**？

答案 ☞ 127.

069　古典针灸学应用最广的本俞、俞募是否存在特殊的结构？

关于血管神经的结构，古典针灸学与现代解剖学难得一见地采用了相同的隐喻"树"：根、本、标、结——根、干、枝、梢。然而中西医树隐喻的方向却是相反的。针灸诊脉及脉俞皆以四末为本，腰背为标；解剖学则以腰背为根为干，四末为梢。

古典针灸学中所说的腰背部脏腑之俞及胸腹部脏腑之募已得到相关解剖学证据的支撑。

四肢肘膝以下本俞穴的特殊意义却尚未见解剖学有系统、明确的阐述。然而在临床上这些部位的电刺激（如内关穴正中神经电刺激）又是西医治疗及抢救循环、神经系统障碍的常用位点，提示：**四肢肘膝以下的血**

管神经可能有某些特殊结构或功能尚未被发现。

答案 ☞ 128.

三、问诊疗方略

070 现代医学在治疗路径的选择上常与古典针灸相反，为什么在重症和绝症的诊疗中表现出与针灸学诊疗理念渐行渐近的趋势——关注机体的内环境和实体的微环境？

自从细胞学说提出"细胞是一切生物的基本结构功能单元"的命题以来，现代主流医学对于疾病的诊疗一直基于实质细胞探索人体的实质结构与功能，一百多年一路顺风。

而这一驾轻就熟的路径却在癌症的诊疗中屡屡受挫，在挫折中现代医学渐渐认识到肿瘤与其微环境之间是息息相关的功能整体。目前，恶性肿瘤的防治策略已转变为通过干预肿瘤微环境来阻断癌变。

如果说肿瘤属于一类病，那么重症包含更广，许多疾病久治不愈最后都可能发展为重症。

现代医学对重症诊疗规律的研究专门发展出一门分支学科曰"重症医学"，专门救治重症的处所曰"重症监护室"。在这里诊疗的重点是对病人内环境的监测和调节，紧急时还采用人工临时内环境替代。

如果在疾病的最后阶段，中西医渐行渐近，那么在疾病诊疗的其他阶段是否也有相互沟通的路径？换言之，中西医是否本身就存在着相通互补的天然联系？

如果真相如此，那么**只要找到这一天然联系的路径或连接点，中西医就会自然、自动地连通为一个相反互补的统一体**，完全不必费尽周折、百折不挠地另建人工通道。

答案 ☞ 092；172；214.

071 现代医学的神经电刺激与古典针灸学的近神经干俞穴针刺的性质是否相同？如是，神经电刺激能否取代相关俞穴的针刺或电针疗法？

神经电刺激是现代医学神经调控（Neuromodulation）的代表性技术，早在十几年前，西方学者就预言，21 世纪神经电刺激将开创一个治疗新时代[1]。

2016 年 10 月由美国国立卫生研究院资助的一项"刺激外周神经治疗疾病"（Stimulating Peripheral Activity to Relieve Conditions，SPARC）计划，通过开发新的神经刺激装置和刺激方案，借助"神经环路图谱"实施精准神经刺激治疗疾病。

近年来兴起的闭环式神经调控技术，使神经调控技术进入"智能神经调控技术"时代，即基于个体特征进行自动化的机器学习调整神经调控技术，与针刺诊疗的操作更加接近。

我的问题是，以神经电刺激为代表的神经调控技术能否全面超越并最终取代相关俞穴的针刺疗法？

这是当代针灸人不能也不该回避的问题。

我们首先要研究针灸近神经干俞穴的刺法与神经电刺激相比有没有实质性的不同？比如针刺八髎穴与骶神经刺激是否存在实质性的差异？

其次，相对于神经电刺激疗法，针灸的骨空刺法有没有明显的优势？

一项技术，不管是谁先发现先应用，最终比拼的是谁的技术更先进、更有效、更安全。

因此，当下针灸人需要知己知彼，知短知长，扬长补短，才能提升竞争的硬实力而立于不败之地。

必须认真研究美国的 SPARC 计划，对其可能达到的高度及可能的应

---

[1] MALONEY L D. 神经电刺激治疗新时代 [J]. 工业设计，2007（10）：35-36，38，40-41.

用范围有一个基本判断。

如经认真研究认定，在刺激位点相同的情况下，且针刺治疗的部位全部或大部都能采用电刺激，那么神经电刺激借助充足的研究经费和理论及技术研究成果的支撑，取代古典针灸的骨空刺法只是时间问题。

如经认真研究认定，针灸的骨空刺法与神经电刺激存在实质性的不同，且后者要超越针灸存在着难以克服的技术难关，因而难以完全取代针灸骨空刺法，那么针灸人就一定要清楚你的不可替代性体现在哪一点，并尽全力把这一点做强，做出高水平。

如果没有这样的知己知彼的准确分析，丢失了自己的不可替代性，或用自己的短处拼别人的长处，也就失去了立足之地，更谈不上什么大发展。

答案 ☞ 192.

四、问作用机制

072 为何神经阻滞疗法不关注血管周神经？

神经阻滞疗法注重大血管的伴行神经干或丛，不大关注血管外膜的交感神经。

问题是，神经阻滞能选择性避开血管周神经（perivascular nerve）吗？

如果不能，那就意味着以往神经阻滞中针对躯体神经阻滞的作用机制中，实际包含了血管周神经即交感神经的作用在内，甚至在有些情况下交感神经发挥的调节作用更大，只是西医和中医都没有意识到而已。

答案 ☞ 183；210.

073 早在两千多年前，中国古典针灸学就对人体的各层膜结构进
行细密的观察，膜也成为针刺治疗的主要靶区。为何现代医
学却不关注筋膜，直到近年才有少数医家开始重视膜解剖对
外科手术的意义？

对于筋膜功能截然不同的认识，反映出古典针灸学与现代医学观念、
理论的实质性差异。

在现代医学看来，筋膜只是实质性组织、器官的"包装袋"或充填物
和支架，无关紧要，在手术中及人体解剖中可以毫无顾忌地破坏、丢弃。

而在古典针灸学的理论框架中，躯体最大的筋膜在分肉之间（皮下浅
筋膜与肌筋膜移行处），此乃经脉所行，卫气之主干道；在体内，最大的
膜为横膈膜和肓膜（肠系膜），是原气、宗气之道，更被视为两个重要
脏器。

为什么对同一结构的认识，中西医会有如此大的差异？

形成这些差异的根本原因是什么？

答案 ☞ 126；229.

074 古典针灸诊、疗皆重血脉，为什么当代针灸作用机制的研究
却重神经，且多为躯体神经，而忽略自主神经，特别是与血
管密切相关的交感神经？

此题与 064、072 密切相关。

**古典针灸不论是诊断还是治疗都注重脉，以及体表与内脏的关联，如
果从神经角度研究其机制，理应更多从沟通内外的自主神经，特别是交感
神经入手。**

然而，半个多世纪以来关于针灸作用的神经机制研究，不论是西医还
是中医，都以躯体神经为主。少见的从自主神经角度研究的文献，也是偏
重迷走神经而忽略交感神经。

对于这一研究现状，研究者似乎都习以为常，或者说虽察觉有误，却无力走出误区。

答案 ☞ 109.

075 针灸作用是否存在与现代主流医学研究框架不同的机制？

只要理解 073、074 两问，则对于此问一定会给出肯定的回答。

答案 ☞ 203；209～213.

五、问疗效评价

现代医学评价一种干预方案的疗效，采用大样本随机双盲对照试验的方法，这看起来是一种先进的理念和严谨的方法，然而评价结果不时与实际疗效不符。

为什么先进的理念和严谨的方法不能保证正确的结论？这是临床流行病学专家已经意识到并努力攻克的难题。

问题的根源究竟在哪里？

临床对照组的设计，需要根据现代医学已有的理论框架认定一种无效的治疗方法作为对照组。问题在于现行的现代医学理论存在着明显的盲区和误区，如果对某种无效干预的认定恰好落在了现代医学或实验设计者的盲区或误区，则必然会做出错误的判定。

例如，根据现代主流医学的理论，评价一种药物注射剂的疗效，生理盐水会被认定是一种无效的干预。如果注射药液的疗效与生理盐水注射的作用差不多则被认定为无效，或"安慰剂效应"。

而神经注射疗法、干针疗法及"腧穴筋膜扩张疗法"[1] 则将这种评价

---

[1] 是用生理盐水注射在俞穴、筋膜、神经等部位，以"补充水、刺激俞穴、扩张筋膜、肌腱，调节神经，加速代谢"治疗疾病的一种疗法。

方法的漏洞暴露在阳光下，其实这暴露出来的漏洞还只是现行疗效评价方法不完善的冰山一角。

076 为何肾去交感神经术治疗难治性高血压难获循证医学证据？

药物是控制高血压的重要方法，但难治性高血压患者药物控制效果不佳。

已知交感神经系统异常激活是高血压等心血管疾病的共同病理机制。为探索一种既可以阻断肾脏交感神经又可以避免内脏神经切除导致的不良反应的方法，科学家们经过潜心研究，在 2009 年终于找到一种微创的去除肾脏交感神经的方法——肾去交感神经术（renal denervation，RDN）。

在众多消融系统中，Symplicity Flex 系统开展的研究最多，随访时间最长。

SYMPLICITY HTN-1 是 RDN 治疗难治性高血压的概念验证研究，首次证明 RDN 治疗能安全有效地降低血压。但该研究被指出缺乏随访期间药物变化的数据；

随后的 SYMPLICITY HTN-2 研究是一项多中心、前瞻性、随机对照试验，再次证明 RDN 降低血压的疗效和安全性。但又被指出未采用盲法，缺乏假手术组对照；

2011 年研究者设计了 RDN 治疗难治性高血压的关键性实验研究 SYMPLICITY HTN-3，这是一项多中心、前瞻性、随机假手术对照研究。最终得到与前两次实验截然相反的阴性结果，诊室血压和动态血压监测变化差异均无统计学意义。

SYMPLICITY HTN-3 的阴性结果使 RDN 治疗难治性高血压的临床研究蒙上了阴影，很多研究被迫中止 [1]。

---

[1] 黄晶，李京波.从 SYMPLICITY HTN-3 谈经导管去肾交感神经术的现状与未来 [J]. 上海交通大学学报（医学版），2016，36（4）：599-603；张文迪，孙晓斐.经导管去肾交感神经术研究概况及未来展望 [J]. 临床心血管病杂志，2016，32（11）：1079-1082.

2018 年欧洲高血压学会（European Society of Hypertension，ESH）/欧洲心脏病学会（European Society of Cardiology，ESC）曾在其发布的高血压管理指南中指出："由于经导管去肾交感神经术（renal denervation，RDN）作为一种有效的降血压技术的临床证据相互矛盾""不建议将器械治疗作为高血压的常规疗法"[1]。

在一片质疑和争议声中，仍有不少学者对 RDN 的疗效抱有信心，认为通过器械和手术的改良，以及实验设计的进一步完善，仍有可能得到阳性结果。

随后在第二代 RDN 临床研究中，有 5 项已完成设有假手术为对照的 RCT 中，基于射频（Spyral 导管）和超声（Paradise 系统）的 RDN 的试验证实这一疗法的有效性且耐受性良好。

2021 年欧洲高血压学会（ESH）发布的立场文件[2]，明确地表态，RDN 可以作为临床上控制血压的三种方法之一（其他两种方法是生活方式改善和药物治疗）。

为何一个国际上众多实力雄厚的研究团队广泛参与的热点技术的评价，在如此长的研究周期中会出现如此戏剧性的变化？这么大的时间成本和资金投入，一般的研究团队如何能承受？疗效评价的路究竟该如何走？

我们在不断质疑实验设计是否合理的同时，是否更应当探索通往合理设计的更有效、更便捷的路径？

答案 ☞ 181.

[1] 孙宁玲 .2021 年欧洲高血压学会关于经导管去肾交感神经术的立场文件详介 [J]. 中国介入心脏病学杂志，2021，29（10）：548-553.

[2] SCHMIEDER R E，MAHFOUD F，MANCIA G，et al. European Society of Hypertension position paper on renal denervation 2021[J]. J Hypertens，2021，39（9）：1733-1741.

077 为何针灸治疗，以及经穴作用的特异性研究难过循证医学关？

按照现行的循证医学的临床疗效评价理念，既然微创手术都要求有假手术组作为对照，那么无创的针刺疗法的疗效评价更没有理由不设立假针刺对照组。

自针灸临床疗效评价设立假针灸组对照以来，在国际知名刊物上不时出现针刺治疗与假针刺组对照无显著差异的报道，而且观察的病症又以痛症为多。

痛症是古今中外针灸应用最普遍的病症，从某种程度上也可以说针灸正是凭借神奇的镇痛治痛作用走向世界。如果说针灸治痛无效，对于针灸的打击远远超出肾去交感神经术（RDN）治疗难治性高血压无效对于现代医学的打击。

大多针灸人都坚信一定是评价中的某个环节出了问题，但问题究竟在哪里？

能否给出让针灸专家和临床流行病学专家都能理解并欣然接受的回答？

危机如果处理好了，常常会给学科发展带来有利的契机，这一问题的解决能给针灸学自身，以及循证医学的发展带来哪些思考和启示？

答案 ☞ 184.

078 手术是否需要循证？如何循证？

现代医学受"人是机器"命题影响最深的莫过于外科手术。

手术是支撑现代医学大厦的一个支柱，在处处强调循证的现代医学里，手术是在很长一段时间内唯一获得循证豁免权的疗法。

直到有较真的人设计出一批对照试验，结果发现不少假手术达到的效果可以和真手术一样[1]。这个结果虽然还难以撼动现行的外科手术在现代

---

[1] 布莱克. 无效的医疗 [M]. 穆易，译. 北京：北京师范大学出版社，2007：161.

医学中的支柱地位，但却引出一个不能回避的问题：手术是否也需要接受循证医学的检验？

从前面肾去交感神经术治疗难治性高血压疗效评价实例看，至少微创手术的疗效评价方面需要随机对照试验。

如果这真的成为获得高级别证据的规定动作，那将会给循证医学带来一个很大的难题：如何为外科手术设计 RCT？

这是临床流行病学专家不应回避的问题，一个学科只有遇到真正有挑战性的问题，才能发现自身理论和方法的漏洞，才能不断完善，找准正确的发展方向。

答案 ☞ 180；229.

079 什么是影响临床疗效评价科学性的关键因素？

临床试验设计是否合理，是疗效评价的关键环节，那么决定试验设计合理性的关键因素是什么？临床流行病学？统计学？

痛症针刺疗效评价、肾动脉去交感治疗高血压症的疗效评价暴露出的循证医学方法的问题是否具有普遍意义？

神经注射疗法及腧穴筋膜扩张疗法显示，用生理盐水注射神经、筋膜、俞穴等处治疗疾病有非常显著的疗效，有时甚至比药物注射疗效更显著；干针疗法既不用药物，也不用任何液体，直接用针刺激同样有显著疗效，这些疗法的出现和流行又给循证医学提出了怎样的挑战？

笔者有多年的标准化研究的经历，深深懂得制订高水平、高质量的标准一定要有一流的领域专家主导或实质性参与。

那么，在循证医学的临床疗效评价的过程中，相关领域一流的理论和临床专家如何实质性参与（而不是流于形式），并真正发挥不可替代的作用？

这应当是循证医学认真思考并切实解决的问题。

答案 ☞ 180.

第 2 节　解题示例：气血本质新解

概念是抽象的思想，是理论的细胞，概念建构是知识生产的基础，而概念重构则是知识再生产与理论创新的重要途径，并在此基础上实现不同形态和不同语境理论的对话与融通。

"新古典"要想实现对古典针灸学的继承和超越，并找准与现代医学交通的最佳入口，首先需要阐明古典针灸学的核心概念"气血"的本质。

正确解答了这一根本问题，不仅古典针灸学基本问题如俞穴本质、经脉本质、诊法本质、补泻本质等现代研究中的困惑，在很大程度将会迎刃而解，而且中西医之间的阻隔也可能随之消解，中西医两道或将自然连通。

一、解题思路

【思路 1】气血是一对概念，如果这对概念中的一个概念相对清楚，且二者的关系也清楚，则可像解代数题一样求得这对概念中比较模糊的概念本义。

【思路 2】如果气血的定义较模糊，则需要找到一个确定的、可测量、可量化的参照系。

这个参照系大概率可从现代医学体系中寻得，因为古典针灸学和现代医学研究的对象是相同的，至少是部分重合的，尽管概念术语不同。

如果不能从定义本身确定中西医两个体系中概念的对应关系，则**可从概念的外延入手确认两个体系中不同概念的关系**，只要能确定两个概念的外延完全相同，则可确认二者之间的关系是同一关系。

【思路 3】考察气血概念在古典针灸学中的应用场景，将气血重构后的概念一一代入原生态的场景中加以检验。

概念的定义只是尽可能使表达有效的方式之一，**抽象概念的澄清最终都需要借助具象的东西才能一致地把握**。

相对于定义的抽象表达，概念的应用场景是具体的、明确的，系统考察一个个具体应用的场景，可推出概念原有的意义。

二、证据与证明

（一）思路 1 题解

在古典针灸学中，脉与血气密不可分，以脉为体，以血气为用，在某些场合可用"脉"指代"血气"。脉、血的概念定义较清晰，且与现代医学体系中的血管和血液概念有很高的相合度：

（1）夫脉者，血之府也。（《黄帝素问》）

（2）中焦出气如露，上注溪谷，而渗孙脉，津液和调，变化而赤为血，血和则孙脉先满溢，乃注于络脉，皆盈，乃注于经脉。（《黄帝针经》）

（3）营在脉中，卫在脉外，营周不休。（《黄帝针经》）

根据针灸经典的上述描述可知：

（1）血由水谷精微物质＋津液构成，为血管中如环无端、周而复始流行的红色液体。血与津液在孙脉（毛细血管）交换。

（2）血脉分为经脉（主干大血管）、络脉（支脉血管）、孙脉又曰毛脉（毛细血管）构成；

（3）卫气与脉、血的关系为：营血行脉中，卫气行脉外；脉中血如环无端的运行有赖于卫气的推动，在四末溪谷处，孙脉之血与脉外津液的交换也依赖于卫气的推动，故经曰"阳气衰，不能渗营其经络"。

可见，针灸经典对于"脉""血"的描述是清晰、明确的，与现代医学所说之行于血管中的血液是相同的概念；溪谷间津液与组织间液也是相同的概念。

而"血气"中之"气"，主要指卫气，卫气有二：一指行血摄血的卫营（脉）之气；一指抵御外邪的卫外之气。故系统注解《黄帝内经》的作者唐代杨上善将"血气"解读为"营血卫气"之简称。

整合古典针灸学和现代医学的视角，可得出如下判断：

（1）古典针灸学"经脉""络脉""孙脉"与大血管、中小血管、微细血管相当。参照现代解剖学认为淋巴管是静脉系统辅助装置的认识，则"孙脉"还应当包含毛细淋巴管（网）。

（2）古典针灸学脉中"血"、溪谷间"津液"概念与现代医学的血液及细胞外液的概念相同；血与津液交换循环的场所及调控在两个系统中也相同。

（3）古典针灸学所言脉外之卫气，是指调控脉内血行的结构和抵御外邪的结构，相当于现代医学调控血管舒缩的自主神经（主要为交感神经）、血管自身的调控结构及免疫系统的结构。

（二）思路 2、3 题解

考察古典针灸学具体语境中"血气"的外延，并将不同语境中的外延加以整合。

血气，贯穿于古典针灸学始终的应用有三：其一，疾病的诊察——血气度量；其二，疾病的病机——血气不和；其三，疾病的治疗——血气调节。

（1）关于疾病病机

血气不和，百病乃变化而生。（《黄帝素问》）

古典针灸学"血气不和"乃百病之总病机。而在现代医学的框架中，能导致百病的因素只有一个，即内环境失衡。

可知，**古典针灸学所说之"血气不和"与现代医学的"内环境失衡"是同一概念。**

（2）关于疾病的诊断

针灸学是一门以度量血气为先导的学科，治疗原则、刺灸法、设方模式皆由"诊"而出。

脉之盛衰者，所以候血气之虚实有余不足。（《黄帝针经》）

流行血气，脉之体也；壅泄虚实，脉之用也。（《黄帝素问》王冰注）

从以上《黄帝内经》的经文和唐代注文不难看出，古典针灸学脉诊的核心即察脉中血气的质和量是否正常（有无偏盛偏虚的变动），以及流行是否通畅。

在现代医学门诊的常规检查即血常规，诊血象；重症的常用检查，如血气监测、血气分析、血液流变，所诊察的内容皆为内环境状态的理化指标。

可知，从疾病的诊断看，**古典针灸学通过脉诊察知的血气虚实及血行状态，即现代医学血液检查及血气分析所诊察的机体内环境状态。**

（3）关于疾病治疗

血气不和，百病乃变化而生，是故守经隧焉。（《黄帝素问》）

——此处"经隧"指脉之通道，相当于现代医学之血管外膜、血管鞘。

盛则泻之，虚则补之，不盛不虚，以经取之。（《黄帝针经》）

以微针通其经脉，调其血气，营其逆顺出入之会。（《黄帝针经》）

脉，为血之府，是调节血气最直接的路径；脉俞，则是调节血气的节点。

脉和脉俞何以调血气令和以治百病？

古典针灸学的解释是，脉为血之府，脉外为气之主，脉之出入之会为输，故守经隧，据脉症之虚实针或灸脉和脉俞，盛者泻之，虚者补之，气血和乃止，则百病得除。此针灸治百病的常规治法。

在现代医学理论框架内，则脉为血之府，交感为脉之主，且脉管自有其调血气结构。

《格氏解剖学》指出，自主神经系统、弥散神经内分泌系统（diffuse neuroendocrine system，DES）和固有内分泌系统三个系统的相互作用，构成了控制内环境稳定的精确机制。

而连接这 3 个系统的恰好是脉：支配血管的是自主神经，且以交感神经为主；血管本身又是人体最大的内分泌器官；弥散神经内分泌系统分泌的活性物质及固有内分泌系统所分泌的激素要作用于远隔的靶器官皆须依赖于血液循环的传输。

治疗疾病的总机制，调节内环境的决定性作用来自血管、淋巴管、腺体、内脏平滑肌，特别是血管、淋巴管平滑肌，机体的调节系统不论是通过单一机制，还是多种机制的相互作用，最后都要作用到肌性血管、淋巴管及腺体的平滑肌，通过改变血管及淋巴管的舒缩状态和腺体的分泌而达到调节内环境稳衡以治疗百病的目的。

《格氏解剖学》第 38 版指出，"平滑肌细胞可通过几个途径兴奋收缩，**最普遍的是自主神经纤维、血液所携带的某些生物因子**"。后半句不很明确的表述"某些生物因子"，根据最新的实验研究成果[1]可知，是指血管壁及外膜的旁/自分泌的血管活性多肽。

鉴于内分泌系统分泌的调节物质需要通过血液运输而作用于靶器官，且血管壁及外膜细胞都有很强的旁分泌和自分泌功能，所分泌的血管活性多肽是心血管自稳态调节的最重要成分，可知**自主神经系统（特别是控制血管、淋巴管舒缩的交感神经系统、肠神经系统）和循环系统（特别是与组织液交换的微循环系统）是内环境稳衡的最主要的调控结构**。

以上系统考察古典针灸学"血气"概念在疾病的总病机、疾病的诊断

[1] 赵杰，齐永芬.血管外膜旁/自分泌的生物活性多肽及其在血管损伤性疾病中的作用[J].中国动脉硬化杂志，2022，30（10）：837-845.

和治疗等不同语境中的所指，并从现代医学体系中查得与所指相对应的结构，结果表明：**古典针灸学基本应用中所言之"血气"，与现代医学框架体系中"机体内环境"及其调控结构相合。**

需要说明的是，在古典针灸学中，"血气"是相互包含的统一体，所谓"血流据气，气动依血，血气相依而行"。若强分之，则"血"和"津液"与"内环境"相合更多；而"气"与内环境调控结构相合更多。

本节结论与前面"思路 1 题解"得到的结论完全相合。从不同层面得到相互印证的结论，使得证据的强度和说服力显著增强。

☞ 125.

三、结论与检验

（一）结论

以上从中西医两个视角对"血气"内涵及外延的考察可得到如下基本的判断：

（1）血（脉 + 营气 + 津液）= 现代医学的机体内环境，特别是血循环系统。

（2）卫营（脉）之气 = 脉管（血管、淋巴管）舒缩运动的调控结构，即交感神经系统（在内脏还包括肠神经系统）+ 血管自身的调节结构（主要有血管内皮细胞、微血管壁及外膜旁 / 自分泌的血管活性多肽）。

（3）卫外之气 = 自主神经系统（以交感神经系统为主）+ 血管自身的调节结构 + 免疫系统。

（4）**气血 = 现代医学的机体内环境及其调控系统，**"气"的功能表现为机体内环境调控系统，即自主神经、弥散神经内分泌和固有内分泌 3 个系统的交互作用，而**以交感神经系统、肠神经系统和具有效应器、感受器、调节器多重角色的微血管自身调节结构为主体。**

（二）检验

检验之1　代入原语境检验：

"血气"在古典针灸学应用最广的场景是经脉、俞穴理论；色脉诊；病因病机；针灸治疗。现将本篇所得的"血气"本质的结论代入原环境，检验其是否比原典的解释更清晰，对经典本质的揭示更深刻。

从针灸学基本理论看：

其核心理论为经脉学说，而以经筋学说为补充，说明人体远隔部位相关联系的规律。能将人体上下内外连接形成一个整体者，只有血管和筋膜，而血管除毛细血管不能确定外，皆由自主神经支配，且以交感神经为主；神经、血管、淋巴管皆走行于筋膜，而筋膜的平滑肌也由交感神经支配[1]。☞109.

从诊脉、刺脉及脉俞所在看：

（1）脉和脉俞是针灸调节血气应用最广的刺灸处，也是具有调节经脉和脏腑整体功能的刺灸处，其调节作用的基本机制在于支配血管的交感神经，以及血管本身的调节结构。

（2）从经脉及脏腑之俞看，本俞、脉俞（经脉之俞、络脉之俞），募俞、背俞、四海之俞皆有丰富的自主神经分布且主要为交感神经。

（3）膜，作为气血通行之道，也是针刺调节气血的常用刺灸处。在躯体，最大的气血之道在分肉之间（相当于浅筋膜与肌外膜移行处）；在内脏，最大的膜为横膈膜和肠系膜，皆为针刺调节血气的重要部位。这些部位都有丰富的自主神经分布。

（4）**同样是脉的出入之会，为什么古人不论是诊脉还是刺脉，或是定脉俞之所在，都更关注动脉分支处？为什么同样是动脉分叉处，古人诊脉**

---

[1] 杨春，杜以宽，李鹏，等.人体筋膜组织的神经支配及神经内分泌调控[J].解剖学杂志，2015，38（3）：361-364.

更重管径小的动脉？ 真相只有一个：即交感神经分布的密度，除毛细血管不能确定外，血管皆由自主神经（主要是交感神经）支配，而血管、血管分叉处、动脉分叉处、小动脉分叉处的交感神经分布密度依次递增。这样的解释显然比古人用"气"的解释更直接、更明确。

从诊法上看：

（1）古典针灸学诊肤切脉察色，其本质都是诊察交感神经功能的状态。

（2）诊筋——诊察肌筋膜的紧张度，其本质也主要是诊查交感神经的功能状态。实验研究显示，肌硬结（"筋结"）是交感神经功能异常，血运障碍的产物，压迫肌硬结可引起自主神经症状[1]。

从血气不和的主因及常见脉症看：

（1）引起血气不和的主因是风寒和过度的情绪波动，而此二者恰好是影响自主神经的主要因素。

（2）血气不和最常见的症状为寒热痛痹，也是脉诊诊察的重点，皆与交感神经的功能失调密切相关。

（3）风寒对机体的影响是通过交感神经实现的。从风寒初起的脉症可见明显的交感神经失调的典型症状：

> 虚邪之中人也，洒淅动形，起毫毛而发腠理。（《黄帝针经》）
>
> 风从外入，令人振寒，汗出头痛，身重恶寒。（《黄帝素问》）
>
> 风者善行而数变，腠理开则洒然寒，闭则热而闷。（《黄帝素问》）
>
> 太阳之为病，脉浮，头项强痛而恶寒。（《伤寒论》）
>
> 太阳病，发热，汗出，恶风，脉缓者，名为中风。（《伤寒论》）

（4）在当代针灸疗法中还有专门检测患者对温度的敏感度以诊疗疾病

---

[1] 陆静.压迫肌硬结引起的植物神经活动动态的心动功率谱分析[J].国外医学（中医中药分册），1994（5）：60-61.

的针灸疗法，例如知热感度诊法、良导络诊法、热敏点探寻法等，其本质都是诊察病人的交感神经的功能状态，纠正交感神经失调以治疗疾病。

（5）如果交感神经调节功能失调，感受风寒，在出现感冒症状之前，往往先有项部肌肉僵硬，接着出现怕冷、咽痛、头痛、发热等一系列症状；如果感冒痊愈后，病人项部肌紧张或肌硬结仍在，则还会反复感冒。古典针灸学诊察、治疗风寒的要穴皆在项部曰"风门""风池""风府"，这也是张仲景《伤寒论》针灸治疗风寒表证的首选方穴。

根据现代神经解剖学可知，**这些穴下有颈交感神经节**。故以这些穴作为诊察交感神经功能状态的窗口。

从针刺法层面看：

（1）古典针灸学以"血气不和，百病乃变化而生，是故守经隧焉"；针刺治疗原则为"取之经隧，取血于营，取气于卫"；"刺营者出血，刺卫者出气"。此即刺脉及脉外膜，**其作用显然离不开交感神经和血管分泌的活性多肽的调节机制。**

（2）古典针法强调"气至而有效"，"气至"的标志有二：脉和；针下热。**二者皆是调节交感神经功能和血管壁内外细胞分泌功能状态的结果。**

（3）毫针补泻刺法出现酸胀或热感向远处传导的现象，**也与交感神经兴奋性传导有关。**

相对于躯体神经，交感神经兴奋性低（阈值高），传导速度慢，但如果采用古典摩脉刺法则主要着眼于血管外膜，调节交感神经和外膜细胞血管活性多肽的分泌，反复摩脉刺激则引起交感神经兴奋，保持有效刺激，兴奋可沿血管神经链向远处扩散；当治疗的靶区为一局限病灶时，血管外膜细胞分泌的血管活性多肽及免疫物质可以通过神经和体液两条路径作用于病灶区细胞的特异受体，产生"气至病所"现象。

这也解释了针刺操作中，感传需要激发、速度慢，并伴随交感神经反应（俞穴周出现红晕，患者微汗出等）的特征。

（4）针刺治疗时，术者和患者调息**治神能显著增强疗效的现象，也只**

能用自主神经及相关高级中枢的调节机制解释。

从针灸作用机制看：

（1）针灸双向调节作用的基础在于自主神经和血管自身的调节结构固有的负反馈调节机制。

（2）针刺躯体俞穴治疗内脏疾病的机制在于血管平滑肌和内脏平滑肌有着相同或相似的自主神经支配，所以刺灸躯体部的脉和脉俞不仅可治疗躯体病症，还可以治疗相应的内脏疾病。

（3）古典针灸学诊以脉，刺以脉和脉俞，疗效评价还是看脉，这本身就强烈提示针灸作用的机制离不开脉的舒缩调节系统，而已知**脉的运动主要由自主神经特别是交感神经及血管内皮与外膜细胞分泌的血管活性多肽调节。**

检验之 2　现代医学框架内的论证——脉 - 血气 - 神与血循环及自主神经的对应关系：

（1）古典针灸学以脉为血气之府，血气相伴行于脉内外。以脉外为卫气行处，以脉之出入之会处为脉俞。

现代解剖学发现，交感神经节和丛多集结在大血管旁或上，例如交感干在主动脉两侧；在大的动脉分支处常有交感神经丛、神经节的群集。

（2）古典针灸学以"脉为血之府""气行脉外"，现代解剖学发现，虽然脉内也有少量结构如主动脉弓、颈总动脉、锁骨下动脉内膜有特殊的感受器，但交感神经主要分布在血管外膜。

（3）古典针灸学于动脉分叉处诊脉可通过交感神经状态察知内在气血（内环境）的状态。又以脉之"出入之会"处（体内外血管分叉处）为脉之俞，用来针刺调和气血以治百病。

现代解剖学发现，血管括约肌基本都位于血管分支或汇合部位（约80%），尤以细动脉分叉处为多（90% 以上），这些部位有非常密集的交感神经支配[1]。

---

[1]　田牛. 微循环学 [M]. 北京：原子能出版社，2004：85.

可见，**行于脉外的"气"主要指交感神经，而脉俞所在的血管分叉处有交感神经密集支配。**

（4）古典针灸学注重"形神合一"，连接形与神者正是血气，所谓"血气者，人之神"。

在现代医学框架内，身心相关的机制还不完全清楚，目前所知较多者为自主神经及其高级中枢下丘脑的调节机制。

接下来还需考察，自主神经和血管自身的调节结构在调控内环境稳衡的空间和时间上的覆盖面能否与血气相当？

（1）调节内环境的神经是自主神经，自主神经系统的神经纤维遍布全身各系统、器官和组织，是分布最广泛的神经，**所有的生命活动，不论是躯体活动还是精神活动，都全时程受自主神经控制。**而其中尤以交感神经及其效应器官分布更为广泛，身体所有系统都有平滑肌，其中分布最广的血管平滑肌由交感神经支配。

（2）古典针灸学以最低一级脉——孙脉为血 - 津渗灌处，通过阳（卫）气的推动实现营卫交换；而在现代医学框架中，血液与组织液间只存在着微血管，故针灸之"气"及其功能必与微血管及其功能密切相关。血管，是人体内最大的网络组织与内分泌器官。近年实验研究发现，血管内皮细胞、平滑肌细胞 / 周细胞，以及血管外膜细胞旁 / 自分泌的生物活性多肽是心血管自稳态调节的最重要成分[1]。

（3）从针刺调血气的主靶区和靶点看，其共同的结构特征即皆有丰富的交感神经支配和血管分布。

综上可知，机体调控内环境稳衡的结构，从分布及调控的广泛性来看，与古典针灸"调血气"结构相关度最大者为交感神经及其效用器官血

---

[1] 赵杰，齐永芬. 血管外膜旁 / 自分泌的生物活性多肽及其在血管损伤性疾病中的作用 [J]. 中国动脉硬化杂志，2022，30（10）：837-845；李军，丁文惠，唐朝枢. 血管外膜与血管稳态和重构 [J]. 中国循环杂志，2016，31（1）：101-103.

管（特别是微血管）自身调节结构。

☞ 125.

需要补充说明的有两点：

其一，一般多认为，毛细血管没有交感神经支配，新近的研究显示，毛细血管外的周细胞（又称"血管外膜细胞"）具有一定收缩性，对血管活性物质有反应，可影响毛细血管直径，调节血流量[1]。☞ 091；131.

其二，机体的自稳调节一般都是由相拮抗的结构调控，而传统的观念认为，交感神经节后纤维的递质为去甲肾上腺素，只能发挥对血管的单向调节作用。这一传统的观念已经被越来越多的实验研究结果推翻：

（1）微血管壁上分布有交感缩血管纤维和交感舒血管纤维。交感舒血管纤维的末梢释放的递质是乙酰胆碱，交感缩血管纤维的末梢释放的递质是去甲肾上腺素。

（2）曾被广泛接受的一个神经元内只能合成和释放一种递质的观点，也被近年来的研究发现推翻，现已知一个神经元内可以存在两种或两种以上的神经递质（包括调质），这种现象称为递质共存（neurotransmitter co-existence）。例如交感神经内含有去甲肾上腺素、ATP 和神经肽 Y 等递质，不同递质和调质的共同作用实现对血管舒缩的精准调控。

（3）交感神经的经典递质与不同的受体结合而表现了相拮抗的调节作用，例如作用于 α 受体主要表现为皮肤、血管、黏膜和子宫等平滑肌兴奋功能。作用于 β 受体则表现为横纹肌、血管、支气管和子宫平滑肌的抑制功能。

检验之旁证：

关于针灸作用的交感神经机制最有力的旁证来自现代医学神经刺激／阻滞疗法的大样本的临床实践。对于这一点，我们只要对照现代医学神经

_____

[1] 杨帆.异氟烷麻醉对小鼠急性癫痫发作神经血管耦联机制的影响 [D].长春：吉林大学，2021.

刺激 / 阻滞疗法中星状神经节阻滞的适应证就一定会有强烈的感受：星状神经节阻滞治疗的病症几乎涵盖了整个针灸适应证。

而且星状神经节阻滞的作用特点也与针灸相同——有明显的双向调节特征。

对于星状神经节阻滞治病的作用机制，不论再研究多少年，深入到什么层次，也不大可能离开交感神经的调节机制。

与之形成鲜明对照的是，作为人体最大的副交感神经节，蝶腭神经节阻滞的治疗范围就非常局限，主要应用于鼻炎的治疗。虽然有的医家的临床应用范围有所扩大，但所拓展的也很有限，与星状神经节根本无法比。

如果星状神经节阻滞所治疗的病症与针灸的适应证高度重合是确切的事实，那么针灸调和气血的作用主要通过交感神经的调节实现也就在不言而喻中。

如果说，自主神经系统、弥散神经内分泌系统（DES）和固有内分泌系统，三个系统的相互作用，构成了控制内环境稳定的精确机制，那么交感神经应当在这个调节机制中发挥了枢纽作用。

通过以上从不同角度的多重论证，检验了本篇关于古典针灸学"气血本质"结论可靠性。

那么，经过这样一番"气血"概念的重构，能给古典针灸学带来什么样的改变？进而对现代医学带来哪些启示？

虽然用现代医学阐释气血的概念，本身就是一件很有意义的工作，但如果不能同时超越古典针灸和现代医学，不能带给双方启示，发现双方的理论盲区，那么学科底层概念重构的理论创新意义和价值就不能充分体现出来。

相关的论述将集中在第 2 篇"规律与原理——导航"、第 4 篇"循理以解惑——试驾"和第 5 篇"承接与连通——超越"展开，并给出更多的典型实例。

结语　探照盲区

过去的几十年间，针灸界先后开展了经络的本（实）质、俞穴的本质（态）、针刺镇痛、针灸作用机制等重大项目的研究，也取得了一些成果。但针灸人必须保持这样一种自觉，古典针灸学大厦是建立在气血这块基石之上的，只有正确、完整地揭示出气血的本质，上述这些问题才能找到正确的路径而迎刃而解。

针灸学能走多远、登多高，取决于对血气本质揭示的深度。

要澄清古典针灸学中相对模糊的气血概念，需要找到一个清晰的参照系，现代医学无疑是不二之选。

而现代医学要发现现有理论框架的漏洞，也需要跳出现有的框架，找到一个新的或更宽的视角，古典针灸学是可以借鉴的优先路径。

结语 8. 认识到盲区和误区是进步的开始，对西医和中医都是如此。针灸学最大的存在价值在于成为现代主流医学发现其盲区的一面"镜子"，而不是成为它的"影子"。

结语 9. 创新始于正确提"问"，最具普适意义的问题将会带来最大的创新。

结语 10. 最根本的问题在于逻辑起点的重审，最大的创新来自对学科底层概念的重构。解决这个根本问题，现代主流医学与古典针灸学有必要相互转换视角，相互启发。这一问题的圆满解决不仅可引导现代医学的正确发展方向，而且可凸显出现代医学与针灸学天然、自然的联系，阻隔中西医无形的墙也将随之消解。

结语 11. 对于现代主流医学而言，最有意义的创新在于发现细胞学说、神经元学说的漏洞，重整理论框架，为"生物 - 心理 - 社会医学模式"的落地提供理论支撑。

结语 12. 古典针灸学的"气血"概念相当于现代医学的机体内环境及

其调控系统。

  结语 13. "气血"概念重构是"新古典针灸学"整个一盘棋局中的关乎全局的一着棋，这一手棋的意义要等到终盘时才能看得清楚。详见第 2、第 4、第 5 篇。

第2篇 （080～157）

规律与原理——导航

    越是复杂的研究对象，越需要简单的原理或规律的指引。人在宇宙中，但比宇宙更复杂，所以理解人更需要找到简单、普适度高的原理或规律。

    关于规律，给我带来最大的震撼、留下最深印象的是化学中的元素周期律，我一直在想：在生命科学中能否找到与此类似的贯穿学科始终、指引发展方向的根本规律？

    人属生物之一，生物属万物之一，涉及针灸学和整个医学的规律可分为四层：

    第一类，适用于地球万物的普遍规律；

    第二类，适用于生物的生物学规律；

    第三类，适用于人体生命活动的医学规律；

    第四类，适用于中医、针灸学的专科规律。

    本篇特别注重对普适度居中的第二、第三类规律的发掘与证明，对于第一类最基本的、可以作为其他规律基础的规律，则力求从不同的角度举证，说明白，讲清楚。

本篇纲目

第 1 节　第一性原理

第一性原理，最早由著名古希腊哲学家亚里士多德提出，即在每一个系统的探索中，都存在着第一性原理，它是一个最基本的假设或命题，不能被省略或删除，也不能被违反。

所谓"第一性原理"，又称作"公设""公理"。

虽然亚里士多德认为，公理是一切科学所公有的真理，而公设则只是为某一门科学接受的第一性原理。但后世在应用这两个概念时多不加区别。

两千多年前欧几里得几何由 5 条公理推导而来；300 多年前牛顿构建的经典力学体系建立在 3 条公理——力学三大定律基础之上。

千百年来，人类关注的两个最根本的问题，第一个就是宇宙万物之间的统一性，即万物的第一性原理是什么？另一个是所有生物间的统一性，即生物的第一性原理是什么？

这两个根本问题简单地说，即我们居住的世界是怎样形成的？我们是从哪里来的？

生物与非生物的统一性在于都是由原子构成的，差异性在于生物形成了细胞，故**万物的运动受原子学说支配，而其中包括人在内的生物还同时受细胞学说支配**。

第一个问题普适度更高，也是东西方哲学家、思想家很早就提出和思考的根本问题。

第二个问题则在十九世纪上半叶，由生物学家明确提出和回答的。

今天回看 100 多年来物理学和生物学对各自第一性原理的探索与发现历程，有一个非常有意思且颇值得科学史研究者认真思考的现象：

物理学大家大多自觉关注生命现象背后的原理，并取得许多重大成果，据统计，自 1961—1979 年间，就有 6 位物理学家获得诺贝尔生理学或医学奖[1]，其中人们最熟悉是 1962 年因提出 DNA 分子的双螺旋结构模型获诺贝尔生理学或医学奖的克里克，此项研究成果开创了分子生物学。而在此之前，奥地利物理学家、量子力学奠基人之一薛定谔写出了具有划时代意义的生物学名著《生命是什么》，引导许多青年物理学家关注生命科学中的重大问题，用物理学、化学方法去研究生命的本性。克里克即深受此书的影响。

相反，生物学家或医学家则很少关注物理学根本问题探索的思路和最新成果，生物第一性原理"细胞是一切生物的基本结构功能单元"自 1839 年细胞学说提出之后的 180 多年间，没有反思，没有再探索，甚至连自觉反思的意识也很少。似乎生物学、生理学可以不遵循物理学的基本原理，生物的第一性原理可以超越万物的第一性原理。

为什么一百多年来生物学探索的历程与物理学大异其趣？

今天被称为"物理学"的学科以前称作"自然哲学"——牛顿开创物理学经典力学体系的经典名作曰《自然哲学的数学原理》，物理学与哲学关系之紧密由此可见一斑。

物理学家天生地是在某个方向具有专长的哲学家，特别是那些顶尖的物理学家大多也是深邃的思想大师，他们自觉地由物理学实验转向哲学思考，推动了科学哲学的发展。

这个优良传统，使得物理学家在探索宇宙万物的本原时，能够认识到"相反即互补"的规律是探索宇宙万物基本结构单元的根本规律，即构成万物的任何一种基本粒子都是对立统一体，双方互相依存，互相联结，相反而立。

在这个哲学思想的引领下，物理学家在微观世界中不断探索，不断提出新学说，将实验发现的一个个物质"碎片"渐渐拼合成相对完整且统一

---

[1] 眭平. 获得诺贝尔生理学及医学奖的物理学家们——跨出学科界线的物理学家研究之一 [J]. 物理通报.2009（2）：52-54.

的物质世界。而这个发现过程和成果又一次次影响和刷新着人们的世界观，影响所及远远超出了物理学的边界。

生物学，特别是系统生物学的未来发展要不迷失方向，应当关注万物第一性原理的探索思路和最新成果，形成能够支撑学科发展的认识论和哲学基础；**医学要构建出统一的理论框架，也应当借鉴物理学的研究思路——从底层沟通。**

从万物第一性原理出发探索宇宙奥秘，不断整合出统一的万物原理体系；从生物第一性原理出发，可以推导出人体生命结构和生命活动的完整规律体系，构建出一个统一的医学理论架构。

前提是确立的"第一性原理"正确和完整！

一、万物第一性原理

当人类的思维发展到一定程度时就会开始思考这些问题：构成宇宙万物的东西究竟是什么？用哲学的语言来说，即宇宙的本原是什么？或万物的基本单元是什么？

生物是万物之一，只有将其置于宇宙万物之中考察才能看得更清、更准。

可惜在细胞学说诞生之际，物理学对于微观世界的认识还很粗浅，不能给细胞学说提供方向指引和方法借鉴。

080 相反一体，相异互补，是万物存在和运化的普遍规律。

世界是物质的，物质是运动的，相异物质间的相互作用决定着物质的运动。

物质最普遍的相互作用的形式为"互补"，物质与物质运动的空间本身也构成一种互补关系。如用物理学的最新研究成果量子场论表述，场与实物体现了物质结构连续性与间断性的辩证统一。

凡言"互补"必指不同事物（物质）间的关系，同则无补。

互补的形式有两种：其一，相反相成；其二，相辅相成。故本条规律表述为"相反一体，相异互补"，意即相异、相反者互补一体。**可简称为"相反互补律"。**

最早且完整揭示这一规律的是中国古代的"阴阳学说"，即万物皆相反而立（"**万物负阴而抱阳**"），相异互补（"**和实生物，同则不继**"）；万物皆向极而动，转化为自身的对立物（"**反者，道之动**"），相反互补的双方通过相互作用的运动达到和谐 ["**（阴阳）冲气以为和**"]。

所谓"和"（平衡）应满足以下三个条件：其一，相反或相异，而非同一；其二，相济相成，即互相维持，而不相否定；其三，通过对应互补的相互作用，达到和谐统一而有序，而非此存彼亡。

中国古代道家的代表人物老子比较系统地揭示出事物的存在是相互依存，而不是孤立的。如美丑、难易、长短、高下、前后、有无、损益、刚柔、强弱、祸福、荣辱、智愚、巧拙、大小、生死、胜败、攻守、进退、静躁、轻重，等等，都是对立的统一，一方不存在，对方也就不存在。所谓"有无相生，难易相成，长短相形，高下相倾，音声相和，前后相随"。

中国当代哲学的代表人物熊十力，同样将"相反相成"的哲学思想看成是宇宙万物发展的最根本、最普遍的法则，他说，对于宇宙万物，"我们须于万变不穷之中，寻出他最根本的最普遍的法则。这种法则是什么呢？我们以为就是相反相成的一大法则"[1]。

对于这一万物根本规律，**如用一个简单的图形表达**，即太极图。太极阴阳图被看作是对老子"万物负阴而抱阳"最形象的解释，太极是天地万物的根源，太极分为阴阳二气，阴阳化合而生万物。

如用现代物理学的语言表达，即"所有的事物甚至我们自己，都由极

---

[1] 熊十力. 新唯识论 [M]. 上海：上海人民出版社，2011：167.

精细的和彼此强烈作用着的正、负微粒所组成"[1]。

如用物理学家玻尔的"相反即互补"的原理表达，即存在的相反形式终究会统一成为一个整体。玻尔在自己的家徽中设计所采用的话是拉丁文箴言："相反者相成也"，也可译作"互斥即互补"；所采用的中心图案是中国的太极图，正好体现互补辩证法的核心思想"相反相成"。

如用一个熟悉的实例表达，即光学和美术的"三原色"和"互补色"。万紫千红的缤纷世界都是三原色不同的配比构成的；而在色环中存在着两两互补的互补色。

对此条万物根本规律最生动、最深刻的诠释则见于离我们最近的生物世界——观看整个生命从孕育、发育、形成、生存的全过程，你会看到一个个相反相成的精妙组合：

生命的构成，人有 200 多种细胞，可分为两种：实质细胞和基质细胞——一实一虚，相反互补为一体——任何一方皆不能离开相对的一方而独立存在；

生命的开始，个体的繁殖需要雌雄相合——一阴一阳，相反互补；

生命的发育，对生物而言，事之大者莫过于生死，而生死之于生物却是相反互补的整体。多细胞生物体的发育和维持不仅需要细胞增殖，也需要细胞凋亡；

生命的复制，DNA 分子由"阴阳"两个互补的长链彼此缠绕，形成双螺旋结构；

生命的延续，一系列的新陈代谢过程包括合成代谢（同化作用）和分解代谢（异化作用）。

生物存在的前提是基因池的多样性，生物演化的内在机制是基因的变异——真可谓"异则生""同则不继"。

---

[1] 费曼 . 费曼物理学讲义 · 第 1 卷 [M]. 本书翻译组，译 . 上海：上海科学技术出版社，
1983：13.

生物巧夺天工的结构和功能正是其内在一整套相反而立的结构交互作用的杰作。

人体精美的结构是通过细胞生长和凋亡两个相反而互补的路径共同完成的。

而控制结构发育的程序同样也是通过互补的结构共同完成的——蛋白质分子和 DNA 长链，前者的制造依赖于后者保存的信息，而后者也依赖前者完成自我复制和程序"开""关"的启动，即对于生命的生存和复制来说，二者是相辅相成缺一不可的。

对于多细胞生物而言，意味着生物体有内环境。有机体，特别是人体发展出了一整套复杂而严密的相反而立的调节系统，如神经系统的交感与副交感；兴奋与抑制；收缩与舒张；同化与异化；合成与分解；成骨细胞与破骨细胞；腺垂体、糖皮质激素，均能抑制免疫系统，而甲状腺素、生长激素，则有增强免疫功能的作用。

对于人体而言，差异之明显者，莫过于男女，所谓"阴阳者，血气之男女也"。男子性器官睾丸分泌有雌激素，女性的性器官卵巢分泌有雄激素，男女性器官的正常发育也需要雌雄两种激素及其受体的精准配合——岂非"阳中有阴""阴中有阳"！

可见，**关乎生物生死和发展的根本环节都是通过一系列相反相异的互补结构共同调控的**。真可谓"万物负阴而抱阳""人生有形，不离阴阳"。

在生态学中，生物与环境是对立的统一体；

在微生态学中，微生物与宿主是对立的统一体；

在优生学中，为使后代的基因呈现多样性，更好地适应环境的变化，两个生物个体的遗传物质就应该尽可能地不同。生物的有性繁殖、忌近亲繁殖正是为了加大差异的机会，更好适应环境，即是"同则不继"的有力写照。中国古人也很早认识了这一点。

由此可见，**"相反互补律"乃宇宙万物——生物和非生物共同遵循的规律**。

更多有力的证据和证明 ☞ 081；083.

这里还有必要对"相反互补律"与"对立统一律"的关系作简要的说明。

恩格斯说："辩证法根据我们过去的自然科学实验的结果，证明了：所有的两极对立，总是决定于相互对立的两极的相互作用；这两极的分离和对立，只存在于它们的相互依存和相互联系之中，反过来说，它们的相互联系，只存在于它们的相互分离之中，它们的相互依存，只存在于它们的相互对立之中"[1]。

在这一点上，"相反互补律"与"对立统一律"是统一的。

二者的本质差异在于唯物辩证法的**"对立统一律"的矛盾双方常常是"互否"的，强调针锋相对的斗争，而"相反互补律"的相反双方强调的是"互补"，即"相反一体""相异互补"**。相反者相互依存，两者不能分开，所谓"孤阳不生，独阴不长"。

如上所述，在人体生命系统中普遍存在着相异相反而互补的结构，它强调的不是矛盾双方互否斗争，而是为了一个共同的目的互补合作，和谐统一。

只有认识到这一点，才能正确理解"相反互补律"，才能理解自然生物与非生物的运行规律。例如，长期以来，对于交感神经系统和副交感神经系统，人们多理解为功能上相互对抗的两个系统，而更准确地说，这两个系统共同构成了一个完整的控制系统，就像汽车的油门和刹车的关系一样，互补合作以维持内脏功能和内环境的稳衡。甚至可见交感与副交感相互包含的实例，例如蝶腭神经节主体是一个副交感神经节，但其神经纤维中又包含了部分交感神经纤维。

"相反互补律"更适于解释物理和生理现象，是为"万物第一性原理"。

---

[1] 马克思，恩格斯.马克思恩格斯选集·第 3 卷 [M].中共中央马克思恩格斯列宁斯大林著作编译局，编译.北京：人民出版社，1995：494.

081 原子及原子间复杂的空间位置关系决定普通物质的性状和功能。

关于以此作为"万物第一性原理"，以及这一原理对人类文明所占的重要地位，20 世纪最杰出的物理学家之一，诺贝尔物理学奖获得者，理查德·费曼（Richard Phillips Feynman）在他的畅销书《费曼物理学讲义》的开篇指出：

"如果在某次大灾难中，所有的科学知识都将被毁灭，只有一句话能够传给下一代人，那么，怎样的说法能够以最少的词汇包含最多的信息呢？我相信那就是原子假说（或原子事实，或随便你叫它什么名字），即**万物都由原子构成，原子是一些小粒子，它们永不停息地四下运动，当它们分开一个小距离时彼此吸引，而被挤到一堆时则相互排斥**。只要稍微想一想，你就会看到，在这句话里包含关于这个世界的极大量的信息。"

足见这句话的分量之重。是的，原子学说不仅凝聚着 2500 多年古希腊哲人认识宇宙本原的智慧，也开创了现代化学、物理学和生物学的辉煌，堪当人类重建文明的火种。

为什么要在此条原理"原子"后加上"空间位置"，且将"万物"改作"普通物质"？非加不可吗？非改不可吗？

先说为何有必要将费曼原文中的"万物"改作"普通物质"。因为天文学家后来发现，宇宙中除了我们已知的普通物质外，还存在大量的"暗物质"，对它们的构成目前还知之甚少。

此外，以前我们已知的中子星自然也是万物之一，但它是由中子构成的，而不是由原子构成的。

地球上的光是由光子构成，也不是由原子构成。

是否还有类似的实例，以笔者很有限的物理和天文知识，难以尽知。

对于本条所说的"普通物质"，物理学家有一个专用术语——重子物质（baryonic matter），由质子、中子等重子构成。天文学家用"重子物质"这个专用名词来区分宇宙中的普通物质和暗物质，我们在地球上能看到的大多数物质都是重子物质。

至于为何需要在"原子"之后加上"空间位置"的表述，先看下面具体的实例：

在将原子作为构成万物的基本结构单元之后，物理学家又思考这样一些问题：物体的宏观性质是怎样由一系列微观原子的排列形成的？如果一张桌子就是由一些碳、氧、氢分子松散排列而形成的，那么桌子之所以坚固的根源是什么呢？什么是液体？什么是固体？什么是晶体、气体？什么是燃烧的火焰？它们的形状和其他具体的特性，是怎样由一团松散的原子体现出来的呢？要对这些问题给出科学的回答，就需要对物质的构成作进一步的分析。

熟悉化学的人都知道，石墨与金刚石（天然钻石的原石）都是由碳原子构成，都是碳元素的单质，但二者的理化性质和价值有天壤之别，金刚石是目前已知最硬的物质，而石墨却是最软的物质之一。

二者形态和性质的巨大差异只不过是因为两者的碳原子的空间排列结构不同而已。

此外，在化学上同一组原子产生一个本质上不同的构型，形成"同素异构体"，例如因官能团在碳链或碳环上的位置不同而产生的异构体称为"位置异构体"；又如分子中原子或原子团互相连接次序相同，但空间排列不同而引起的异构体为"立体异构体"等。

同一种物质常见的三种形态"固体""液体""气体"也是由原子不同的空间位置决定的。

可见，世界万物不仅仅是由一堆相互碰撞的原子构成的，它也是由一系列原子与空间相互关联的网络，也就是说**万物的千姿百态不仅取决于原子本身，还取决于其空间分布的排列方式**，特别是晶体，原子的空间构型显得更重要。

原子与空间这种不可分割的关系，在描述微观世界的量子论用"粒子-场"的概念来表达，即粒子和场是一个相互依存的对立统一体，当提及粒子时，一定是依场而立的粒子；当说到场的时候，也一定是有粒子的场。

爱因斯坦（Albert Einstein，1879—1955）在《物理学的进化》中也指出："我们有两种实在，实物和场。毫无疑问，我们现在不能像 19 世纪初期的物理学家那样，设想把整个物理学建筑在实物的概念之上。我们不能想象有一个明确的界面把场和实物截然分开"。

关于本条原理有 3 个问题需要进一步说明：

第一，当代物理学家们已经知道原子是由更加微小的粒子质子、中子和电子组成的，而中子和质子又是由夸克构成，但科学界仍认可原子是组成自然界万物的基本单元，为什么？

对这一问题，未能查及明确的权威解释，且以笔者非常有限的知识给出以下的解说：

其一，从概念上分析，"基本单元"是指可以自然、稳定、单独存在的物质，而在物理学定义的微观世界中，基本粒子只是一个点，它必须与其他的点结构成一定的立体空间，才能单独存在，故不能称其为"基本单元"。

构成原子的电子、质子和中子有相对的稳定性，正是这一特性使它们成为普通物质的基本单元。人们相信电子是稳定的，而质子和中子束缚在原子中时其寿命至少是 10^{30} 年。故物理学家虽然发现多种其他的"基本粒子"，而仍以原子作为普通物质的基本单元。

其二，从物理化学分析，地球上的普通物质——生物和非生物，皆由100 多种元素构成，而**原子是构成元素的最小单位，也就是说一种物质分割到原子以下，其固有的理化性质就不复存在了。**

如果你把一根铁丝不断地分割，分到最后，你就能得到一个个的铁原子。如果再往下分，它就不再是铁了。

可见，如果用原子以下的粒子作为宇宙万物的基本结构单元，虽然能说明万物之间的同一性，却丧失了万物千姿百态的差异性。

第二，现代原子论、粒子 - 场论与古希腊"原子 - 空间论"有何关联与区别？

原子论，最早是由古希腊哲学家德谟克利特（约公元前 460—公元前 370）继承其老师留基伯的思想提出来的。他认为原子作为物质最小的、不可分割的单元，尽管所有事物形态各异，但它们都是由这些同质的原子按照不同的排列方式组合而成的。

"一切事物的本原是原子和虚空。"这是德谟克利特对其原子虚空论的精辟概括，他把"虚空"和原子并列，共同作为宇宙万物的基本单元，是一个大胆而新颖的思想。引入"虚空"的概念，一方面将空间和物质区分开来，另一方面，又在一定的程度上揭示了空间和物质运动不可分割的必然联系，是对万物第一性原理的天才猜想。这个猜想真还想到了宇宙本原的最要紧之处。

遗憾的是，德谟克利特之前和之后，几乎各派哲学都否认"虚空"的存在。没有虚空，就等于否认了离散的颗粒，因为不存在分隔它们的空间，使它们无法独立存在。

大错就此铸成，原子论和虚空概念被丢弃，埋没了整整 2000 年。直到近代自然科学复兴后，德谟克利特的思想才重新回到人们的视野当中。

著名科学史学家丹皮尔说过，德谟克利特的原子论比他之前或之后的任何学说都更接近于现代科学的观点。

在今天看来，德谟克利特的原子 - 空间论与现代物理学，特别是与描述微观世界的量子理论"粒子 - 场论"很接近。二者的差异在于：其一，现代物理学中的原子是可以继续分割的，最新的研究结果表明：各种原子都仅由三种粒子构成：电子、质子和中子，质子和中子又由更小的实体——夸克组成，而古代"原子论"中的原子却是不可分割的最后单元；其二，现代物理学最新的研究成果表明，原子只是普通物质，即"重子物质"的基本单元，而古代原子论则以原子为宇宙万物的基本单元——那时还根本不知什么是"暗物质"。

第三，现代物理学关于物质微观结构最新认识的哲学意义

现代天文学对于宇宙的观察表明：空间构成了整个宇宙的绝大部分。

现代物理学对于原子内部结构的研究表明：**原子内部绝大部分为虚空，空间被电磁场充满。**如果把原子比作一个足球场，那原子核就是球场中央的一处针尖大小的地方。

作为生命基本单元的细胞也同样如此，**细胞的内部大部分为空间，这些空间由水充填，**每个细胞内都充满着水，而且外面都被一层水膜完全包裹，看起来像是一个小水泡，而这个小水泡又徜徉在不断流动的液体中。细胞内外基质占据了很大空间。不同功能的细胞需要不同的微环境才能发挥正常的功能，包括变异的细胞，如癌细胞，同样也需要适宜的微环境才能繁殖生长。

从这个意义上说，中国古代阴阳学说"阴阳相生，虚实相成"的观念，以及古希腊哲学家万物构成的"原子-虚空说"仍闪烁着超前的智慧光芒。

万物莫不存在着阴阳对立统一的"结构"；万物之间也莫不存在着阴阳对立统一的"关系"。因此老子才说"万物负阴而抱阳"，古典针灸学也提出了"人身有形，不离阴阳"的命题。

阴与阳的对立统一，体现出万物结构及关系的统一性。

总之，没有虚空就没有实体，而缺少了实体，虚空也只剩下"空"而无所"用"。

空间是物质得以存在和功能体现的前提。

二、生物第一性原理

生物作为万物之一类，自当符合万物的基本规律，自然也是由原子构成的。为什么要专门再为生物另寻一条根本规律？

万物之中，生物与非生物的区别在于生物能够新陈代谢，有生长、复制、繁殖，当进入细胞以下的结构时，就不再有以上生命特征，故**细胞是生物体表现为生命特征的最小结构**。

生物的运作直接受生物第一性原理支配，而生物学原理又遵循自然万物的基本原理，也就是说，既服从细胞学说，又符合原子学说。

082 生物与环境是相反而立又相互依存的统一体，且以环境为主动一方。

此为 080 条"万物第一性原理"在生物界的具体体现。

此条是从生物进化论和生态学角度阐发的生物第一性原理。

用进化论的自然选择法则表达，即"物竞天择，适者生存"。

用生态学的语言表达，即"人类是生态发展的产物，在生命和生命之间，生命与周围环境之间存在着相互影响、相互作用、相互制约的关系，它们通过物质、信息、能量的交换构成一个和谐的生态存在状态"。

既然万物遵循"相反相成"规律，那么作为万物之一的生物也应当遵循这一规律。如果生物体作为相反而立的一方，一定存在着与之互补的另一方，即环境。

中国古人提出的"天人合一""天人相应"的命题也指出在"天"（自然）"人"关系中，以自然环境为统一体中的主体。这是万物第一性原理和生物第一性原理二者关系至简而深刻的表达。

在给定的环境下生存是生物所有生命过程和活动的终极目的。

从根本上说，生命就是生物体自身与环境的有机统一体。没有相应的环境予以支持，一切生物皆无法生存。只要细胞在进行代谢活动，就必须同环境间不断地进行物质交换，以保持细胞内微环境的相对稳定。

在生物学中，对于生物第一性原理的理解，以微生态学最为到位。

微生态学认为**一切生物都是环境的对立统一体**。没有脱离环境的生物，也没有脱离生物的环境。环境既然是与宿主的统一体，因此宿主的一切表现包括其正常微生物群的表现，都不可能脱离环境而独立存在。

人，作为生物中的一类，自然要遵循生物学的基本规律。但与其他生物不同的是，人可以在某种程度上创造人工环境，而不是完全被动地适应环境。

然而今天回过头来看，不论人类今天乃至未来创造出多少巧夺天工的人工环境，终究代替不了自然环境；不论人类发现多少神奇的药物和先进的技术，终究代替不了人经过亿万年进化而来的维持机体内环境稳定的"自然力"（the natural force of the human body）。

在现代科学创造出一个个人工环境，取得辉煌成就的今天，人们要求"回归自然""呵护自然力"的呼声却越来越高；对"生物 - 社会 - 心理 - 自然"医学模式的追求也更加自觉。

083 细胞及细胞外基质是多细胞生物基本结构功能单元。

此条是从生物学角度归纳的生物第一性原理。

首先，要**特别介绍"细胞外基质"概念的演变**。

笔者手头所有的《格氏解剖学》（38～42 版），皆以"细胞间质""细胞外基质"为相同的概念，且以后者为标准术语。

而国内早期的细胞与胚胎学教材中"细胞间质"与"细胞外基质"是两个不同的概念，细胞间质＝纤维＋基质＋组织液，自第 5 版《组织学与胚胎学》教材（人民卫生出版社，2001 年版）开始用"细胞外基质"取代了"细胞间质"，即"细胞外基质"包括了无定形的基质、丝状的纤维和不断循环更新的组织液。

由于对这一重大改变的国内外学术背景未加说明，也没有将这一变动在学术界广而告之，至今许多医学专书和论文中在使用"细胞外基质"这一术语时，或用旧概念，或用新概念，对学术交流，特别是对初学者的学习造成了很大的困惑。

除特别强调外，**本书以新概念使用"细胞外基质"这一术语**，与国际上解剖学权威著作《格氏解剖学》相合。

另须说明的是，提到"细胞外基质"，人们常理解为动物细胞，植物有没有细胞外基质？

从生物进化的观点来看，动、植物细胞外基质具有相同的起源，一般细胞生物学和植物生物学的教科书多将植物细胞的细胞壁视为植物的细胞外基质[1]：

植物细胞壁与动物细胞外基质在成分上虽有不同，但二者的功能，特别是与细胞相互作用、相互依存的关系是相同的，因此至少可以说细胞壁是植物细胞外基质的主要组分。更准确的表述，用植物"质外体"对应于新概念的动物细胞外基质似更完整，笔者已查到明确主张这种观点的文献：

> 质外体是植物体中除共质体（symplast）之外的另一系统，它包括细胞壁与胞间隙，相当于动物的细胞外基质，具有多方面的重要生理功能。（《水稻生殖生物学》[2]）

细胞学说（Cell Theory）在生物学中的重要性就好比原子学说在化学和物理学中的重要性。

或许是原子的影响力更大，故生物学家、医学家也把细胞喻为"生物原子"。

细胞学说于 1839 年由德国动物学家施旺和植物学家施莱登两人共同提出，但由于技术和方法的限制，当时的细胞学说没能包含非常复杂的神经细胞。

1891 年，西班牙人圣地亚哥·拉蒙 - 卡哈尔提出了神经元学说，使得

---

[1] 沈振国，崔德才 . 细胞生物学 [M]. 北京：中国农业出版社，2003：111；周云龙 . 植物生物学 [M]. 2 版 . 北京：高等教育出版社，2004：34；白选杰 . 农业生物技术 [M]. 成都：西南交通大学出版社，2011：43.

[2] 杨弘远 . 水稻生殖生物学 [M]. 杭州：浙江大学出版社，2005：96.

细胞学说得以完整。

正如原子是普通物质的基本单元，细胞也一直被视为生物的基本单元。

用细胞学说原文的表达，即细胞是一切动、植物的基本结构功能单元。

用神经元学说的表述，即神经元（神经细胞）是神经系统的基本结构功能单元。

"细胞是一切生物的基本结构功能单元"，这是细胞学说的基石，也是整个生命科学的逻辑起点。对这一命题中的**两个关键词"生物"和"细胞"**，很有必要略加阐释。

首先，单细胞生物只有一个细胞，它的全部结构和功能——而不是"基本结构功能"，都由这一个细胞承载，所以**从逻辑上说细胞学说所说的"一切生物"只能指多细胞生物。**

其次是"细胞"，这一命题中的"细胞"是泛指所有细胞，还是特指某一类细胞？大多数人可能没有思考过这个问题，一时不知如何回答。

如果换一种问法：神经元学说所说"神经细胞是神经系统的基本结构功能单元"这一的命题中"细胞"是指什么？稍有神经解剖学知识的人会毫不犹豫回答：是特指"神经元"，尽管我们知道神经组织有数量 10 倍于神经元的神经胶质细胞，但从不将其称作"神经细胞"。

为了对这个对现代医学产生深刻影响的重要问题的意义有更深刻的领悟，我们再接着往下问：当你说"肝细胞"时，是指构成肝脏的各类细胞，还是特指某一类细胞？

解剖学、生理学教材所说的"肝细胞"是英文"hepatocytes"一词的翻译，特指肝实质细胞，即构成肝脏基本结构功能单元肝小叶的细胞；而表达肝脏各类细胞另有一词曰"1ivercells"，包括实质细胞和各类间质细胞。

这时，我们终于能领悟**现代主流医学不同语境下理解"细胞"的潜规**

则：当"细胞"前冠以组织、器官或系统名时，此"细胞"都是特指该组织、器官、系统的实质细胞，而不包括基质（间质）细胞。

现在回过头来看，**细胞学说"细胞是一切动、植物的基本结构功能单元"这一命题中的"细胞"也是特指实质细胞**。对此，作为细胞学说延伸部分的"神经元学说"已经给出了答案，而且 100 多年来人们对这一命题中的"细胞"也是心照不宣地如是理解和使用——只看重实质细胞，不关注基质细胞及其合成分泌的产物——细胞外基质。

这实际上是西方主流哲学背景和实验研究传统下的一种不自觉的流露。这一不自觉的潜意识引导了现代主流医学近一百多年来的重实质结构的研究方向和发展道路。

最后，要重点说明**为什么一定要在细胞学说关于生物基本结构功能单元中加上"细胞外基质"的组分**？

第一，旧说法与"万物第一性原理"及第一条"生物第一性原理"皆不相合。

基于第一性原理，细胞与细胞环境是不可分割的统一体。新陈代谢是生命的最基本特征，而细胞的新陈代谢不可能脱离开细胞外基质构成的微环境！

第二，旧说法没能体现出细胞学说发展过程的重要成果。

提到细胞学说，人们多只知它的创立者施来登和施旺，却不知是法国生理学家贝纳德创立的"内环境平衡"理论使得细胞学说在临床实践中得到实际应用，也正因此现代医学才能在细胞学说的基石上建立。遗憾的是，现代医学在一百多年的发展过程中，眼中只看到细胞，而忽略了贝纳德强调的细胞内环境。

第三，旧说法与现代医学现有理论框架的逻辑不合。

基于现代医学框架，人体是由细胞、组织、器官、系统构成，如以细胞作为人体的基本结构功能单元，则组织应由细胞构成，然而关于"组织"的定义，现行组织学与胚胎学教材高度一致——由细胞（群）和细胞外基质共同构成。《格氏解剖学》更明确指出，细胞外基质不仅是结缔组织的重要组成部分，还决定了它的许多特性（In connective tissues, the cells are embedded in an extracellular matrix, which, typically, forms a substantial and important component of the tissue……Many of the special properties of connective tissues are determined by the composition of the matrix）。

其实，细胞要形成细胞群，本身就须依赖于细胞外基质，甚至单细胞生物要形成群落同样也依赖于细胞外基质[1]，要构成组织更离不开细胞外基质。

也就是说，**细胞不能单独构成组织，也更不可能构成器官和系统，仅此一点已足以证明细胞本身无法担当"生物基本结构功能单元"的角色。**

第四，旧说法与已知和新发现的事实皆不符。

细胞不能独立存在。细胞核骨架、细胞质骨架、细胞膜骨架和细胞外基质构成了一体化的网架体系，不可分割。即**细胞的存在需要一个支持系统和一个建构骨架。**

对于**包括人在内的哺乳动物而言，大多情况下，细胞外基质对于细胞执行特定的功能都是必需的：**

从细胞层面看，神经元是传导兴奋信息，肌细胞是接受神经信息产生收缩运动，没有细胞外基质构成的内膜、束膜、外膜，根本无法完成其基本功能；血细胞的主要功能是运送氧气，没有细胞外基质血浆也无法实现。大多数细胞的存活只有锚定于细胞外基质才能存活，大多数细胞只有铺展在细胞外基质上才能增殖。也就是说，**没有细胞外基质的调控和实质性参与，大多数细胞无法完成其基本功能。**

从组织层面看，人体四大组织之一的结缔组织的构成更是以细胞外基质为主体。血浆是血液的细胞外基质，是血细胞和血管内皮细胞的微环

---

[1] 左伋. 医学细胞生物学 [M]. 上海：复旦大学出版社，2016：95.

境。**血液中的细胞外基质血浆也占有大部分构成——50%～60%。血液的通道——血管也主要由细胞外基质构成。**

从胚胎发育的层面看，基质分子将发育的指令从一个细胞间传递到另一个细胞，形成一个远距离的空间和时间的通讯机制，控制着细胞迁移路线的位置，并"决定"细胞是迁移还是开始分化。

越来越多的研究显示："细胞外基质与其微环境的组成和相互作用，在生命的发生和发展过程中至关重要。可以说**没有细胞外基质就没有生命的发生和存在**"[1]

动物细胞与细胞外基质的关系犹如植物细胞与细胞壁（或质外体）的关系，是相互作用、相辅相成、不可分割的统一体。

细胞学说之于生物学和医学犹如原子学说之于物理学和化学；细胞与细胞外基质的关系也如原子与场的关系，符合相反者相成、虚实相生的万物第一性原理和生物第一性原理。

物理学家经过数十年的探索，终于越来越清楚地认识了"场"的重要意义，而令人遗憾的是，生物学家和医学家经过一百多年的研究，至今仍未充分认识到细胞外基质对于细胞和人的重大意义。

综上所述，**不论是从历史与逻辑层面，还是从医学发展的层面考量，关于生物基本结构功能单元的准确、完整的表述都应作："细胞及细胞外基质是多细胞生物基本结构功能单元"。**

第 2 节　人体构造规律

物理学揭示了宇宙万物的规律；进化论揭示了自然界生物生存演化的规律，而人作为自然界中的一分子和生物的一类，无疑也遵循自然和生物

---

[1] 张宏权.细胞外基质与微环境专栏——序言 [J].生理学报，2021，73（2）：149-150.

的基本规律。

描述微观世界的量子物理学认识到宇宙间的物质有两种不同形式：粒子和场。

那么，作为万物和生物之一，人体结构有几？

人体结构可分为膜结构与非膜结构，或实质结构与空间结构。

根据万物及生物第一性原理，二者的关系应当是一体两面相互对立又相互依存！

深受细胞学说的影响，使得现代主流医学选择了细胞而不是其赖以生存并发挥功能的空间结构——微环境；相反，古典针灸学基于"气血行虚空"的理论，则更多关注了空间结构。

如果以细胞比作人，那么细胞生存的环境就应该是天。尽管细胞外间隙占据着人体相当大的容积空间，但由于人们认识的局限性，在现代医学的教科书中很少有介绍。

被现代医学长期忽略的细胞外世界——细胞外基质、细胞膜、细胞骨架的重要性正被越来越多的人认识，由此可判断：在不远的将来，人体筋膜的重要性也将会被同样关注；古典针灸学有关人体空间结构的认识及其临床应用的经验将得到更多、更深刻的理解和关注。

本节所述规律分为四类："基本结构功能单元""人体 - 环境相关律""实体 - 空间一体律""实体 - 实体关联律"，按普适度由高而低排列，每一类中的各条规律也依此例排序。

普适度最高的第一类中的 3 条规律实从上节万物和生物第一性原理延伸而来，不仅适用于人体生命，也适用于其他动物。

一、基本结构功能单元

作为细胞学说的延伸，神经元学说在确定基本结构功能单元的问题上比细胞学说更直白，直接以神经细胞中的实质细胞"神经元"作为神经组织的基本结构功能单元。然而近 20 年来越来越多的实验表明，神经元与神经胶质是不可分割的统一体，缺少了神经胶质，神经元不仅结构不完整，而且也无法完成其传导兴奋的基本功能。

近些年生命科学的热点——干细胞的研究也发现，干细胞与其微环境"巢"（niche）是不可分割的结构功能统一体，即干细胞离开了它的"巢"，无法完成其基本功能。

或许是因为细胞学说、神经元学说的影响实在太大、太久，现代医学在短时间内还难以从整体上对其最根本的问题——基本结构功能单元进行自觉而深刻的反思。

本节从一般细胞及神经元、干细胞等不同类型细胞的角度，阐述一个现代医学已经触及而尚未明确提出的一个论点——**细胞及其微环境是相互依存不可分割的统一体，共同构成人体基本结构功能单元**，为"生物第一性原理"提供进一步的证据和证明。

084 细胞及细胞外基质是人体基本结构功能单元。

细胞学说认为：细胞是一切动物、植物结构的基本单元。

应用于大脑的细胞学说——神经元学说指出，神经细胞，或曰神经元，是大脑的基本构件和信号传导单元。

细胞学说的提出，明确了整个生物科学发展的方向，持续影响着生命科学和医学实践的研究轨迹，是一个划时代的贡献，它也影响了现代医学对神经功能的认识。

但在今天，影响了现代医学一百多年的细胞学说恐怕要换一种新的表达：

"对人体形态起重要作用的不是细胞，而是一直被忽略的细胞外基质"。

"对人体功能调节起重要作用的也不是细胞，而是细胞外的内环境"。

支撑以上两个判断的主要是近些年越来越多的实验数据，是现代主流医学在慢病及重症诊疗实践中越来越注重机体内环境的发展趋势。

在被忽略了一百多年的今天，细胞外基质的研究正在成为生物学和医学界一个新的热点[1]。

085 干细胞及其微环境"巢"共同组成造血器官的基本结构功能单元。

近年来，干细胞生物学领域的研究进展为认识细胞的属性提供了不少新见解，加深了我们对细胞本质的理解。

干细胞位于干细胞巢（niche）内，干细胞巢由干细胞周围的微环境构成，一般包括干细胞的相邻细胞、黏附分子及细胞外基质等成分组成。

干细胞必须在巢中才能增殖，才能保持自我更新的功能。

造血干细胞（hematopoietic stem cell，HSC）是发现最早、在临床被广泛应用并一直起着范式作用的一类重要的成体组织干细胞。

按照细胞学说的观点"细胞是一切生物的基本结构功能单元"，则造血器官的基本结构功能单元应当是造血干细胞。

然而新近的研究表明：**在任何一个造血部位，造血干细胞和它所处的微环境两方面组成一个造血功能单元**（functional unit），双方都受到严格调控，任何一方出现问题，就会形成再生不良（如再生障碍性贫血）或异常增生（如形成白血病）[2]。

研究还表明：神经干细胞的增殖分化等行为同样也依赖于其生长的微环境，即神经干细胞微环境（niche）[3]。

[1] 张宏权.细胞外基质与微环境专栏——序言[J].生理学报，2021，73（2）：149-150.

[2] 陈国强.造血器官的基础和临床整合前沿研究[M].北京：中国协和医科大学出版社，2014：17.

[3] 王珊，李萍萍，王晓良，等.神经干细胞微环境在神经再生中的作用[J].药学学报，2018，53（5）：684-690.

086 神经 - 血管单元由神经元及其微环境要素构成。

有学者根据脑卒中患者治疗时细胞与细胞间的信号联系及细胞与基质相互作用所介导的全身组织反应，提出了"神经 - 血管单元（neurovascular unit，NVU）"的概念，并认为**调控胶质细胞来重塑 NVU 的结构和功能将是新世纪神经科学在临床应用的重要挑战和可能的突破口之一。**

"神经-血管单元"由神经元、微血管内皮细胞和星形胶质细胞构成。后二者是神经元微环境的构成要素。

神经组织是由神经细胞（nerve cell）和神经胶质细胞（neuroglial cell）组成，后者的数量是前者的 10 倍。

新近的实验研究显示，**没有神经胶质细胞对神经细胞的作用，神经细胞传导、传递和整合信息的功能便不可能实现。**

☞ 104.

二、人体 - 环境相关律

与人体生命相关的环境可分为外环境和内环境。外环境（external environment）即人体生活的外部环境；人体细胞沐浴在细胞外液之中，细胞外液即人体内环境（internal environment）。

此外，人体还有一个无形的复杂内环境，即意识活动的环境。

从系统与环境的关系看，细胞对应内环境，个体对应外环境，但归根结底生命现象发生在液态的内环境中。

在大量生理学实验基础之上，法国实验生理学家贝纳德（Bernard Claude）提出了"内环境恒定"学说，认为生命的进程只发生在液相的内环境中。他用一句名言高度概括总结了这一思想："内环境的恒定是自由和独立的生命赖以维持的条件"。

贝纳德这一思想引起了 20 世纪生理学家们的广泛共鸣。1932 年美国生理学者坎农（Walter Bradford Canon）以"内稳态"（homeostasis）的概念阐述内环境恒定的机制，并以丰富的实例证实了这一机制。

如今研究人与自然环境的相互关系有专门学科"生态学""环境生理学"；社会环境有"社会学"；心理环境有"心理学"；与人体生命活动关系最大的内环境研究尚未发展出专门的学科。

在现有的学科中，与机体内环境相关度最大的是古典针灸学，可以说**古典针灸学本质上是一门通过对人体内环境度量和调控以预防、治疗疾病的学科**。

本节重点论述人体与内环境的相互作用规律。

087 人体是由生物体与生命环境共成的统一体，是形神合一的整体，且人体构成中还包含了正常微生物群。

根据 082 命题，生物体不能脱离环境而生存。

人体生命是由实体结构和各类膜结构隔成的不同大小及形态的虚空环境及无形之意识提供的生命背景共同构成。后者构成"人体内环境"，它提供生物实体表现为生命特征的一切。

生命的奥秘归根结底在生命环境中，对于人体生命而言，内环境有着与生物体同等甚至更为重要的地位。

人的内环境是指人体内部的环境，包括生理和心理两方面。生理内环境是指细胞外液，即细胞生存的环境；心理环境是指一个人的心理状态。

心理健康与身体健康可相互影响，心理的不健康可伤害身体，甚至引起躯体疾病；反之，长期躯体疾病的折磨也可引发精神和心理上的障碍。

身心的交互影响，特别是心理因素对心脏疾病的影响越来越受到现代医学的重视，并形成了一门由心血管学与心理医学交叉整合的学科——"双心医学"（psycho-cardiology），专门研究心血管疾病与精神心理疾病的相关性，并据此开展治疗和管理心血管疾病，实现心身的全面和谐统一。

088 稳定的内环境是人体比其他生命体更能适应多变的外环境的基础。

作为生物进化的最高端，人除了生物属性外，还有社会属性和精神属性。而且即使作为生物学的人，还有一个微生态子系统。因此，**人的内环境比其他生物都复杂，至少包括三个子系统**：细胞的内环境——细胞外液；微生态环境——正常微生物群；心理环境——心理状态。三者交互，任一失调即可引起整体内环境的异常而导致疾病。相反，即使有致病因子侵入，如果三个环境都处于稳衡状态则不病。

内环境包括两类，即由膜结构构建的空间、通道及运行其间的液体——细胞外液。血浆、组织液和淋巴液都是细胞外液，共同构成机体内细胞生活的直接环境。

细胞的一切生命过程和生命现象都与细胞外液息息相关：

（1）细胞外液为细胞的形成和存在提供了适宜的生存和发展条件；

（2）细胞外液为细胞的一切生命过程（包括生成、生长、分化、衰老、凋亡等）和生命现象（新陈代谢等）提供物质基础和功能保障；

（3）细胞外液与细胞之间的相互作用是互为因果、相互影响的双向作用关系。

19 世纪，法国生理学家贝纳德（Bernard Claude）发现，一切生命组织都有一个奇妙的共性，这就是它们的内环境在外界发生改变时能够保持稳定不变。贝纳德感觉到它对于说明有机体奇妙的整体性有着重大意义。他曾以哲学家的口吻写道：**"一切生命机制不管它们怎样变化，只有一个目的，即在内环境中保持生活条件的稳定"**。

089 不同部位和功能的细胞存在相对独立的微环境。

细胞外基质及其中的液体是所有细胞的内环境，而不同部位和功能的细胞周的基质细胞、基质及其中的液体不尽相同，这个特定细胞周的小环境曰"微环境"，例如：

> 血细胞所生活的液体环境是血浆；
>
> 毛细血管壁上皮细胞的内环境是血浆和组织液；
>
> 淋巴细胞的微环境为淋巴液。

细胞微环境的研究始于造血细胞，目前研究较深入的还有神经干细胞。干细胞的微环境还有专门的术语——"壁龛"或"巢"，是对英语"niche"的翻译。

病理状态下细胞微环境研究较多的则是癌细胞的微环境。

中国学者通过采用可探及脑深部组织细胞间隙和组织液引流的磁示踪新技术，发现除原先已知的血脑屏障外，在脑内还存在组织液引流的分区屏障，不同分区内脑细胞微环境结构特征不同，分区内组织液的引流途径也各不相同，从而可维系脑内不同分区的稳态[1]。

"微环境"也指人体的微生态环境，有关这方面的研究也越来越引起人们的重视。

090 人体存在功能强大的维持内环境动态平衡的系统。

早在 1932 年美国生理学者坎农就初步研究了人体维持内环境稳定的结构。目前国内的生物学和医学教科书以神经-体液-免疫调节网络为调节人体活动的系统，内环境自然也在这个总系统的控制之下。

相对而言，《格氏解剖学》对内环境稳态调节机制的论述有更强的针对性：

> 组织液和血浆是通过**自主神经系统**和内分泌系统的协同调节而稳定的，内分泌系统包括**弥散神经内分泌系统和固有内分泌系统**……上述调节系统之间在结构和功能上都有重叠，从自主神经系统，经中间

---

[1] 韩鸿宾. 脑组织液引流途径与脑内新分区系统的发现 [J]. 北京大学学报（医学版），2019，51（3）：397-401.

型的弥散神经内分泌系统，到固有内分泌系统，具有一个梯度……这三个系统相互作用，构成了控制内环境稳定的精确机制。（《格氏解剖学》第 38 版）

又知，血浆是内环境中最活跃的部分，并与其他细胞外液（组织液和淋巴等）相沟通，从而构成全身的体液联系，能较迅速反映内环境变动状况。

由此可推知，**在已知的机体调节内环境的所有结构中，调节血液成分和流动性的结构为主体**，即自主神经，特别是交感神经，以及血管自身的调节结构。

此外，人的精神状态对内环境也产生直接影响，目前对机体精神状态影响内环境的机制还不十分清楚，研究较多的是自主神经的调节机制。

091 人体各级内环境调控结构最终都作用到肌细胞，特别是微血管、淋巴管及内脏的平滑肌细胞。

不论是神经、内分泌，还是免疫调节，最终都要落脚到可运动细胞的调节。

肌细胞是可运动细胞，肌组织是人体躯体运动、消化道蠕动、心脏血管收缩及呼吸、泌尿、生殖器官等活动的动力来源。

骨骼肌是躯体运动的主体，对血液回流有促进作用，故有人体第二心脏之称。

从分布的广泛性来看，则以平滑肌为最，人体所有系统都有平滑肌，特别是内脏的壁，包括胃肠道、呼吸、泌尿和生殖管道，以及血管的中膜等。

从对血液循环影响最大、最直接及调节内环境作用的决定性上看，则以血管平滑肌为最，在毛细血管中，平滑肌细胞被周细胞取代。周细胞，又称"血管外膜细胞"。

有实验研究显示，周细胞有一定收缩性，对血管活性信号有反应，并可影响毛细血管直径，也可调节血流量[1]。

血管的通畅及血液与机体当下需求相适应的动态分布是维持或恢复内环境稳衡的根本。

血管不仅是效应器，也是感受器和调节器，能感受化学和物理的刺激，并有分泌功能，能合成、分泌血管活性物质。

微血管反应和神经元的反应一样迅速，包括内皮细胞激活及快速变化、微血管中基质结构的改变和星形胶质细胞的黏附受体的表达。

092 内环境稳衡机体健康，失衡则病，破坏则亡。

维护机体内环境的动态平衡是健康的根本，恢复内环境的稳衡是治疗疾病的根本。

法国大生理学家贝纳德（Bernard Claude）认为身体内所有的活命机制，尽管种类不同，功能各异，但只有一个目的，那就是内环境保持恒定。首先主张，在确立和保持机体稳定状态的一个最为重要的因素就是内环境。

从古典针灸学视角看，气血调和则治，失和则病，耗竭则亡。

从微生态学视角看，微生物致病的本质在于微生态失调。

从细胞学说的视角看，疾病的本质在于内环境的失衡导致的细胞病变，即内环境稳态的破坏是导致人体疾病的根本原因。

从重症医学的视角看，重症血液净化是研究重症患者内环境及其变化规律的科学。很多重症的主要病因直接来自于内环境紊乱。

从现代医学疾病诊断看，以反映机体内环境状态的血液生化指标作为诊断疾病常用的检查。

---

[1] 杨帆.异氟烷麻醉对小鼠急性癫痫发作神经血管耦联机制的影响 [D].长春：吉林大学，2021；余颖，喻志源，谢敏杰，等.周细胞在神经血管单元中的作用 [J].神经损伤与功能重建，2014，9（1）：51-55.

现代医学虽然最晚在一百年前已经认识了这一点，却在大多时间内、大多场合下没能自觉遵循此规律。☞ 130.

093 物质对于人体的意义可因环境的改变而变。

对于同一物质因环境（或位置）改变对人体产生不同甚至相反的影响，古典针灸学对此有深刻的认识。

血气是营养全身的物质，但如果血气分布出现"血并于气""气并于血"的偏盛、偏虚，即属于"血气不和"而生百病。

自然界的风寒暑湿燥火顺四时而变对人体有利，如果不合四时变化规律则成为致病的"六淫"。

中药学中，附子、砒霜对正常人皆有大毒，而对寒证、血癌却有特效。

此外，细胞生物学发现，微环境的改变能使正常细胞变异为癌细胞。

微生态学发现，微生态环境的改变，可使正常菌群变为致病菌，造成众多疾病。

由于缺乏这种理念，现代医学在疾病的治疗中一方面出现抗生素的滥用，另一方面则是对某些含有多量重金属等对正常人体有害而对相关疾病有特效的中药的禁用。

094 空间和位置的改变影响机体的结构与功能乃至生死。

细胞依赖于微环境生存和繁殖，对环境的物理、化学变化非常敏感。细胞与环境必须保持动态的平衡，细胞才能生存和发挥其生理功能。

肠道菌群有特异性的定位，如果发生易位则正常的细菌可变成致病菌，而引起感染性疾病。

微环境持续、显著的变化会导致正常细胞的癌变。

慢性炎症之所以为百病之源，也在于它改变了细胞的微环境。

细胞正常的物理空间和力学环境主要由细胞骨架维持；在内脏则由隔

膜、系膜、包膜维系，其中对于维系内脏器官正常位置和空间特别重要的膜为横膈膜和肠系膜。

对此二膜的重要性，古典针灸学早有认识，以之为两个独立的重要脏器，被命名为"气海""下气海"。并以此二膜为界将体腔划分为上、中、下三个部分（与胸腔、腹腔、盆腔大致相当）曰"三焦"，为五脏六腑之府，是人体最大的腑。

古典针灸学发现，内脏筋膜的紧张度的变化可导致相关内脏位置的改变，影响内脏的功能：

> 三焦理纵，髑骬短而小，肝系缓，其胆不满而纵，肠胃挺，胁下空。（《黄帝针经》）

意即：三焦大膜（膈膜）松弛则体表可见胸骨剑突短小，体内肝的筋膜松弛，疏泄无力而胆汁不满而虚，肠胃下垂，胁下空虚。

在影像学检查广泛应用的今天，**经验丰富的西医对这句经文的解读可能比中医更丰富、更深刻**，从而更加惊叹中国古人在两千多年前完全没有影像学支持下的这些不可思议的发现。

基于现代医学已有的知识可知：

（1）膈肌的正常舒缩对肝脏有直接的挤压作用，能促进胆汁从肝内胆管排泄入胆总管；失去膈肌的挤压则肝失疏泄，致"胆不满而纵"。

（2）膈肌位置下降是导致胃下垂的主要原因。膈肌活动力降低，腹腔压力降低，腹肌收缩力减弱，胃膈韧带、胃肝韧带、胃脾韧带、胃结肠韧带过于松弛等，这些都可能导致膈肌位置下降，从而导致胃下垂，即"肠胃挺"。

至于膈肌与剑突之间的关系，在古典针灸学非常明确——剑突下正对膈肌的最佳调节点"膈之原"，而现代医学还没有相关的数据，有待今后检验。

构成空间的膜结构不仅是组织器官的组成部分，而且也是维持组织器官正常空间位置、发挥正常功能的结构。

空间的正常是机体能量传输、防御、排泄及调控通道正常的保障，膜的改变导致空间改变，空间改变导致实体功能障碍——疾病发生。因此疾病的根本原因在于空间环境而不在空间中的实体。

之所以古典针灸说"风寒为百病之始"，现代医学说"慢性炎症为百病之因"，正是因为风寒所致的炎症影响了躯体和内脏的正常空间——"分肉之间"（皮下浅筋膜）、"溪谷"（组织间隙）、"三焦"（内脏空间）的状态。

对于肠系膜的重要性，现代医学才刚开始有所认识，建议将其立为独立的器官。然而对更为重要的膈肌及其他内脏筋膜在维系脏腑正常结构与功能中的重要性还没有认识。

正是由于缺乏这样的认知，现代医学对许多疾病（特别是内脏疾病）的机制研究中，没有关注空间位置改变导致疾病的重要机制，更没能发现引起内脏位置改变的关键因素。☞ 103.

三、实体 - 空间一体律

本节所述规律实为上节"人体 - 环境相关律"的延伸。

根据"万物第一性原理"，人也是由原子构成的，这就意味着人体构成中的大部分是空间结构。

根据"生物第一性原理"及"基本结构功能单元"的规律，人体的结构功能单元都由实体和空间结构构成。而且维持生命的物质、信息、能量传输和控制系统正分布于构成空间的膜中。事实上，整个哺乳动物中都不存在没有脉管及各类膜所形成的封闭或开放的空间结构的脏器。

空间除了作为人体形态的重要组成部分之外，还是人体及其各个组成部分功能体现的场所。如果没有了空间，人体及其任何一个器官，任何一种组织，任何一个细胞或者是更细微的组成部分，都不可能发挥其正常的功能。

空间也是机体及其每一个组成部分相互联络沟通的纽带，是新陈代谢所需营养的运输通道，是新陈代谢废物排出体外的通道，如果没有了空间的参与，新陈代谢的每一个过程都不可能正常实现。

美国耶鲁大学医学院院长刘易斯（Lewis Thomas）在他那本广为流传的名著《细胞生命的礼赞：一个生物学观察者的手记》的最后一篇"世界上最大的膜"留下一句名言："在生物学上，从无序中理出秩序的，是膜"。

其实，在刘易斯之前，英国生物化学家彼得·米切尔就已经深刻揭示了膜对于生命的重要性。1957年在莫斯科的一次生命起源研讨会上，米切尔在演讲中这样说：

> 我无法脱离环境来思考生命……必须认为二者是同一连续体中旗鼓相当的两相，二者之间的动态联系由膜来维持；膜既隔开生命与环境，又让它们紧密连接。

可惜的是，在分子生物学主导的当代研究中，这两位哲人的思考和洞见没能引起人们的重视，甚至直到今天，膜对生命的重要性也没能被主流医学真正认识。

从根本上说，这是由于生物学对于生物第一性原理——生物基本结构功能单元的不完整概括所形成的认识盲区所决定的，**在这个理论框架下观察，你只能看到实质结构，看不到间质的膜，即使看到也只能视而不见。**

简言之，西方哲学是"有"的哲学，中国哲学是"无"的哲学。现代医学发现实质结构，古典针灸学发现了空间结构及功能。可以说，古典针灸学是建立在虚空结构之上的。针灸在调节空间环境上比药物更直接、更有效、更方便；而西医缺乏检测的手段，更缺少有效的调节方法，故长期以来对这一极为重要的生命空间没有进行有效的探索，成为一个观察上的盲区。

针灸人以极大的热情和智慧发现一个个虚空的意义并应用于针灸诊疗，构成了"血气"身体观的鲜明特征——较之于实体更重虚空，较之于结构更重关系。

实体与空间共同构成了有生命、有生机的机体。没有空间就没有实体，而缺少了实体，空间也只剩下"空"而无所"用"。

正如细胞表面及内部的膜（统称为生物膜）及其隔成的内外环境几乎参与了细胞的一切生命过程，由细胞构成的组织器官中，膜也扮演了十分重要的角色。

如今生物膜对于细胞的重要性已经被现代主流医学逐渐认识，然而在组织器官层面，膜的重要性还远没被认识到。

（一）微 - 宏通合律

考察人体不同层次结构的构造规律需要有整体观的视野，从这个视角观察，就会发现：构成人体的细胞、组织、器官的不同层次，在构造上表现出结构的统一性。

如果将视角扩大到包括人在内的哺乳动物，乃至于整个动物世界，我们还能发现不同物种之间构造上的统一性。

进化发育生物学的研究表明，**不同物种动物之间，那些由主控基因控制的基本结构具有统一的结构模式。**

只要你能仔细欣赏那些把千差万别的生物联系在一起的共同样式，你就会发现生命之美是怎样的一种惊心动魄！

095 人体构造设计图包含了其他生物特别是哺乳动物的遗传信息。

所有哺乳动物，细胞的类型基本都是同样的几百种，所有不同类型的细胞都包含制造任意一种类型细胞的设计信息，但只有适用于该组织的基因会被打开，这就是为什么不同的组织有着不同的形状和大小。

由此推测，人体构造设计图也包含了其他动物的遗传构造，但只有最终发育为人的基因被打开，其他与人体构造不相关的基因都被关闭。

如果借用人类基因测序工程将遗传信息比喻为"生命之书"，那么人体细胞携带的实际上是一座图书馆，而不只是针对人体的这一本书！

只不过在人体细胞携带的基因图书馆中只有与人体构造有关的这一本书是打开的，其他的书都是关闭的。

为更好理解这一点，再举一个容易理解的人体发育实例：

成年女性一般发育出一对乳房，但有 1%～5% 的女性会发育出两个以上的乳房，多出的乳房被称作"副乳腺"，即俗称"多乳症"。

以前对于人的副乳腺，都笼统归属于"返祖现象"，而没能更深刻思考背后的机制，一次次失去认识基因、理解生命运作的机遇。

如果从进化发育生物学的视角看，人类是由哺乳动物逐渐演变而成的，而哺乳动物一般都是多乳房的。无论何种哺乳动物的乳房，位置都在原始乳线上（从腋下至腹股沟），人类的副乳腺也同样发生在此线上。这提示：人体细胞携带的基因信息中有完整的哺乳动物多乳腺的基因信息，只不过除了上胸段乳腺外，其他位置的乳腺基因被关闭了。如果基因表达出错，则会发育出副乳腺。

有关本条规律，笔者所知主要证据如下：

（1）人类基因组测序发现：人类与黑猩猩的最大差异不超过 2%，人类基因中的大约 8% 的 DNA 序列与细菌、病毒相同。这只能导出一个结论——**人类的控制密码包含了动物和细菌病毒基因信息。**

（2）鲸的鳍和人的手在外观上是如此的不同，然而骨骼结构却相同，都由 5 根指骨构成，尽管鲸最终不发育出手指。

其实不只是鲸的鳍和人的手，连鸟的翅膀和蝙蝠的翼，在骨骼方面都有同源的样式。目前地球上所有的四肢动物都有 5 根手指或脚趾（在鸟类中有部分趾头退化）。

（3）人类基因组工程完成后发现：不到 2% 的基因是编码遗传基因（即编码制造人类的蛋白质），98% 以上的非编码基因作用不明。

2003 年，人类基因组测序完成。编码的遗传基因只有 2.1 万～2.3 万个，在全部约 30 亿个碱基对中所占的比例不足 2%。它们是制造人体的全部蓝图和组装手册，包括人体的各种蛋白到每一个生物组织、器官、五官、皮肤、外观等的制造和装配。而其余的 98% 以上的基因不参与编码，即不涉及人的制造。很多人感到相当失望，"垃圾基因"的说法一时流行。

为更深入认识生命，就在基因组工程完成的同一年，全世界 32 个研究机构联合进行的一项巨大工程——ENCODE，此是"DNA 元素百科全书工程"（Encyclopedia of DNA Elements）的简称，目标同样是人类基因组。

10 年后 2012 年 9 月 5 日，总计 30 篇论文同步发表于《自然》（Nature）、《科学》（Science）、《基因研究》（Genome Research）等杂志上。

30 篇同步发布的论文告诉人们，在占整个基因组碱基对的 98% 以上的非编码基因中，80% 以上具备生物化学活性，它们不是无用的垃圾，它们具备人类过去无法想象的功能。这 80% 的 DNA 中包括 400 多万个基因开关（gene switches），每个细胞都能通信联络。这 80% 的 DNA 中隐藏着许多理解人体、认识疾病的重要信息。

这是 ENCODE 第一次公布研发成果，并且是全球同步公告。

现在，科学家终于可以在更加扩大的非编码基因范围里寻找新的线索，而且如今他们的确也找到了更多以前无法完全理解的基因影响疾病的线索。

进化发育生物学的支持者提出，物种形态多样性的主要来源不是基因，而是打开和关闭基因的基因开关。这些开关是不编码蛋白质的 DNA 序列，通常长度为几百个碱基对。它们以前被认为是所谓的"垃圾基因"的一部分，但现在发现有基因调控的作用。

有如此多相同的基因，人类与其他物种却呈现出极大的差异，这是因为虽然基因是一样的，但基因开关的序列构成却已进化得不一样了。基因开关的微小变化能导致发育过程中基因采取截然不同的开关模式。

对于 ENCODE 这一系列重大发现的意义，医学界似乎迄今还没有很好理解，事实上，我们对基因的了解才刚刚开始。

要更进一步研究不同生物之间的关系，就要全面系统地比较它们的全部遗传信息。这个"设计手册"在英文中叫作 genome，在中文中叫作"基因组"。比较不同生物的基因组，看哪些基因保留了，哪些基因新出现了，哪些基因变化了，哪些基因消失了，就可以判断出生物之间的内在关系。

对这些"设计手册"的比较分析显示，从低等生物到高等生物，所使用的蛋白质和为这些蛋白质编码的"基因"是一脉相承的，生物的发展在基因水平上有清楚的脉络。

096 人体不同层次的结构模式存在统一性，统一性的基础在于细胞及细胞外基质不仅是人体基本结构功能单元，且是组织器官结构的模板。

细胞学说带给人们的最大惊奇在于，发现了自然界千姿百态动植物结构的统一性：虽然不同的细胞在形态与功能上有所差异，但都有相同或相似的结构。

人体构造带给人们最大的惊奇在于，在细胞、组织、器官不同层次之间，存在着结构的统一性——皆以基本结构功能单元为模板。

从整体比较，可见细胞由膜结构和非膜结构两部分组成；组织、器官构造同样如此。细胞与细胞外基质形成相互依存的结构功能单元，组织、器官也同样如此，如"肌肉-筋膜单元""内脏-筋膜单元"。

从细胞的构成来看，可以分细胞器、细胞骨架、基质；在整体层次上则相当于器官、筋膜、组织液。

如果把人体看成一个细胞的缩微：皮肤及皮下组织＝细胞外膜；躯体内部＝细胞质（肌肉、神经血管、骨骼、内脏相当于细胞器）；脑髓＝细胞核。

细胞膜有门控通道，淋巴结有门（hilum）；血管神经有门（又称"肌门"），脏器也有门（"肺门""肝门""脾门""肾门"）。

细胞有生物膜：外衣、外膜、内膜；可兴奋性组织的肌肉、神经有外膜、束膜、内膜。

在细胞，重要的细胞器为双层膜，重要的脏器如心脏为双层膜，最重要的器官脑有三层膜。

可以将整个人体看成是一个细胞及细胞外基质的放大，或者可以将细胞看成是整个人体构造的缩微！

097 细胞构成的演化过程在人体整体构成中重演。

共生在生物进化过程中引起了巨大变化，而进化又不断孕育出新的共生关系。可以说"共生"是生物进化的一条法则。

细胞本身就是通过内共生由简单向复杂演化，研究发现有些细胞器本来是更简单的原核细胞，例如动物细胞的一个重要细胞器线粒体就来自细菌。如果没有它们，生命的重要进展——例如日益增进的复杂性和多细胞动植物——将无从出现。

人体内正常细菌群之于人体，犹如线粒体之于细胞，是不可分割的共同体。

因此，有研究者把正常微生物群看作是一个新的"人体生理学系统"，比作人体的"特殊器官"，认为人体与其正常微生物群共同构成一个整体，并谓之"超生物体"和"微生态体"。

而这一观点已经得到人类基因组测序结果的支撑。

人类基因组测序发现：人类基因中的大约 8% 的 DNA 序列与细菌、病毒相同。这只能导出一个结论——**正常微生物群是构成人体整体的一个不可分割的组成部分。**换言之，缺少了细菌，人体的结构和功能都不完整。

故人类基因组工程完成后，2007 年美国国立卫生研究院又启动了"人类微生物组计划"，2010 年欧盟资助了"人类肠道元基因组计划"，这些项目的实施和阶段性进展把人体与其微生物群关系的认识推向了深入。

098 细胞结构可简单分为膜结构与非膜结构两类；细胞层次之上的结构同样也皆可分为膜结构与非膜结构。

在电镜下，细胞分为膜结构和非膜结构；大体尺度下，组织、器官乃至整个人体也皆由膜分隔、包裹，最外层为皮肤和皮下组织——此为人体最大的膜，躯体深层肌肉外有肌筋膜，骨骼外有骨膜；内脏外有胸膜、腹膜，各内脏器官外又各有包膜。

从微观到宏观展开，每条神经纤维的外面还包裹着薄层结缔组织膜，称神经内膜；当神经纤维集合成束时，又有较厚的结缔组织膜形成神经束膜；神经纤维束再集合形成周围神经干时，其最外面包以由致密胶原纤维组成的神经外膜。同样，肌纤维、肌束和肌肉外面也皆有膜包裹，分别称"肌内膜""肌束膜""肌外膜"。

可见，人体从微观到宏观的结构都可以简单分为膜结构和非膜结构。

099 细胞的很多生命过程都是在生物膜上进行，组织器官的物质能量传输、信息调控结构也多在膜中。

细胞膜和细胞内膜系统总称为"生物膜"，具有相同的基本结构特征。

所有细胞都被生物膜包裹，复杂细胞还会被生物膜分隔成多个腔室。

生命的诞生标志就是第一个细胞的诞生，而细胞膜的出现是关键的一步，因为这是把酶、遗传物质和其他生命必需的分子聚集在同一空间的关键。

细胞膜这道"分离之墙"的出现将生命的三要素（物质、能量和自我复制）严密地包裹和保护起来。细胞内部也被膜分成许多微小的区域，形成具有特殊内部环境和功能的细胞器，细胞的生命活动才能按室分工，有条不紊地进行。

组织、器官的构造同样如此，例如全身有骨骼肌被筋膜分装在 600 多个"袋子"中，形成相对独立的结构功能单元，以完成精准、高效的运动。

生物体结构和功能的发展取决于生物体细胞彼此间及细胞内通讯能力的发展，细胞与环境的适应也取决于细胞通讯。

细胞间的信息交流依赖于细胞膜。质膜在细胞识别、信号传递、纤维素合成和微纤丝的组装等方面发挥重要作用。可兴奋细胞的细胞膜上有许多调节兴奋性的离子通道曰"门"。在组织、器官的筋膜也有相应的控制结构，在肌肉曰"肌门"[又称：神经血管门（neurovascular hilum）]，在内脏有"肺门""肝门""脾门""肾门"，此外还有沿血管外膜分布的调节内脏功能的神经丛。

器官的功能虽由实质结构完成，但控制机体内外的管道系统更多布线在各层"膜"构成的空间结构中，而不是实质结构中。

膜是信息传输、液体传输、力的传输的载体。

100 要器多膜，从细胞器到组织器官皆合此律。

细胞有外膜有内膜，且细胞器功能越重要膜越多；组织器官同样有外膜有内膜，且功能越重要的器官膜越多。

细胞器中，最重要的是负责细胞复制的细胞核和提供细胞活动能量的线粒体，皆有双层膜；在内脏之中，提供机体活动能量的心脏有双层包膜，与机体内环境稳衡密切相关的肾脏也有类似心包的双层坚硬的外膜。

越是进化程度高的动物隔膜越多，功能越复杂，以膜分隔的微环境就越多。

而在漫长的生命进化史中，最杰出的产物非人类的大脑莫属。人的神经系统是已知的人类体内最复杂的系统，在地球人类的大脑里密布着高度特化的神经细胞。

最重要的器官大脑有三层膜：硬脑膜、蛛网膜和软脑膜。

大脑不仅外膜更多，内部的隔膜也更多，有血脑屏障的保护，另有膜将脑部隔成不同的区段，形成相对独立的微环境。☞ 089.

构建膜结构的胶质细胞数量更远多于神经元的数量，这也是人区别于其他动物的一个显著特征。

生物经历的进化周期越多，膜越多，生物体的结构也越复杂。

越是重要的器官包膜越多越坚固，或者说包膜越多的器官越重要。

在微观、宏观不同尺度上皆如是。

（二）膜 - 器一体律

膜，指包膜、隔膜、系膜、网膜等。

器，指一切实质结构如肌肉、内脏器官等。

本节是上节"微 - 宏通合律"的展开。

从"微 - 宏通合律"可知，既然人体基本结构功能单元是膜 - 器一体，则组织、器官层面的结构也应是膜 - 器一体。

细胞本身就是膜 - 器一体的结构，没有细胞膜就没有细胞，这个地球上也就不会出现生命。

从微观上看，细胞，细胞内、外的生物膜在结构上有一定的连续性；

从宏观上看，躯体不同层次，以及躯体与内脏之间的膜结构也同样存在一定的连续性，从而使得被分隔成众多单独空间的器官、系统仍在一定程度上表现出整体的特征。

人体内的实体通过各类膜结构获得其生存空间，膜还提供了调节实体功能的控制网络，与实体一道共同构成一个完整的结构 - 功能单元。

膜的改变影响实体的功能与结构，更多生命的意义藏在由膜构成的空间结构中。古典针灸学最早发现这个生命的奥秘并巧妙应用于疾病诊疗和养生保健。

组织器官的功能多由实质结构体现，而功能的控制系统多分布、走行于膜中的空间结构。

101 膜结构是生命诞生的标志，也是原核与真核生物的界标；在人体则构成组织通道，是血管、神经、淋巴管的载体，是组织器官不可或缺的重要组成部分。

膜结构是指由结缔组织构成的筋膜，在细胞指细胞的"生物膜"；在躯体分浅筋膜和深筋膜；在内脏有胸膜、腹膜，以及所有内脏的包膜、隔膜、系膜等。

地球上的生命开始于第一个细胞的诞生，而这时的细胞只不过是一层膜的"小水袋"。

随着细胞结构的不断完善，在生命演化的历史中迎来一次质的飞跃——真核细胞的出现，最早的真核细胞只不过比原核细胞多了一层内膜——核膜，而正是这层膜的出现使得基因可以通过使用外显子的组合方式产生多种蛋白质。

机体所有器官（包括肌肉和内脏）均由筋膜所包绕、分隔和连接。包绕肌肉的筋膜称为肌筋膜，包绕腹腔盆腔内脏的，根据部位的不同，称为腹膜、被膜、隔膜或系膜、浆膜、黏膜，胸腔内的叫胸膜，包绕心脏的叫心包，包绕血管的叫血管外膜，包绕神经纤维的称为神经鞘膜，包绕骨骼的叫骨膜，包绕脑和脊髓的称为脑膜、脊膜。肌腱、腱鞘、韧带、滑囊也属于筋膜。

膜结构既提供人体内环境的物理环境和调控结构的分布空间，又是组织器官的构成部分。

不论是器官的实质组织还是脉管组织，都少不了膜结构。

器官的功能体现在实质组织，而功能所需的物质能量传输及功能的调控则来自空间结构中的脉管和组织通道。

102 组织、器官皆膜 - 器一体且与细胞的结构模式相合。

据 096 条和 098 条可知，组织器官的膜结构与实质部分是不可分割的整体，筋膜之于组织器官犹如细胞膜、细胞骨架之于细胞。如果去除了细胞的外膜，其结构和功能都不复存在。

人体构造从细胞到组织、器官都由膜分隔成一个个结构功能单元，**膜本身就是这些单元不可分割的重要构成部分**。

从微观的细胞结构看，生物膜是细胞的基本结构，各种细胞器都是由生物膜构建而成的膜系统。

从大体结构看，构成细胞骨架的微管、中间丝和微丝（肌动蛋白丝）在细胞水平形成的完美配合，延伸至整体水平上就是骨骼、肌腱筋膜和肌肉之间的配合。各种肌细胞的收缩都是通过粗肌丝和细肌丝的相对滑动来实现的，细肌丝即肌动蛋白丝。

骨骼肌与肌腱筋膜、骨骼的关系犹如在细胞水平上，肌动蛋白丝与细胞骨架的微管、中间丝的关系。

覆盖内脏的筋膜同样与内脏实质性胶原基架或网状支撑相接续。这与肌外膜同肌肉内的束膜相连续是相同的。

肌肉与筋膜构成"肌肉-筋膜单元"；筋膜与内脏构成"内脏-筋膜单元"。

其实，在《格氏解剖学》这样权威的现代医学经典中也曾明确指出"脏腹膜被认为是内脏器官的一部分"，这一概念在病理学上和治疗上皆有较重要的意义。

在病理上的意义，如脏腹膜的疼痛被明确归属于"内脏痛"；在治疗上的意义，内脏的病症可以治膜。**推而广之，一切实质器官的病症，皆可从膜论治**，这一规律被古典针灸学两千多年的实践反复验证。

然而对于与细胞膜同等重要的其他膜结构，现代主流医学的对待却大不一样，在活体手术中，各类膜常常被毫无顾虑地切割、破坏；在尸体解剖中，各层筋膜更是被无情地像废物一样丢弃，长期以来筋膜的结构，特别是它的重要功能很少被研究，部分功能一直被误归于其负载的组织器官，似乎筋膜在人体中成了一种可有可无的结构。

103 膜大者为器。体内最大的膜为横膈膜、肠系膜，在古典针灸学皆被视为重要的脏器。

古典针灸学基于"气行虚空"的理念，认为脏腑之外和之间那些虚空的膜，乃血络灌注，气所游行之处。并以膜之大者为气之海，视为重要的脏器。

体内两处最大且最重要的膜"膈"（横膈膜和纵隔）"肓"（又称下膈膜，即现代解剖学所说肠系膜）最早被确立为两个重要的脏器。

后又以此两个最大膜为界将体腔分为三部分（与现代解剖学"胸腔""腹腔""盆腔"大致相当）曰"三焦"，作为人体最大的脏腑，曰"五脏六腑之府"。

肠系膜新近也被现代医学确定为一个新的器官。解剖学的最新研究显示，腹部消化器官通过一个连续的肠系膜相连，许多腹部疾病可分为主要发生在肠系膜内或继发累及肠系膜的病变，促进了许多腹部疾病的诊断和治疗。

此外，新近的研究还发现大网膜也是一个独立的结构，其胚胎学起源与肠系膜相似，覆盖横结肠系膜，在横结肠系膜和腹壁间起桥梁作用[1]。

大网膜在腹膜腔环境中起重要作用，在大网膜中有一些特殊的先天免疫细胞如 B1 细胞和常驻巨噬细胞。大网膜中的乳斑构成免疫微环境，清除腹腔炎症细胞，建立保护性免疫反应[2]。

然而古典针灸学更为看重的膈和三焦整体迄今仍未引起现代医学的关注。以下试以现代医学研究较多的膈肌为例，说明其较肠系膜、大网膜更

---

[1] 唐伟，王毅，熊坤林.肠系膜器官：解剖学概念及相关疾病研究进展 [J]. 川北医学院学报，2021，36（9）：1154-1157.

[2] XING X，SONG J. Characterization of specialized innate immune cells in the omentum[J]. Acta Physiol Sin（生理学报），2021，73（2）：175–180.

为重要、更应当被视为一个重要脏器的理由。

中医针灸的解读：

（1）膈为气海，五脏之系皆系于膈；

（2）膈为阴阳之分，膈上为阳，膈下为阴，为气机升降之枢；

（3）膈为身心之枢机，养生行气之枢要。

现代医学的证据：

（1）人体内有两大器官在昼夜不停地、有节律地缩舒运动，一为心肌，一为膈肌。**既以心脏为重要的内脏，则没有理由将膈肌排除在外**，也应当立为一个独立的重要器官；

（2）膈肌的缩舒运动还关系到机体循环、消化、泌尿等各重要器官功能的正常运行。

其一，膈肌收缩产生的胸腔负压使血液能够进入胸腔，回流入右心房。因此，膈肌的收缩对血液循环功能的正常运行也起了重要的辅助作用；其二，肝脏作为全身最大的消化腺，没有自主收缩功能，依靠膈肌有规律舒缩的挤压作用，肝所分泌的胆汁从肝内胆管排泄入胆总管，再进入消化道；其三，对胃肠道的挤压按摩作用，促进食物在消化道内的运输。

从胚胎发育上看，心、心包、食管、肝等内脏器官的发生皆与原始横隔（septum transversum）相关，胸膜腔和腹膜腔的分离也依赖于膈的发生。

（3）膈肌兼具随意肌和不随意肌的双重属性；其神经支配也表现为躯体与内脏神经的交互。因而是**连接生理与心理的枢纽**。即中医针灸所言"膈为身心之枢机"。

膈肌是主要的呼吸肌，呼吸活动既受到自主神经的支配，也可以受到意识的支配，因此可以将呼吸看成是联系躯体神经和自主神经系统之间的桥梁，这为中医针灸通过有意识主动调节呼吸运动来改变自主神经的功能状态提供了结构基础和理论依据。

将膈肌列为独立脏器的重要意义：

（1）为探索脏腑疾病的机制提供一个明确的路径，以及治疗相关疾病的有效方法。

（2）为正确认识膈肌及膈神经的性质和功能提供新的思路。

尽管膈肌为内脏的隔膜，且从直觉也可知其既有随意肌的特征，又有非随意肌的特征，然而现代医学对于膈肌的属性一直没有明确的论述，也没有像对待心肌那样另立一类。

同样的困惑也反映在对膈神经属性的判定，现代医学教科书多说膈神经为躯体运动神经，含有少量的感觉纤维，从不被认为属于自主神经。

可是，如果膈神经仅仅是膈肌的运动神经，而没有自主神经成分的话，就没有理由与交感神经吻合，并终止于腹腔神经节。

不论是从膈肌所处的位置和所具有的功能来看，还是从膈神经发出的分支与内脏和腺体神经丛的关联来看，膈肌都应当有内脏神经支配。

较之骨骼肌，膈肌的结构与功能无疑更接近于心肌。如果将膈肌像心肌那样立为一类特定的肌肉，并将膈肌列为独立的器官，则有助于走出上述误区，形成正确的认知。

现代医学没能更早地认识内脏膜结构，特别是最大、最重要的横膈膜和肠系膜在维系脏腑正常结构与功能中的重要性，主要不是观察方法的落后，而是观察视角的局限。

如果现代医学能自觉整合与其呈最大互补性的古典针灸学视角，一定能发现更多的规律，看到更清楚、更完整的人体生命世界。

☞ 094；229.

104 神经元 - 胶质细胞一体。

神经元学说认为神经元为神经系统主要结构单元，而胶质细胞的作用被降低至被动地位——以为它们的作用主要是物理上的支持，用解剖学家的说法，即是神经元的细胞外基质。

而果蝇胶质细胞缺失症的发现，成为现代医学重新认识神经元与胶质细胞之间关系的一个转折点。现已知人类也有同类的遗传基因，并知道一且这种遗传基因产生异常，脑神经就不能正常发育。

近年大量研究显示，胶质细胞可对神经元发育与功能起到多方面的调控作用，即星形胶质细胞控制着神经元，而不是相反。神经元与胶质细胞相互依存的一体关系主要体现在：

（1）神经细胞所具有的接受刺激、整合信息和传导兴奋的能力，是在神经胶质细胞的配合下完成的；

（2）星形胶质细胞提供脑神经元完成正常功能所需的神经营养因子；

（3）在大脑，神经元与毛细血管构成"神经血管单元"，依赖于星形胶质细胞的连接；

（4）在缺血性脑损伤中，星形胶质细胞作用是双重的。它和神经元之间的相互作用是缺血后脑损伤神经元能否存活的关键；

（5）神经元与胶质细胞的动态相互作用已被认为是神经系统的基本功能单元[1]。

可见，神经功能网络由相同功能的神经细胞和与之共生的神经胶质细胞共同组成。以往对神经细胞的研究结果，实际上包含了胶质细胞在其中的作用，只是被忽略了而已。

胶质细胞与神经元共同构成神经系统的基本结构功能单元。

105 肌肉 - 筋膜一体。

认识了神经元与胶质细胞的耦联关系，就应当理解肌肉与筋膜的一体关系。

筋膜与肌肉组织不可分割的一体关系主要体现在：

（1）肌肉的主要功能在于运动，但如果没有筋膜的协助，肌肉既不能有效地运动，也不能维持形状。有效的运动依赖于精准的本体感觉，而筋膜是获得本体感觉的重要器官。每一条肌纤维、每一束肌束、每一块肌肉

---

[1] 沈晓明，桂永浩 . 临床儿科学 [M].2 版 . 北京：人民卫生出版社，2013.

都被一层筋膜包裹，这些筋膜将肌纤维收缩的能量传递出去，使肌肉有效工作；

（2）肌肉与骨关节的连接依赖于肌腱；

（3）在病理上，肌肉的结构功能障碍常常继发于筋膜失衡。

以往多将疼痛和功能障碍归之于肌肉和骨关节，在治疗上也着眼于肌肉和关节，忽略了对筋膜的治疗。甚至有的疗法明明是从筋膜着手治疗疼痛及功能障碍，但在作用机制的分析方面仍强调肌肉而无视筋膜。

106 内脏 - 筋膜一体。

内脏与筋膜的关系，与肌肉与筋膜的关系一样。

对于内脏与包膜的一体关系，古典针灸学早有认识并用于指导疾病的诊疗，例如心的病症从心包和膈论治；五脏六腑的病症从三焦论治。而且体内最大的膜——膈膜（膈肌）和肓膜（肠系膜）本身就被确定为重要的脏器。

现代医学则进一步指出，内脏有双层包膜者，内层与内脏的关系更密切。

《格氏解剖学》也明确指出"脏腹膜被认为是内脏器官的一部分"。

（三）脉行虚空律

古典针灸学早有"气血行虚空"的认识。

直到清代，提倡人体解剖，勇于理论创新的医家王清任仍坚守古典针灸学的基本观点，明确提出："气血在内流通，周而复始。若以流通而论，此处血真能向彼处流，彼处当有空隙之地"。

作为世界上最早的筋膜理论及其应用的专篇，《达摩易筋经》总论之后的首篇"膜论"提要曰："此篇言易筋以炼膜为先，炼膜以炼气为主……此功者，必使气串于膜间，护其骨，壮其筋，合为一体，乃曰全功。""炼筋必须炼膜，炼膜必须炼气"，**明言气行于虚空之膜间。**

从现代解剖学看，血管穿行于筋膜之间，而且血管本身也被筋膜包裹。

随着相关研究的不断深入，发现神经与血管常常形成结构功能单元，而且分布在身体各层次上的血管、神经亦存在不同程度的结构联系和功能交互作用[1]。

107 躯体最大的虚空处在皮下浅筋膜，是生命物质储存地和信息传输带。

早在 1932 年美国生理学者坎农就指出，结缔组织中丰富的胶状物质与血管保持密切联系，作为一个大的托层对血管起支撑作用。疏松结缔组织的网眼结构有利于水和水溶性物质的储存。

皮下浅筋膜与肌筋膜移行处，古典针灸学有一个很直观形象的专门术语——分肉之间，此间的重要意义在于此为经脉所行之处和卫气的主干道。

现代医学的显微外科新近的研究发现，分肉之间为皮肤穿支血管（"皮穿支"）的穿出点部位，以及穿支血管链、皮神经的所行之处。

皮下浅筋膜层还是古典针灸学的常用刺法之一"分刺"法的操作地带，早在两千多年前就形成了多种治疗不同病症的定式刺法的标准，尤以治疗痛症为优势，千百年来在痛症治疗中有广泛的应用。

笔者注意到，早在 1995 年第 38 版《格氏解剖学》已经指出，结缔组织中的平滑肌有自主传出神经支配。近些年一些筋膜学的专书也有类似的论述。

既有平滑肌，又有自主神经支配，则结缔组织理应与疼痛相关。

关于筋膜与疼痛的关系，近年来才刚刚被西方筋膜手法治疗师所认

[1] 刘芸，余芝，姜劲峰，等. 基于神经血管耦联视域下的针刺调控途径探析 [J]. 针刺研究，2022，47（1）：83-87.

识，还没有成为西方主流医学的共识，因此在西方针刺治疗疼痛的临床设计中，皮下筋膜浅刺被定为无治疗作用的对照组，并得出针刺治疗疼痛的阴性结果，在著名国际杂志发表，对针灸学的普及产生很大的负面影响。

现代医学应当放下成见，尊重事实，重新认识以往多有忽略的**筋膜**结构与功能，以弥补现有理论框架的漏洞。

108 血液微循环既是循环系统的效用环节，也是内环境的枢纽。

通常所说的微循环即指血液微循环系统，是血液与组织进行物质代谢交换的基本结构功能单元，也是各种器官组织内最小的结构功能单元。

从古典针灸学的视角看，孙脉虽是经络系统中最低一级的脉，然而经脉"所以行血气而营阴阳，濡筋骨，利关节"的功能却是最终通过孙脉实现的，血液与津液的交换也是在孙脉处完成，在营卫学说中扮演了十分重要的角色。

从坎农内环境稳态说看，其在《躯体的智慧》名著中指出"只有在毛细血管部位才能进行必需的物质交换。除了毛细血管，**循环系统的所有其他部分的存在都是为了在细胞需要血液的部位维持一定的血流量**"。

从现代医学的研究成果看，血是内环境的重要组成部分，血管与血管内皮是内环境稳衡的枢纽，微循环的血管内皮是血液与组织液交换的必经之道。血管生物学家们认为血管内皮能同时作为感受器和效应器而维持血管内环境稳态。

血液循环最主要的作用就是进行血液和组织细胞之间的物质交换，这一功能主要靠微循环实现。同时，组织液是血浆经毛细血管壁滤过到组织间隙而形成的，是细胞赖以生存的内环境。

109 神经传入与传出纤维伴行，血管静脉与动脉伴行，神经与血管伴行于筋膜之中。

关于神经、血管的分布规律，以往的教科书多笼统地说神经与血管伴行，而现行权威的解剖学经典已明言**神经伴血管而行**。最新发表的高质量研究论文也指出，"the peripheral nervous system uses the adventitia as its principal conduit to reach distant targets"[1]（动脉外膜是神经到达远隔靶器官的主要通道）。相关证据如下：

（1）大多数动脉为神经提供循行路线。

神经沿动脉走行路线到达周围器官，并在这些器官内形成分支。这些神经并不支配循行的血管，故称**血管伴行神经**（paravascular nerve）。而有些神经则在动脉的外膜中穿行、分支并相互吻合，环绕血管壁形成神经网，这种神经称**血管周神经**（perivascular nerve），这类神经可沿血管壁行走很长距离，而且可支配血管壁的平滑肌纤维。

简言之，神经伴血管而行存在以下规律：血管越粗大，伴行的神经也越粗大；血管分叉，神经也出现分支或集结成丛。血管周交感神经支配规律：血管越细小，交感神经密度越高，尤其以分叉处为高，但毛细血管有无交感神经支配目前尚不能确定。

（2）较大的神经干多与血管伴行，行于同一个结缔组织鞘内，构成血管神经束。也如血管一样多行于关节屈侧，分浅部分支和深部分支。

（3）血管、神经的穿筋膜处相互靠近。

不管神经和血管是共同穿出深筋膜，还是分别穿出，或者与血管呈一定角度穿出，或与血管呈相对方向逐渐靠近，在每一种情况下都像磁铁般

---

[1] MOHANTA S K，PENG L，LI Y F，et al. Neuroimmune cardiovascular interfaces control atherosclerosis[J]. Nature，2022，605（7908）：152-159.

地相互吸引 [1]。

其实，神经丛的命名也能非常清楚地体现出神经伴血管而行的规律，例如"面动脉丛""颈内动脉丛""颈外动脉丛""锁骨下动脉丛""椎动脉丛""胸主动脉丛""腹主动脉丛"等。

组织胚胎学研究显示，结缔组织的筋膜像蜂房一样容纳并支撑全身的血管系统。在有些区域，结缔组织呈松散的网状，血管在结缔组织内走行；而在另一些区域，结缔组织形成一个致密的纤维膜（如深筋膜的外层；一些肌间隔和骨膜等），在这种情况下，血管走行在致密的筋膜旁边或筋膜表面，而不是穿行其间。

根据本条规律，可推出如下两个基本判断：

其一，支配躯体部的交感神经也应当有传入和传出两种纤维，且二者相伴行。

此乃现代医学神经解剖的盲区，而这一认识上的盲区又使得现代针灸作用神经机制的研究陷入困惑和混乱之中。

虽然内脏神经与躯体神经的联系在结构上一直不清楚，但由躯体神经活动所激发的内脏反射的功能性证据却很丰富。以往认为的躯体感觉神经至少包含了部分交感传入的成分。已知主要证据如下：

（1）临床上皮神经的任何刺激或卡压均会引发各种形式的皮炎及浅筋膜特定象限内冷和热的异常感觉。

（2）切断皮神经后，皮瓣的血流动力学也发生了相应的改变（如血管管径的扩张、血流的变化）；阻滞皮神经后，竖毛肌功能消失。

（3）有实验研究显示：腓肠神经内含有交感纤维，且此交感纤维有部分至血管外膜。该现象进一步说明，周围神经在走行的过程中会节段性发

[1] ASTON S J，BEASLEY R W，THORNE C H. 格 - 斯整形外科学 [M]. 郭树忠，译 .5 版 . 西安：世界图书出版公司，2002：57.

出交感纤维至邻近血管[1]。

（4）有实验研究观察到：针刺仅保留股动脉、股静脉侧家兔下肢的"足三里"引起的运动变化，与针刺完整侧肢体"足三里"的效应基本一致[2]。另有实验分别针刺兔足三里穴区内不同结构（皮肤、胫前肌、腓深神经及胫前动脉）的结果显示：各结构对增强小肠运动效应均有关，但以刺激胫前动脉最为显著[3]。

综合"证据（4）"的两个实验，可得出这样的判断：**针刺足三里效应的传入途径以血管外膜神经丛即交感神经的传入为主**。但笔者也注意到大多数关于针刺效应传入路径实验研究的结论都认为是通过躯体感觉神经，或以躯体感觉神经为主路，以交感传入成分为辅路。如再参照"证据（3）"的实验结果，则可看出这样的两种可能性：其一，躯体感觉神经是针刺效应的传入路径之一；其二，实验选择的穴区的躯体感觉神经恰好也含有较多的交感传入成分，因而被归于躯体传入路径中的纤维实际包含了交感传入的成分。以往的实验研究显示：切断躯体神经后，针灸疗效不再出现，或明显下降，据此得出这样的结论：躯体感觉神经是针刺效应的传入路径。而**根据"证据（3）"可以对实验结果给出不同的解释**：在切断躯体神经干的同时也切断了其中的交感传入成分（特别选择的是富含交感神经纤维的四肢本俞穴作为实验对象时），毁损了该神经干发出的至邻近血管的交感纤维，从而导致针灸效应消失或显著下降。随着未来神经染色技术的进步，或许将来能设计出严谨的实验，得出更加接近真相的结论。

其二，神经、血管大多从相同的位置穿出筋膜，通达于体表。

[1] 谢昀，邹文选，方芳，等.腓肠神经的交感成分及其对腓肠神经营养血管皮瓣血流动力学影响的探查 [J].中国临床解剖学杂志，2017，35（1）：25-30.

[2] 欧阳紫蓉，范黎，龚启华.针刺"足三里"—肠运动效应传入途径的分析 [J].上海针灸杂志，1989（2）：29-30.

[3] 席时元，陶之理."足三里"穴传入途径的探讨 [J].针刺研究，1982（1）：66-69.

而这一点恰好是时下显微外科提出的"皮穿支"概念时没能明确的一个关键点，**不明确指出这一点很可能会给针灸俞穴结构研究和针刺机制研究带来新的困惑。**

本条规律提供了理解古典针灸学和显微外科的基础：

（1）本规律所揭示的血管按身体结缔组织构架分布的现象，为正确理解古典针灸学的经脉循行和气穴结构提供了现代解剖学的基础。

（2）本规律所揭示的血管按身体结缔组织构架分布的现象，提供了显微外科所有皮瓣设计的基础，特别是筋膜皮瓣和肌间隔皮瓣。

四、实体－实体关联律

本节所言人体实体结构间的关联主要指远隔部位间的远程联系。

这方面的规律主要由古典针灸学发现，其中部分规律被现代医学重发现。

现代针灸和西医临床又有一些新的发现。

古典针灸学发现的人体远隔部位间的关联规律多集中体现在经络学说中，经络学说常被今人称作"千古之谜"。

2021 年上海交通大学携手《科学》杂志发布"新 125 个科学问题"——《125 个科学问题：探索与发现》，其中唯一入选的中医问题即经络问题：

中医的经络系统有科学依据吗？（Is there a scientific basis to the Meridian System in traditional Chinese medicine？）

其实，在经络学说阐述的人体关联规律，包括躯体上下之间，以及躯体与内脏之间的关联规律中，有部分内容能用现有的医学或其他学科知识说明。

当然，仍有一部分内容，包括现代医学发现的一些人体远隔部位间的关联现象还不能找到确切、完整的解释。这些暂时还不能被确切解释的规律，如系经临床实践反复检验屡用不爽者，则自有其价值，甚至可能比那些能够被解释的部分价值更高——因为它们更能引导新发现，重构或创新理论。

（一）关联结构

在古典针灸学中，介导关联部位的结构有：脉、络、筋。一般而言，用"脉"表示确定度高、临床应用广的强相关；用"络"表示确定度低、临床应用少的弱相关；用"筋"或"膜"表示相邻结构的直接连接。

古今发现的人体部位间的关联规律能用现代医学解释的已知结构中，提供信息连接的有：循环系统、神经系统和内分泌系统；提供物理连接者为筋膜系统；提供进化论解释者为胚胎发育的程序结构。

110 循环、神经、内分泌是机体各部信息连接的三个系统，三者之间有程度很高的交互作用，且三者又共同受高级神经中枢相关脑区的调控。

循环、神经、内分泌三者之间的交互作用：血管、神经皆有内分泌功能；神经对血管、内分泌结构皆有调节作用；内分泌系统的激素需要通过血管的运输才能作用于远隔靶器官。

三者交互的具体成分为：与血管和内分泌呈最大交互作用的神经是自主神经系统中的交感神经；与交感神经和内分泌呈最大交互作用的血管是微血管；与微血管和交感神经直接、紧密交互的内分泌系统是弥散型内分泌系统。

此外，循环、神经、内分泌又受高级神经中枢相关结构的调控。下丘脑不仅是神经-内分泌调节的中枢，而且是神经-内分泌-免疫调节的中枢。大脑皮层的相关脑区对外周传入信号进行感知和整合等加工。

由于神经的分布呈现出明显的节段性，用神经节段说明机体的上下内外的联系很方便、很直观，在传统的观念中，不论是西医还是针灸的现代研究，皆以神经（且以节段分布规律明显的躯体神经为主）作为说明机体有机联系的主体结构。

近年来神经血管之间关联的研究越来越深入，人们越来越多的意识到神经细胞和血管细胞在结构上互相联系，在发育中共同接受一些信号系统的调控，以此建立正确的联系和网络系统。

现代医学研究证明，**血管**通过自 - 旁分泌作用相互偶联形成主动整合性器官，负责机体营养物质、电解质、气体、激素、细胞等在组织器官间的传输和交换，并产生多种活性物质参与调节，**是人体内最大的网络组织与内分泌器官，也是上述三个系统中唯一集物质、能量、信息功能于一身的复合功能系统**。

这也是古典针灸学以血管为主体解释人体关联规律的因素之一。

用内分泌结构说明人体某些不同部位的关联规律，以前多有忽略。其实，机体的某些关联规律，特别是那些被中西医共同发现和确认的关联规律，用内分泌结构解释更确切，也更有说服力。例如，乳腺、腹白线、腹股沟、前阴、子宫之间的关联更多是由卵巢和垂体激素决定，而不是神经。☞ 114.

111 筋膜既是血管、神经、淋巴管的载体，又将人体上下内外连成一个整体。

从细胞 - 细胞群 - 组织 - 器官 - 系统不同层次看，将人体连成整体是通过筋膜实现的——实现人体结构的物理连接，与血管、神经、内分泌的信息连接相补充。

筋膜也是人体物质、能量、信息系统的通道和载体，血管、神经、淋巴管都走行筋膜之中或之上。

古典针灸学解释人体远隔部位间的关联规律，以血脉为主体，以肌筋膜为补充。

（二）关联规律

一个部位可以与另一部位相关，也可以与多个不同部位相关。

介导相关联部位间的结构可以是一种，也可以是多种。

犹如一种激素可以作用于多个靶器官；一个器官可以接受多种激素的调控。

相互关联的常见形式为躯体上下相关，以及躯体与内脏的内外相关。

112 人体各部之间存在关联，整体中的某一部分存在着至少一个与之相关联的部分。

属于同一分部的身形结构存在着关联，或表里相关，或上下相应。

其实，有机体普遍联系的思想也产生于西方，十八世纪法国博物学家布丰（Buffon，1707—1788）认为有机体的组成是由它们之间的"相关"决定的。后来法国自然科学家居维叶（Georges Cuvier，1769—1832）将布丰的这种相当广泛的观念引申为具体的原则——部分（器官）相关。即有机体的各个部分（器官）是互相依存的。

现代医学从微观和宏观不同层次探索人体各部分之间的关系，微观层次的相关结构称作"结构功能单元"，相关联的器官组成"系统"，而对于机体各部，特别是远隔部位之间关联的自觉探索则很少，这个空白地带恰恰是古典针灸学探索的重点领域。

113 如果两个部位存在着诊断上的关联，则存在着治疗上的关联。

这一命题是关于古典针灸学"诊 - 疗一体"思想的表达。

古典针灸学关于人体各部关联规律的论证逻辑：

（1）某部位的病症，如果局部或邻近脉口出现异常脉象[1]，同时远隔部位的某处脉位的脉象也出现异常，且有很强的关联性——例如牙痛除了口面部的大迎脉异常，还常常在第一、二指间底部至腕的脉位出现异常——在此针灸能有效治疗牙痛，甚至在针刺过程中会出现针感从手腕部向口面部传导的现象。故可判定口齿部与手一、二指间存在关联，并将关联二者的结构命名为"齿脉"。

（2）如果某部位的某症状（古人观察最多、最细致的症状为疼痛）出现牵涉到远隔的其他部位，且表现出很强的规律性——例如，足第4趾疼痛，"引膝外转筋""前引髀，后引尻""上引缺盆"——且针灸足第4趾筋急处，其他部位的疼痛常常消失或明显减轻，故可判定：这些部位存在关联，并认为介导这些关联部位的结构为筋膜，命名为"足少阳之筋"，现代肌筋膜链学说则命名为"体侧线"。

（3）如果一种特定的现象分别出现在不同的部位，而且分布很有规律，例如孕妇身体的变化，除了子宫形态发生明显改变外，乳晕、腹白线、外阴同时出现色素沉着，而且这种伴随现象出现的概率非常高；同时针灸腹白线上的相关俞穴治疗月经及子宫的病症疗效非常显著，故可判定：乳头、腹白线、外阴与子宫存在强相关，并将介导这些部位的关联结构命名为"任脉"——即妊娠之脉。

其实，现代医学也在不自觉地采用两千多年前中国针灸人的方法发现人体的关联部位，并用于诊断。例如内脏牵涉痛部位规律的发现采用的即上述古典针灸学第二种方法。

再如心-齿关联现象的发现，也是一个很典型的实例。在现代医学现行的理论框架下，心与牙风马牛不相及，以前心血管科医生根本不会想到检查牙齿，口腔科医生自然根本不会想检查心电图。随着这一关联现象在

---

[1] 古人发现，如果局部脉位无异常则表明真正的病灶不在此处。这是一个极有价值的发现。

临床上被越来越多地发现，当代流行病学调查证实了牙周病与冠心病之间存在着相关性，现代医学再也不能对临床上这种经常出现的心-齿关联现象视而不见了，据国外报道，约有18%的冠心病患者，疼痛多表现在颌骨和牙齿上，一些教科书将这类牙痛作为不典型急性心肌梗死或心绞痛的一个特殊类型。

可见，一种关联现象如果大概率出现，至少可称为统计规律，哪怕是现有的理论框架不能解释，也不能忽略它的存在。

114 同一激素的不同靶器官密切相关。

如果一组结构具有针对相同激素的特异受体，说明其为该激素的共同靶器官，那么这些器官或者具有胚胎发育上的同源性，或者属于同一个结构功能单元，是有机联系的组合。

这方面典型的实例为卵巢激素的靶器官：乳腺-子宫内膜-阴道。

（1）古典针灸学的发现——子宫-会阴-腹白线相关

早在两千多年前，在没有相关内分泌知识的背景下，古人发现孕妇除子宫形态明显变化外，还伴随腹白线、外阴皮肤色素明显增多的现象，并且在腹白线相关俞穴针灸能有效治疗相关的产科和妇科疾病，故推测这些部位存在关联，并将连接这些关联部位的脉命名为"任脉"，即妊娠之脉。

（2）现代医学的发现——乳腺-子宫-阴道相关

现代医学不仅发现了乳腺、子宫、阴道之间的关联，而且证明此三者皆是卵巢分泌的雌激素和孕激素的靶器官。

现代医学虽然注意到了孕妇妊娠期间腹白线的明显变化，但并没有明确将腹白线作为卵巢激素的靶器官或靶组织。或许这与现代医学对腹白线色素沉着机制认识不统一有关。

（3）临床应用

古典针灸学发现腹白线-前阴-子宫相关的规律，明确提出了"任主胞胎"的学说，并在针灸临床上基于任脉俞穴治疗子宫相关病症，至今仍有广泛的应用。

现代医学早在 20 世纪 30 年代发现，性器官被刺激时会引起子宫收缩。性高潮后，在血液中可测出催产素。1941 年 Ely 等首先阐述了作为性器官的乳房被刺激后产生催产素的事实。50 年代，苏联学者普遍强调新生儿娩出后，立即使之吸吮产妇的乳头，目的是促进宫缩，减少出血。1983年 Flliott 和 Elahert 等研究了刺激乳房所发生的生理过程，即激发子宫收缩，促进泌乳的临床现象，并倡行乳房按摩催产引产[1]。

（4）机制研究

古典针灸学认为联系腹白线、会阴、子宫的是主管妊娠的脉"任脉"，所谓"任主胞胎"是也。

现代医学则用卵巢激素及垂体相关激素解释，确认乳腺、子宫内膜和阴道为雌激素和孕激素的靶器官。

激素要作用于远隔的靶器官需要血脉的传输，但仅凭这一点还不能说中西医的解释有相通之处。有意思的是，现代医学在研究卵巢激素的靶器官时，发现在子宫动脉内存在雌激素受体，至于支配乳腺的血管是否也存在雌激素或孕激素的受体，还有待进一步研究。但这个发现至少提示了雌激素调节子宫血流的可能性，或者说血管也是连接这些靶器官的一个路径。

关于乳头、乳晕、腹白线色素沉着的机制，现代医学的认识不尽一致。

一种观点认为，这是妊娠期垂体分泌促黑素细胞激素增加，加之雌激素、孕激素大量增多，刺激黑素细胞而使黑素增加所致。

另一种观点明确指出，"妊娠期间，血液内雌激素和孕酮含量的高水平是面部、腹部、生殖器皮肤、乳头和乳晕色素增多的原因"，《格氏解剖

---

[1] 丁继莲，程志厚. 乳房按摩催产引产 [J]. 实用妇产科杂志，1999（5）：234-235.

学》从第 38 版至 41 版皆持这种观点。

后一种观点更合逻辑，因为如果是促黑素细胞激素的作用，难以解释只在妊娠这个特定时期，作用于与妊娠相关的几个特定部位。

目前，现代医学关于激素靶器官的研究还存在不少空白区，随着研究的深入，还可能会发现更多的由激素介导的关联部位。

最后，笔者还想说，**在胚胎发生上同源，且在病理状态下或生理功能上相关的结构，应当在血管、神经或激素受体分布等方面也表现出某种共性**。现有的医学经典已经提供了某些相关证据，例如：

> 在约第 5 或第 6 周的胚胎中，增厚的外胚层形成两条细胞带，即乳腺嵴（mammary ridge），自腋窝伸向腹股沟部，哺乳动物沿这两条嵴发生一连串成对的乳腺。在人胚，这两条嵴不显著，且只有一对乳腺在胸部发生。（《格氏解剖学》第 38 版）

> 胸腹壁静脉（thoraco-epigastric vein）恰好沿原始乳腺嵴的位置分布于自腋窝至耻骨区的范围内。（《格氏解剖学》第 38 版）

如果这不是偶然的巧合，那么就应当有更多关联结构可以从血管连接的角度加以说明。

应当有这样的意识：在血管结构（血管自身的物理、化学控制结构及不同部位神经支配）和神经通路（特别是交感传入通路）方面，现代医学还有许多未知的空白区有待探索发现。

新的发现需要新视角和新思路的引领，只有现代医学意识到血管是说明机体各部关联规律的一个重要路径，才有可能自觉进行相关的研究，才能积累足够多的相关数据。

115 胚胎发育上的同源结构相关。

举一个中西医有相通之处且临床有广泛应用的关联结构的发现——心与齿相关。

在现代医学发现心与齿相关规律之前，冠心病心绞痛的误诊中，排名第二的就是误诊为牙痛。因为在现代医学现有的理论框架中，心与齿不相干，临床诊疗时很少会被联系在一起。

古典针灸学最晚在唐代就已经发现胸闷心痛的病人可见牙痛症状。现代中国和日本的针灸医家也先后重发现了这一现象，并且发现这种牙痛，针刺常规治疗牙痛的俞穴无效，其特效穴为背部治疗心病的厥阴俞。

现代医学直到近二三十年才注意到心与牙相关的现象，但现有的知识无法解释这一现象，只能从心与牙的胚胎发生上找到二者的联系：

> 口腔来自外胚层和内胚层两部分。胚胎头端的生长和头褶的形成，引起心包区和口咽膜移位于胚胎的腹侧面。随着前脑向背侧继续扩大和心包向腹侧突出，再加上面部突起向外侧增大，口咽膜逐渐下陷，形成一浅凹即口凹（stomodeum）或原始口腔（primitive buccal cavity）。（《格氏解剖学》第 38 版）

> 心脏最初位于咽的腹侧，紧靠口凹尾侧。（《格氏解剖学》第 38 版）

尽管现代医学已经认识到心 - 齿相关的规律，而且也开始在临床诊疗中自觉利用这一规律，然而在认识上还不能像古典针灸学那样明确和完整，还存在着一定的片面性。

既然是心 - 齿相关，就应当是相互作用、双向相关，而不应只是一方影响另一方。目前现代医学关注的主要是心病引起的牙痛，即"心源性牙痛"，而没有正视牙病引起的心痛，没有明确提出"牙源性心痛"的概念，即使在临床上遇到这样的病例，也很少被系统总结，公开发表。

或许是因为牙病引起心绞痛，在现代医学现有的理论框架中更难理解、更难接受。

116 在大脑功能区相邻的部位相关。

从古典针灸学经脉学说发现的人体上下相关规律中选取手、足与头面躯干相关各一例。

例之一：手一、二指间 - 口齿相关

古典针灸学的发现：

（1）诊脉相关，口齿病症，手大指至腕的脉口会出现异常变动；

（2）治疗相关，口齿病见手大指至腕的脉口处异常，针刺脉口处的合谷、阳溪穴可有效治疗口齿部的病症；

（3）经脉相关：手阳明脉（即古称"齿脉"）起于手第 2 指外侧，止于面部入齿中。主病：齿痛、颊肿；

（4）针刺感传相关，针刺合谷穴治牙痛，针感可从手指延伸至口齿部。

当代中西医重发现：

病案一：1974 年上海第二医学院附属第九人民医院口腔颌面外科正在进行一台在针刺麻醉下行颞颌关节成形术，当在合谷穴行针刺麻醉时，一个从未在手术台观察到的现象出现——病人的嘴可以张开了。于是手术临时取消，后经几次针灸治疗痊愈出院[1]。

病案二：日本某医院中一位日本老妇人，原因不明，不能张口，无法进食，多种治疗无效。试着针刺右合谷穴，一针下去，病人口开[2]。

病案三：一位右基底节区出血的 70 岁男性，于发病 2 月后接受针灸治疗。在治疗中，每次针刺合谷穴，患者都能感觉到左面颊部有非常明显而且强烈的酸胀感和麻木感，这种现象在以后的针灸治疗中都能重复出现[3]。

关联机制：

[1] 上海第二医学院附属第九人民医院口腔颌面外科.口腔颌面部手术中的经络现象 [J]. 新医药学杂志, 1974（12）: 21-22.

[2] 梅田玄胜.诊断点、治疗点としての压痛点 [J]. 医道の日本, 1986（4）: 249-255.

[3] 张建斌."面口合谷收"现象的临床分析 [J]. 中国针灸, 1998（10）: 60-61.

手 - 齿关联现象，一再被中国和外国的中医和西医所发现，其真实性毋庸置疑。有关人体体表与体表两部位间特定联系的机制，尤以上肢（手）与面部之间联系的研究最为系统[1]。而且随着脑科学研究的进步，相关的脑机制研究也被列为国家重点基础研究发展计划项目，有系列的研究成果发表，主要的发现：在大脑皮层中，手区与面区感觉和运动皮层的位置相互接壤，甚至有所交叠，针刺合谷穴可使大脑皮层手面交叉区发生改变，这是合谷穴治疗面口部疾病可能的中枢机制[2]。

例之二：足大趾 - 前阴 - 睾丸相关。

相关证据：

（1）诊疗相关：前阴及睾丸病症，足大趾间太冲脉及足内踝上 5 寸足厥阴络脉会出现异常变化，于两处脉口处或足大趾处针灸，可有效治疗相关病症；

（2）经脉相关：起于足大趾，止于前阴、少腹。主病：男子阴疝，女子少腹肿；

（3）络脉相关：出于内踝上 5 寸蠡沟络，止于睾丸、阴茎。主病：睾肿阴疝。

关联机制：

足大趾与生殖器官在大脑皮层上的感觉代表区均在旁中央小叶上，而且紧邻。又因为大趾在大脑皮层上的代表区大，所以针灸足大趾大敦穴所引起的神经冲动必定影响大脑皮层旁中央小叶上的生殖器官感觉代表区，而感应于与它在功能上有密切联系的、以边缘系为主的性生殖中枢和有关

[1] 刘健华，许能贵. 体表与体表联系的生物学机制——脑可塑性 [J]. 世界中医药，2014，9（12）：1561-1563.

[2] 何晓玲，彭伟钦，杨一玲，等. 从功能重组探讨"面口合谷收"理论基础 [J]. 针灸临床杂志，2019，35（8）：1-3；刘健华，高昕妍，徐婧，等. "面口合谷收"的脑机制 [J]. 中国科学：生命科学，2015，45（3）：279-288；刘健华，许能贵. 体表与体表联系的生物学机制——脑可塑性 [J]. 世界中医药，2014，9（12）：1561-1563.

的皮层下中枢如丘脑下部等，调整它们对勃起中枢、射精中枢的过分抑制或兴奋而治愈各种功能性的性功能障碍病[1]。

进一步研究还发现，在生理状况下，大鼠及恒河猴的感觉皮层足部区和生殖器区存在汇聚；在足大趾和生殖器去感觉传入的情况下大脑皮层足部和生殖器功能区会在相互之间发生功能重组[2]。

可见西医，至少中国的西医对此关联规律已有足够多的理解，但目前尚未见现代医学对此关联规律的临床应用，主要原因恐怕是没有找到有效的调控手段或技术。

117 内脏体表投影区及牵涉区与内部器官相关。

此是体壁-内脏相关的主要表现形式，也是中西医都最容易理解和接受的一种形式——现已成为一种常识，在古今针灸临床，乃至现代医学的疾病治疗中皆有广泛应用的典型实例。

规律发现：

尽管现代医学对于内脏牵涉痛的机制还没有完全阐明，但其发现内脏牵涉痛规律的方法却与古典针灸学完全相同——观察内脏病症（主要是痛症）在体壁的反映部位，并总结内-外相"引"的规律：

肝病者，两胁下痛引少腹。（《黄帝素问》）

肝胀者，胁下满而痛引小腹。（《黄帝针经》）

现代医学发现的肝胆病牵涉痛区在肩胛部，而以上两条"肝病""肝胀"之"肝"偏于指肝经，因为"少腹"是足厥阴肝经的特征部位。

心与背相引而痛。（《黄帝素问》）

---

[1] 张钦，周荣林，朱兰秀，等.针灸治疗 212 例男子性功能障碍[J].上海针灸杂志，1985（3）：4-5.

[2] 胡劲文.肝经足部区与生殖器区在感觉皮层的汇聚和功能重组研究[D].广州：广州中医药大学，2020.

心病者，胸中痛，胁支满，胁下痛，膺背肩甲间痛，两臂内痛。（《黄帝素问》）

古人发现心痛者除了心之投影区胸胁背出现疼痛外，还牵涉到臂内侧痛。现代医学发现的冠心病心绞痛的牵涉痛区与此同，且明确指出以左臂内侧更为多见。

机制研究：

目前现代医学已知的关于牵涉痛的解剖学基础：内脏传入纤维经椎前节回到内脏神经，再经椎旁节回到白交通支进入脊神经后根，到达脊神经节，在脊髓灰质后角与躯体感觉传入纤维一起在此换元。由于传导躯体痛的神经纤维数量远远多于内脏痛的传导神经，大脑很难有效分辨疼痛信息是来自内脏还是躯体，故内脏痛经常会牵涉体壁的某个部位。

另有实验研究提示，皮肤与内脏的感受器通路相叠：皮肤的感受器通路网络包括背根、交感、小肠节细胞神经网络；内脏的感受器通路网络包括背根、交感、小肠节细胞、副交感神经网络[1]。

同时还发现，血管周神经可能是介导体壁 - 内脏相关的一个重要载体，笔者所知主要依据如下：

（1）在皮内感受器通路研究中初步从形态学方面验证了动脉壁的内、外膜的神经末梢是皮肤末梢感受器通路网络的一部分[2]。

（2）体壁 - 内脏相关的形态学实验研究证明：皮内给药在腹主动脉壁的内外膜标记到大量的神经末梢，提示血管壁是感受器通路网络的一部分，可能参与内脏痛的调节[3]。

---

[1] 黄运姣，滕培兰，章云海 . 经皮内感受器通路注射地塞米松用于腹腔镜下胆囊切除手术后的镇痛 [J]. 淮海医药，2011，29（1）：37-38.

[2] 章云海，雷玲，耿祝生，等 . 家兔血管神经末梢感受器通路与皮肤末梢感受器通路的关系 [J]. 中国临床康复，2006（46）：141-144.

[3] 章云海，李小民，赵志斌，等 . 与内脏相关的皮肤末梢感受器通路的研究 [Z]. 国家科技成果 .2004.

临床应用：

体壁 - 内脏相关作为经络学说的重要内容，在针灸学有广泛的临床应用：

（1）用于经脉、脏腑辨证；

（2）募俞配穴法；

（3）偶刺法；

（4）新针疗法中焦顺发头皮针以大脑皮质功能定位的头皮投影区为刺激区。

此外，韩华明针刺调节内分泌针法新增的治疗内分泌失调的穴位大多也选定在内分泌器官的投影区[1]。

这方面的文献量很大，不胜枚举。

此外，还有一些相关临床试验报道[2]。

关于此条规律还可进一步给出以下 3 点推论：

（1）内 - 外相关不限于体表与体内器官，躯体皮、皮下浅筋膜、肌筋膜、胸腹膜各层之间，以及躯体各层与体内所有器官之间（不限于脏腑；也不限于生理器官，还包括局限性的病灶）皆相关。

例如，躯体深层及体内的大血管分叉处、神经干、神经丛、神经节等与其体表投影处相关。

（2）体壁 - 内脏相关度的高低与二者间相隔的结构层级数呈反比。

人体构造从外到内是分层的：皮肤 - 皮下浅筋膜 - 肌筋膜 - 胸腹膜壁层 - 脏层 - 内脏包膜 - 内脏。相隔的层级越少，相关度越大，例如到胸腹膜的脏层已经可视为内脏的一部分了，及至内脏包膜则与相关内脏为一

---

[1] 韩华明，韩增平，韩兰平．针刺调节内分泌治各科疾病 [M].合肥：中国科学技术大学出版社，2004：301

[2] 高诚敏．针刺相应言语体表投影区配合言语康复训练治疗脑外伤引起失语症的效果观察 [J].中外医学研究，2020，18（32）：160-162.

体了。

但皮肤这一层可能是个例外，其在最外层，按说与内脏的相关度应最小，但此层的感受器种类最多、密度最大，敏感度也高，有躯体神经和交感神经两个传入通路，因而可表现出对内脏明显的调节作用。

只可惜今天的针灸人大多忽略了这一层的特殊治疗作用，临床针刺**都采用锐针速进法，几乎是越过了皮肤这一非常有效的层次**。

（3）**内脏体表投影区和牵涉区合用，调节内脏的作用更显著。**

这一推论已在皮内注药治疗遗尿症、带状疱疹后遗神经痛及内脏痛等临床研究中得到相关实验数据的支持[1]。

118 相对称部位的相似结构相关。

古典针灸学观察、总结出的人体上下、左右、前后的关联规律及相关学说如下：

（1）上下相关的标本、根结学说；

（2）上下前后相关的四海、气街学说、脏腑俞募 - 原合学说；

（3）左右相关的缪刺、巨刺法。

古今中外皆有发现且临床应用较广的对称相关有：左右相关；上下相关；前后相关。其中，关联度最高、解剖学证据最有力，且古今针灸临床皆广泛应用的是左右对称相关。

---

[1] 崔吉正，章云海，耿祝生，等 . 皮内复合骶管注射治疗原发性夜间遗尿症 [J]. 中国现代医学杂志，2010，20（12）：1872-1874，1878；章云海，周震球，曾因明，等 . 皮内注药治疗内脏痛的神经基础与皮肤经络的实质 [J]. 中国临床康复，2004，8（2）：288-289，191；章云海，周震球，李小明，等 . 皮内注药治疗疱疹后神经痛的机制 [J]. 中华麻醉学杂志，2003（2）：35-37.

119 同经脉关联结构相关。

古典针灸学发现的人体远隔部位关联规律包括躯体上下部位间的相关，内脏与躯体之间的上下前后表里相关。

（1）足小趾外侧 - 外踝后 - 腘中 - 腰背 - 膀胱 - 项 - 目相关——足太阳脉；手外侧 - 肩 - 耳前 - 目相关——手太阳脉。

（2）足四、五趾间 - 腘外侧 - 胁 - 胆 - 耳相关——足少阳脉；手四、五指间 - 腕上二寸中 - 耳相关——手少阳脉。

（3）足背 - 足三里 - 胃肠 - 口面 - 相关——足阳明脉；手一、二指间 - 口面相关——手阳明脉。

（4）足大趾内侧 - 大腿内侧 - 脾 - 舌相关——足太阴脉；手大指 - 寸口 - 肘内 - 腋下 - 肺相关——手太阴脉。

（5）足内踝后 - 膝内 - 肾 - 舌相关——足少阴脉；腕内尺侧 - 臂内尺侧 - 心相关——手少阴脉。

（6）足大趾丛毛 - 足一、二趾间脉动处 - 前阴 - 肝 - 舌相关——足厥阴脉；腕内横纹中之上三寸间 - 侧胁 - 心包相关——手厥阴脉。

（7）脏腑之俞后出于脊旁，前出于前正中线及旁，前后俞、募相关。

（8）五脏俞募与腕踝之原相关：

大陵 - 膻中 - 心俞 - 心相关；

太渊 - 中府 - 肺俞 - 肺相关；

太白 - 章门 - 脾俞 - 脾相关；

太冲 - 期门 - 肝俞 - 肝相关。

太溪 - 京门 - 肾俞 - 肾相关。

（9）六腑俞募与肘膝之合相关：

足三里 - 中脘 - 胃俞 - 胃相关；

上巨虚 - 天枢 - 大肠俞 - 大肠相关；

下巨虚 - 关元 - 小肠俞 - 小肠相关；

委阳、委中 - 京门 - 膀胱俞 - 石门 - 三焦俞 - 膀胱相关；

阳陵泉 - 日月 - 胆俞 - 胆相关。

这些规律有些可用现代医学知识完整或部分地解释；有些则用现代医学、生物学、物理学等现有的知识还不能说明。

需要特别指出的是，面对人体这一极为复杂的系统，不论是对于针灸学还是整个医学而言，相对于规律的解释，更为重要的是规律的发现与检验，以确认这些规律是否准确、完整；如果是，还要进一步考察其在什么条件下、什么范围内成立，即不同规律的普适度，最后再用简单、通用的语言将这些规律重新准确表达出来，这是今天的针灸人义不容辞的责任。

第3节　内环境优位调控律

细胞本身及细胞微环境的异常都能引起疾病，因此在治疗上就有针对实体结构的"治鱼"路径和针对环境的"治水"路径——或者再加上"鱼水兼治"的综合路径。

根据 082 生物第一性原理可知，调节机体内环境的"治水"路径具有更高的优先级。

机体结构千差万别，功能也各有不同，但所处的内环境是基本相同的，因此在治疗上从内环境入手，可执简御繁，是普适度更高的治疗路径，而且常常也是治本的路径，特别是对那些病因病机不清的慢性病及疾病发展的最后阶段的重症，更是如此。**现代医学恰好是在重症及慢性病的癌症诊疗上最先转向内环境诊疗的路径。**

此外，要想根除病毒、细菌性疾病，除非能使人体不适合成为细菌、病毒的宿主，否则就只能通过调整内环境与其和平共处。

从第 1 篇所论血气的本质可知，古典针灸学以"血气不和"为百病之机，则表明其对内环境的关注，内环境治则脉和无病，内环境乱则脉动为病。而恰好针灸又是一种调节内环境极佳的方法——通过直接调节内环境的物理空间而间接调节其化学环境，再配合治神调节心理环境，安全、快捷、有效调节内环境而治疗疾病。

一、内环境的度量

现代医学对于"疾病"的定义已形成如下共识："疾病是在一定病因作用下，机体内稳态调节紊乱而发生的异常生命活动过程"[1]。

基于这一认识，则快速、灵敏、简单检测内环境状态就成为治疗疾病的一个重要前提。

古典针灸学和现代医学对此皆有深刻的认识，并不约而同地选择"血气"作为诊察内环境状态的指标。

有所不同者，古典针灸学是通过脉象的变化间接地诊察血气（内环境）的虚实和运行状态；而现代医学则直接检验血液成分的变化把握机体内环境的状态——在普通门诊采血进行静态检测；而在病房，尤其是ICU，则对血气和血液运行状态进行动态监测。

古典针灸学认为血脉与血气是体用关系，脉为血气之府，故通过外在脉象的变化可察知内部血气的状态。又由于古典针灸学是诊-疗-评三位一体，故特别强调对血气的动态观察。

现代医学认为血浆是内环境中最活跃的部分，并与其他细胞外液相沟通，从而构成全身的体液联系，能较迅速反映内环境变动状况。一方面，血液直接影响着机体各器官或组织的功能。血液的任何改变都不可避免地引起某些或某个器官的功能或结构改变。另一方面，机体任何一个器官的功能变化都会在血液中得到体现。故采血检查能为临床诊疗指点迷津，而重症患者病情变化很快，且与内环境的监测和治疗密切相关，故对血气状

---

[1] 孙宁，贾亚泉，张振强.病理生理学精讲精练 [M].西安：世界图书出版公司，2019：9.

态进行全方位的动态监测就显得格外重要。

120 内环境血气变化可以从外部色 - 脉 - 症察知。

中西医不约而同认识到检测"血气"是察知内环境状态的有效手段，然而同是诊"血气"，不仅诊察的具体内容不尽相同，而且诊察的理念和方式也有别。

现代医学直接取血分析其成分的变化以把握机体内环境的状态。具体检测项目有血常规、血气分析和血流动力学监测等。血气分析一般是监测动脉的血气分析，必要时可进行混合静脉血或中心静脉血的血气分析，以判断机体氧供需平衡情况。

古典针灸学诊脉望色，不论是诊经脉还是诊络脉，也不论是察面色还是视脉色，皆有一个共通点，即注重诊察寒热痛痹。其意义在于，察寒热以知血气之虚实，诊痛痹以知血气流行的状态，而血气的虚实和通与不通是血气"和"与"不和"的基本信息。

对于千变万化的疾病症状，古典针灸学也特别注重寒热痛痹，没有哪一种医学像古典针灸学对于寒、热症状这样的重视，观察得这样细密。

121 诊脉和验血在反映内环境状态上各有短长，二者合参可取长补短。

与古典针灸学诊血气重脉形成鲜明对照的是，现代医学诊内环境状态重血——血气分析。

现代医学在重症时需要精细诊断，精准调整，故用血气分析评判机体内环境状态、自主通气、辅助通气或控制通气效果，准确反映血氧分压和血二氧化碳水平。

在古典针灸学的视域，血气状态的诊察窗口在脉，诊脉不仅能更快察知血气的变化，而且能预判血气变化的趋势。

古典针灸学也察血辨血，但察血与诊脉、刺脉一体，而不像现代医学

149

诊断与治疗截然分开。

虽然现代医学的血气分析能提供内环境状态的更多细节，但还不能，至少在今天还无法取代古典针灸学的色脉诊，主要理由如下：

（1）血常规检查是静态的，不能满足针灸诊-疗-评一体的动态观察需求。

（2）针灸诊脉察色辨血气之虚实寒热及运行状态方便快捷，贯穿诊疗的全过程，而现代医学的血气分析对环境和条件的依赖很高，目前基本上局限于病房，特别是重症监护室（ICU），还难以在普通门诊应用。

（3）面对越来越多的医学实验研究新发现，现代医学其实已经越来越认识到血管外膜在维持血管稳态过程中发挥的重要作用，血管外膜现已成为治疗血管功能异常的新靶点[1]。

中西医同样是诊察机体的内环境，一个偏宏观整体，一个偏微观分析，各有短长，综合应用可取长补短。而**二者互补的前提是建立血气分析与色脉诊辨证的对应关联**。

二、内环境调节力法则

维护内环境的稳衡，从根本上说还是依赖于机体在长期进化中形成的调节内环境的自然力，而适时适当的内外环境的刺激是激发和增强这种自然力的必要条件。

122 没有环境的刺激就没有生物的进化，增强机体调节内环境自然力的最有效方式是适时适当的刺激。

生物进化的研究发现，没有环境刺激就没有进化，也就不会有今天的

---

[1] 李军，丁文惠，唐朝枢.血管外膜与血管稳态和重构[J].中国循环杂志，2016，31（1）：101-103.

人类。

植物逆境细胞及生理学研究发现，植物在轻度的某种逆境锻炼（hardening）一段时间后，抗逆能力可以明显增强，而且对其他逆境的抗性往往也同时增强。但经过锻炼后的植物如果回到正常条件下一段时间，又会回复到原来的状态。

神经生理学研究发现，如果神经元失去所有传入连接或感觉输入，大多数的树突，甚至整个胞体都将萎缩；神经可塑性研究表明，长时间缺乏信息刺激，会使神经网络的调节能力减弱，反之，经常性地接受信息刺激，会使其功能逐渐增强。

废用性萎缩给我们启示：一个器官或组织，如长期不发挥功能，就会造成萎缩。

免疫学的研究发现：如果机体的免疫系统长期缺乏抗原的刺激，久而久之就会攻击正常的机体——造成大量过敏性疾病，这种疾病发生的一般规律：越是发达国家，越是医疗卫生条件优越的城市，发病率越高。

既然人类在进化过程中有着这样或那样的体表刺激，而现在由于生活环境的改变，突然失去或减少了其中的某些必要刺激，势必导致神经系统功能失常而发生种种疾病。因此，保持和增强机体维护内环境稳衡的自然力需要提供**适时适度**的刺激。

123 在突然的、强烈的环境刺激之前先行低强度、渐进式刺激是提升机体内环境稳衡自然力的有效方式。

20 世纪 80 年代现代医学在研究缺血再灌注损伤时，发现心肌在多次短暂的缺血再灌注后对随后更长时间致死性的缺血再灌注损伤的耐受性增强，称之为"缺血预适应"[1]。此后又发现，缺血、缺氧、高温、低温等

---

[1] MURRY C E, JENNINGS R B, REIMER K A.Preconditioning with ischemia：a delay of lethal cell injury in ischemic myocardium[J].Circulation，1986，74（5）：1124.

预处理方法均可产生相似的预适应作用。于是将这种预先采用弱刺激激活细胞的自我保护机制，使细胞对随后发生的较强的有害刺激具有更强的耐受力的过程称作"预处理"（preconditioning）。

这是现代医学对机体在长期进化过程中形成的预适应保护机制的一次偶然发现和总结。

机体预适应现象的最早发现：

如果说现代医学对于人体预适应现象是偶然发现，而且直到 20 世纪 80 年代才发现，那么中国人至少在两千年前就发现了这一现象，不仅在人体，在植物也发现同样的现象，而且在差不多相同的时间在动、植物发现这种预适应现象，显然是在共同背景的一种自觉探索，而不是偶然的发现。

（1）植物预适应现象的发现

《齐民要术》（公元 533—544）是中国乃至世界现存最早的农业科学名著，中国亡佚的更早期的农书经典多赖此书留存部分佚文。此书不仅有多条关于植物预适应现象的确切记载，而且已总结出相关的规律用于指导农植物的生产：

> 雪汁者，五谷之精也，使稼耐旱。常以冬藏雪汁，器盛，埋于地中。治种如此，则收常倍。

这无疑是现代植物学最新研究刚刚认识到的"植物温度逆境锻炼中的交叉适应性"，即低温逆境预处理可以增强植物对高温胁迫的耐受性，高温逆境预处理亦然。

《齐民要术》此条文字在书中多处出现，而且注明此法引自成书年代更早的《神农书》〔《汉书·艺文志》"农"家类载有"《神农》二十篇。六国时，诸子疾时（念）[息] 于农业，道耕农事，托之神农"〕，说明古人的这一发现很早。

（2）动物预适应现象的发现与利用

明清时猪贩在当时把优良猪种运至湖广各地贩卖，当时每因交通不便，长途跋涉，途中猪种死亡过多。贩者受兽医刺血防病治病实践启示，在挑运之前先在猪的某些穴位放血，结果仔猪途运不仅不死亡且很健康[1]。这是典型的"缺血预处理"的效应，不仅比现代医学早发现500年，而且迅速转化为实际应用，解决实际问题。

（3）人体预适应现象的发现与证明

汉以前针灸针较粗，而且有的针具的针尖是圆钝的，如果采用现代针灸临床的一次快速进针法，会给病人造成极大的痛苦。古人发现如果根据个体耐痛的差异，推针之力由小到大，分多次缓慢进针，则病人耐痛力明显增强，很少感觉到进针的疼痛。相关的疼痛预适应的进针法直到宋代还有详细记载。

后来又发现，在机体应激之前针刺可以明显减轻应激反应。而且在民国时期还出现了针刺预处理用于围产期和运动疲劳恢复的对照试验[2]。

预处理提升机体内环境稳衡自然力的机制：

从根本上可以用进化论的"适者生存"的规律解释。

此外，从机体的自调节机制看，影响机体内环境稳衡调节幅度的最大因素是时间。如果遇到外来高强度刺激的突然袭击，机体就会因来不及启动各层调节系统而导致内环境严重失衡；相反，如果在突然高强度的刺激加临之前，先多次施加若干小的预刺激，则机体得以提前启动调节系统，从而能应对接下来的大的刺激，保持内环境的稳衡。

早在1932年提出稳态学说的坎农（W.B. Cannon）对此已有明确的论述：

　　机体许多显著的自动调节能力（包括一切修复过程）需要的是时间，只要得到时间上的保证，这些机能就能对机体恢复其功效发挥重要作用。（《躯体的智慧》）

预处理的应用实例：

在现代医学明确提出"预处理"概念之前，在不少领域已有自觉利用

---

[1] 李世骏. 学习瘃刀防治猪病的点滴体会 [J]. 中兽医学杂志, 1982（02）: 28-29.

[2] 赵缉庵. 针灸要诀与按摩十法 [M]. 北京：中医古籍出版社, 1986.

机体预适应机制的预处理减轻应激状态的成功应用。例如：

（1）高原训练中高原反应的预处理；

（2）植物的逆境预处理；

（3）针灸预处理。

针刺麻醉应当说针灸预处理效应在当代的成功应用，然而是一种不自觉的应用。笔者早在 2008 年就明确指出：

> 可惜，针麻的意义，现代医学并没有真正读懂——甚至针灸医家也没有充分理解。针麻，与其说是提供了一种新的手术镇痛方法，不如说是提供了一种认识人体的一种全新的思路，它对手术的贡献与其说是镇痛，不如说是提高应激能力的预处理作用，从而减少手术这一强刺激对正常生理活动的扰动，防止手术并发症，促进术后机体功能的恢复。（《黄龙祥看针灸》结语篇）

这一观点已渐渐被针灸同道接受。现在看来，提高痛阈只是手术前的针刺预处理效应的一个方面，还不是主要方面[1]。

在针刺麻醉的启发下，现代医学对于疼痛的调控，提出"超前镇痛""预先镇痛"的理念，但由于目前采用以药物为主的模式在临床应用中存在着许多困难，而针灸的介入恰恰是解决应用难题最有效的方法。

☞ 161.

124 针灸和运动是提升人体内环境调节力非常安全有效的方式，二者合用效果更佳。

已知的各类激发内环境调节力的刺激中，两种最安全有效且使用方便的方式为：运动和针灸。笔者所知主要证据如下：

（1）从生物进化的视角看，运动能力是动物适应环境求生存求发展的重要机能，在很大程度可以说"生存在于运动"。

---

[1] 黄龙祥. 针刺麻醉 50 年——超越麻醉与手术 [J]. 针刺研究，2008，33（6）：363-365.

运动是生命的本质特征，自然界的生命物质是在运动中发生发展的。然而，随着人类进化至生物链的顶端，为生存而运动的需求越来越小，环境的刺激也越来越少，适当的运动能够激发人体在长期进化过程中形成的自然力。

（2）在现代医学制订的疾病，特别是痛症临床诊疗指南中，推荐最多的干预方案就是运动方案，也是其有效性和普适性的一个间接证据；在中医学的历史上，针灸是被时间检验最长并仍在接受检验的通过调节机体内环境治病防病的方法。

又，以肢体运动为特征的导引在古代不仅是养生保健的有效方法，而且与针灸配合用于疾病的治疗，以提高疗效，特别是远期疗效。

（3）运动和针灸防病治病的基本机制也相似——主要通过调节自主神经系统提升机体内环境稳衡的自然力。

血液的循环及组织液的流动是否通畅是衡量内环境是否正常的重要指标，而运动和针灸都有显著改善微循环的作用。

提起运动，今人比较熟悉的是躯体运动，但从维持内环境稳衡这一医学根本目的来看，维持平滑肌的正常运动对于维持内环境稳定有更重要的意义。中国古人的运动观身心并重，创立了行气导引、太极拳、八段锦等许多行之有效的调节身心的运动形式。

三、调控结构与节点

人体组装起来是很复杂的，其中某些地方就是鞍点和敏感点，只要轻轻一动，就能够调节全身。

——朱清时[1]

现代医学对于调控机体内环境的结构已有总体认识，即《格氏解剖

[1] 朱清时. 中医是复杂性科学 [J]. 中华养生保健，2004（18）：10-11.

学》所说，自主神经系统、弥散神经内分泌系统（DES）和固有内分泌系统三者间的相互作用，构成了控制内环境稳定的精确机制。

在这个调节网络中，哪些结构是具有关键调节作用的"节点"？迄今现代医学还知之不多，更没有总结出这类"节点"的特征和分布规律。而古典针灸学对此却有极为细密的观察和系统的总结。

125 调控结构分布在间质，主体结构为自主神经和血管。

已知控制内环境稳定的机制为自主神经系统、弥散神经内分泌系统和固有内分泌系统三个系统的相互作用。

其主体结构为自主神经，以及血管自身的调节结构，笔者所知主要证据如下：

（1）**机体应激所致的最快速神经 - 内分泌反应是交感神经与儿茶酚胺（去甲肾上腺素、肾上腺素）的增加。**交感神经系统主要对直立、中度锻炼、寒冷暴露发生反应；去甲肾上腺能神经元广泛分布于中枢神经系统及全身的血管壁，尤以微血管分布最为密集。应激时交感神经兴奋与儿茶酚胺释放引起心率加快、血压升高、血液重新分配、血糖升高等适应保护性反应，但如反应过重或持续时间过长则会引起病理性损伤。

（2）**在这 3 个系统中，后两个系统主要由自主神经调控，而沟通所有 3 个系统者为血管。**

现代医学已经认识到，血管外膜是一个结构功能复杂的集合体，参与血管的支撑结构与血管的功能稳态调节，集神经 - 内分泌 - 免疫功能于一体 [1]。

（3）支配血管的神经是自主神经且以交感神经为主；血管本身又是人体最大的内分泌器官；固有内分泌系统所分泌的激素要作用于远隔的靶器

---

[1] ZHANG Z Z, CHEN L J, ZHONG J C, et al.ACE2/Ang-（1-7）signaling and vascular remodeling[J].Science China（Life Sciences），2014，57（8）：802-808.

官也依赖于血管的传输。可见，**血管既是效应器，又是感应器，还是神经内分泌调节物的传输通道。**

可知，在现代医学经典指出的精确调控机体内环境的 3 个系统中，血管自身的调控结构和自主神经系统发挥主要的作用，尤以交感神经及其密集支配的微血管调控结构为主。

调控内环境的神经、血管、淋巴管结构皆行于结缔组织中，即各类"膜"中或膜上。

126 针刺调控靶区为各类膜结构。

人体宏观层次的膜结构包括：皮肤、皮下浅筋膜、肌筋膜；胸膜、腹膜；内脏包膜、系膜、隔膜；脑膜、脊膜等。

在微观层面上为细胞膜结构，膜结构占细胞结构的 70%。

由 099 条可知：

地球上的第一个生命诞生于膜；

地球上第一个真核生物也诞生于膜；

地球上多细胞生物的内环境也是由膜构成；

已知：古典针灸学主要通过调节机体内环境治病防病；

又知：机体内环境及其调控结构神经、血管、淋巴管皆行于膜中或膜上；

故可推知：**人体各层膜结构是针刺调节内环境治疗疾病的主靶区。**

古典针灸学认为，脉行膜中，气行膜间，膜乃气血会聚之处。在躯体各层膜中尤重分肉之间（皮下浅筋膜与肌筋膜移行处）及血管外膜；在体内更重脏器包膜之原（"募""原"）和脏器间最大的隔膜"横膈膜"及最大的系膜"肠系膜"。

考察古典针灸学的发展历史，可以清晰地看出：早在两千年前古典针灸学体系构建时期，针刺的靶区在躯体部已由之前的皮肉脉筋骨"五体"向五体之膜转变；在体内由器官实体向脏器间包膜、隔膜及膜之原转变。

从最早且应用最广的两种定式刺法"脉刺""分刺"来看，前者由刺脉出血向刺脉外膜调气转变；而后者本身就是刺皮、肉之间的操作，《黄帝针经》定式刺法的标准专篇"官针"篇记载的几十种定式刺法几乎都是"脉刺""分刺"法及其延伸刺法。

对后世乃至当代影响更大的"气穴"刺法也是将针刺有效的"得气"层定于"分肉之间"。

《黄帝针经》稍后成熟的"募刺法"则以膈膜、肓膜（肠系膜）及内脏包膜之原（"募"）为主靶区和靶点。

现代医学对膜的重要性才刚刚有所认识，基于优化外科手术设计的"膜解剖"也渐渐被中外临床医生重视，而在基础研究方面，以中国的田牛教授关于组织通道的形态学研究和理论构建更为扎实，可惜后续的深入研究没能跟上。

127 调控靶点在节之交、脉之会。

如何在针刺靶区中找到最有效的作用点，或更有效的几个点？古人最初也是千万次的探寻，经验积累多了开始总结最佳作用靶点的分布规律，最后提炼出一个最简单的表述——"节之交"。

所谓"节之交"是指两段物体的连接处，在人体如两肉之交、两骨之交、骨肉之交、皮肉之交等，皆可谓"节之交"。

人体之脉，无两段相交之例，故以"脉之会"表达大脉之分、小脉之会的"出入之会"。

调控靶点的分布规律：

（1）脉俞在脉之出入之会；

（2）气穴在"节间""两筋间""两骨间""筋肉间""骨肉间"凹陷中；

（3）奇俞"筋急""筋结"也多见于筋、肉之接及筋、骨之会的"节之交"处；

中国软组织外科学的开拓者宣蛰人教授的研究表明：软组织损伤最常

见的部位是肌肉、筋膜的附骨处——"节之交"。

（4）当代针灸家总结针灸有效点的分布规律为："常分布在动脉、静脉、淋巴管、淋巴结周围，尤其是血管分支处、淋巴分布较多的地方"[1]。

有关针刺主靶区与靶点的对应规律如下：

靶区在膜，靶点自然是膜的敏感点，即古典针灸学所说的气血汇聚点，并总结出如下规律：

（1）脉膜——脉之分叉处曰"脉俞"，以脉之大者，会之多者为"大俞"。

（2）躯体之膜——肉之大会曰"谷"，肉之小会曰"溪"，溪谷之间，脉气所发曰"气穴"。

（3）骨膜——其靶点在骨空曰"髎"，在节间曰"关"曰"俞"。

（4）脏腑之膜——其靶点在膜之原，曰"募"曰"原"曰"门"。

这些靶点与现代医学已经发现的解剖结构存在什么样的对应关系，是一个非常有意义的课题，可惜中西医都无人系统研究。笔者的初步考察结果如下：

（1）脉俞、络俞——血管出入分叉处。脉俞多在动脉分叉处，络俞多在静脉分叉处。

淋巴结多位于血管分叉处和器官门处。

已知一些血管分叉处有特殊的物理、化学感受器，有研究者推测所有的动脉分叉处都有类似的结构；微血管自律运动的起搏点可能在微动脉分支处[2]。

解剖学实验发现：血管括约肌基本都位于血管分支或汇合部位（约

---

[1] 郭效宗. 针灸有效点理论与临床 [M]. 北京：人民卫生出版社，1995：21.

[2] 刘德培. 中华医学百科全书·病理生理学 [M]. 北京：中国协和医科大学出版社，2013：207.

80%），尤以细动脉分叉处为多（90% 以上）^[1]。

（2）脉气所发之气穴——血管神经穿筋膜处的"皮穿支"。

（3）骨空——神经血管出入孔、导静脉孔等。

（4）脏腑募原——大动脉分叉处的相关神经丛、神经节；血管神经出入脏器之"门"。

脏腑之"门"多位于血管神经出入器官处，也常常是神经丛、节所在之处，外形也呈一凹陷，与古典针灸"气穴"在体表的外形特征相合。

脏腑募穴名多曰"门"如"期门""章门""石门"（命门）"次门"（关元）"谷门"（天枢）"京门"。

从脏腑募穴的位置及募刺法的针感反应看，募穴与脏器之"门"，及重要的内脏神经丛、节密切相关。

（5）越是重要的器官血管越粗，而且在大的动脉分支处常形成交感神经丛、节群。

可见古典针灸学以"气血"的多少判定脏器的重要程度有确切的解剖学基础。

古典针灸学以脏腑气血之会在腰背曰俞，在胸腹曰募；现代解剖学以内脏神经之会在腰背曰节，即交感干神经节；在胸腹曰丛，如心丛、肺丛、腹腔丛、腹主动脉丛、腹下丛、太阳丛等。

在主动脉的胸腔和腹腔部分，分布在外膜的这些神经丛在血管分支的地方特别丰富，也与古典针灸学所说"脉之出入之会"规律相合。

128 经脉本俞并脏腑下俞皆出于四肢肘膝以下本部。

069 条指出，关于血管神经的结构，古典针灸学与现代医学难得采用了相同的隐喻——"树"：根、本，标、结——根、干，枝、梢。然而方向却是相反的。

---

[1] 田牛. 微循环学 [M]. 北京：原子能出版社，2004：85.

血管的粗细肉眼可以一目了然，为何中国古人执意以细脉为本，以粗脉为标？

很可能古典针灸学关于脉的标本的认定，不是基于直观的形态，而主要是对脉不同部位功能的认识。

整合针灸学对脉的认识及血管神经解剖的知识能梳理出以下几点证据：

（1）古典针灸学，不仅调节经脉、脏腑功能的本俞穴皆在四肢肘膝以下，而且古人还发现反映经脉、脏腑病症的奇俞"血络""结络"也最常见于四肢肘膝以下。可见，在标本诊法，以四肢肘膝以下脉位为本脉，以头面躯干部的脉位为标脉，有着确切的诊疗实践经验的支撑。

（2）血循环的功能在微血管体现，早在 1932 年坎农已经明确指出这一点。

（3）调控血行状态的交感神经、肽能神经的分布密度与血管管径呈反比。

（4）血管作为人体最大的内分泌器官，其分泌调节内环境的生物活性物质也集中在微小血管。

（5）神经调节的强度和范围在很大程度上取决于感受器的密集度与敏感度，四肢部的感觉器的种类更多，密度更大，敏感度更高。

（6）调节机体内环境稳衡的神经是自主神经，四肢部神经含有更多的交感神经成分。针灸最常用的五输穴所在之处，常有丰富的交感神经分布，更容易促成交感神经反应。

（7）本俞穴所在的四肢肘膝以下部位在大脑皮层代表区的面积最大，提示其有更高的感觉功能的敏感性。

（8）在脊髓，大的脊神经根延续为最大的脊神经，连于脊髓的颈膨大和腰膨大处，支配上肢和下肢。在颈膨大与腰膨大节段，尤以灰质其前柱体积显著增加，这是因为有支配上肢或下肢的大量神经元聚集所致。

综上所述，西医标本与针灸标本是从不同层面发现的不同的调控规律，相对都不完整，二者综合才是完整的机体内环境的调控规律。

其实，古典针灸学已经分别认识到，脏腑之俞上出于胸腹腰背，下出于四肢原、合，将这两条规律整合成一条才是更完整的规律。在临床诊疗中，不论是古代，还是现代，特别是当代，已经自觉综合应用这两条规律。

129 血管、神经内分泌及其受体状态决定俞穴的"动""常"。

据 014 条，可知俞穴的异常变动，包括外形及对温度和压力敏感度的变化，皆谓之"动"。俞穴的异常变动常用于疾病的诊断，故曰"是动则病"。

在病理状态下俞穴的异常变动除了出现在有固定位置的经俞外，还可见于奇俞，最常见的为"血络""结络"，以及"筋急""筋结"。

关于疾病的总机制，古典针灸学为"气血不和"，现代医学为"内环境失衡"。由此可知，俞穴之"动"反映的是机体内环境调节结构的失调状态。

又知，机体调节内环境的机制为自主神经系统和内分泌系统（包括弥散神经内分泌和固有内分泌系统），且以交感神经和微血管自身的调节结构为主体。

则知，俞穴之"动"主要反映交感神经和血管功能之变也。

四、调节法则与调节效应

根据 082 条生物第一性原理，疾病诊疗以内环境为本。

根据 108、178 条，微循环是正常组织器官的生命线，也是病邪扩张的必由路。机体各级调节内环境的结构最终都要落脚于对血循环的调节。

故古典针灸学以"解结通脉"为优先级最高的治疗原则。如果脉通血气流行后，脉象尚未平者则提示有气血的整体失调，则需针灸补虚泻实，以脉平为期。

在现代医学的理论框架中，如果局部病变，"血不通"是局部病理发生、发展、转归的决定性因素。治疗以改善微循环为重点，通过活血、通血，进而纠正局部病变区域的温度、酸碱、代谢、物质的失稳失衡状态。

如果内环境的失衡波及整体则应迅速纠正恢复血液的量和质，这也是现代医学重症监护室诊疗的主旋律。

急性外伤则以修复结构为首务，所谓"急则治其标，缓则治其本"。

在具体的治疗环节，对于针灸学而言，需要把握量 - 效规律，并解决好疗效评价标准的难题。

（一）恢复内稳治病之本

130 调动机体自然力，恢复内环境的稳衡是治疗疾病的根本。

关于疾病的根本原因，古典针灸学以风寒为百病始动因素，以气血不和为总病机，以恢复气血的平和为治病的根本。

西方医学对于这一根本问题的认识有过多次反复：

最早明确提出医学要维护和支持人体自然力，顺应人体自然力进行医学干预的是希波克拉底。他认为，"自然力是疾病的医生"，治疗的目的是帮助自然力，医生应当在适当的时间巧妙地参与治疗。在医生与人体自然力二者共同作用下，病人可以恢复健康。

希波克拉底当时对"自然力"没有给出明确的定义，今天则认为人体的自然力（the natural force of the human body）是人体内在的自我生长、发育、新陈代谢、自洽与修复、免疫、耦合、平衡与稳态、心身互动能力的总和[1]。

19 世纪法国生理学家贝纳德（Claude Bernard，1813—1878）认为：

---

[1] 杜治政 . 论医学干预与人体自然力的平衡 [J]. 医学与哲学，2019，40（4）：1-6.

"内环境的恒定是自由和独立的生命赖以维持的条件"。贝纳德的"内环境平衡"学说后经坎农进一步发展成"内环境稳态"学说。

19 世纪，德国病理学家魏尔啸提出细胞病理学，认为疾病的本质是细胞变化的总和。

20 世纪五六十年代，苏联医学家指出神经系统对疾病发生、发展的决定作用。

然而受细胞学说、细胞病理学说影响太深，现代主流医学治疗疾病的总体思路还是：追求特异性治疗方法，抑制病灶，消除病原，阻断变异，切除病变组织，换掉坏器官，置换坏基因，通过一代又一代的拮抗药物直接对致病因子实施对抗性治疗，也就是说整个治疗的过程主要基于"治鱼"的思路展开，很少从"治水"的路径制定治疗方案，忽视了机体内环境调节结构在疾病发生、发展中的主体作用。

直到近一二十年，在癌症等重大疾病的治疗中屡屡受挫，以及在研究热点干细胞研究中所发现的细胞微环境对细胞功能调节的重要作用，才开始对传统的细胞学说、神经元学说及细胞病理学所缺失的内环境要素的重要性有了一定的认识。

在现代医学对于"疾病"的最新定义中，内环境在疾病发生中的重要作用也已得到一定程度的关注。

131 微血管是各类内环境调节结构的主要靶器官。

从古典针灸学视角看：

（1）基于经络学说，孙脉虽是脉系中最低一级的脉，然而经脉的"所以行血气而营阴阳，濡筋骨，利关节"功能却最终通过孙脉实现。

（2）解结通脉，血气流行是优先级最高的治疗原则，也是毫针补虚泻实调经法有效实施的前提。

古典针灸将"脉"作为机体传输、控制系统的代理，脉也成为古典针灸学的象征。

从现代医学的视角看：

（1）血液只有在毛细血管部位才能进行必需的物质交换。除了毛细血管，循环系统的所有其他部分的存在都是为了在细胞需要血液的部位维持一定的血流量。

可以说，整个循环系统的功能是通过微循环这一段体现出来的，这与古典针灸学的认识完全相同。

（2）人体各级内环境调控结构最终都作用到肌细胞，特别是微血管的平滑肌细胞/周细胞。

（3）血浆是内环境中最活跃的部分，并与其他细胞外液相沟通，从而构成全身的体液联系，能较迅速反映内环境变动状况。

平滑肌细胞和周细胞被认为是血管舒缩反应和血流调节的主要效应器，神经元及其他细胞产生的活动信号最终与平滑肌细胞与周细胞相关受体结合以调节血流量。现代医学检测内环境状态最常用的指标也是血常规。

血管是血液运行的通道，血管外膜又是神经和淋巴管的通道，也是组织液回流的高速路，显然在内环境控制系统中占有更重要的地位。而且内环境的稳定在很大程度上通过对血流的调控实现，血管内皮细胞和血管外膜是调节血流的重要结构。

132 调无形之神，理有形之体。

人体的内环境包括生物环境和心理环境两种，故调节心理环境——"治神"，是机体内环境稳衡的重要内容。

在古典针灸学，将"治神"作为针工必修基本功的第一位。

现代主流医学的"生物医学模式"也向"生物 - 心理 - 社会医学模式"转变。

关于人的心理对生理结构和功能的影响：

（1）意念放松可诱导形体的放松，精神肌肉放松有利于内环境的稳衡。

（2）意念的虚静可显著提高机体对调控信息的感知、接收和处理的灵敏度和精准度。

（3）意念操作能起到真实操作类似的作用，或可显著增加真实操作的作用强度。心理神经肌肉理论认为，真实运动与运动想象有共同的神经元通路。运动想象训练可以完善和强化真实活动中所涉及的已经在大脑中存在的"运动模式"，可以达到和真实运动类似的治疗效果。

（4）意念调控是一把双刃剑，安慰剂效应利用的是正念激发、增强机体自然力治疗疾病的正向作用。

意念调控在针灸之外的应用：

（1）在心理治疗方面，意念调控是心理治疗的主要手段。

（2）在康复医学中的应用，如在脑卒中患者的康复中经常采用运动想象疗法，意象越清晰、生动，效果就越好。

（3）在运动生理学上的应用，在高水平运动员训练中经常采用的"表象训练法"即是一种典型的意念调控法。

一直以来中国的运动生理学研究都以介绍和吸纳西方的理论和学说为主，在老一辈中国运动生理学开拓者中也有注重对中国传统的意念调控技术和知识宝库发掘整理的探索者，如杨锡让教授在其编撰的运动生物学教材《实用运动生理学》中专门有一章论"中国某些传统项目的生理学分析及其在运动训练中的应用"。

133 内环境稳衡根本上取决于机体亿万年进化而成的自然力，人为干预治疗的意义在于必要时激发、调节人体这种自然力，而不能抑制或取代。

目前现代医学在重症治疗中，除脑外的其他生命重要器官都有人工替代手段，如呼吸机可完全替代通气功能，体外膜肺可完全替代通气换气功能和部分替代心脏功能，临时起搏器完全替代心脏节律系统，连续血液净化完全替代肾脏功能和部分替代肝脏功能，成分输血可部分替代造血功能等。

这些先进的技术为抢救病人争取宝贵的时间窗口提供了保障，但抢救能否成功归根到底是要看人的自然力，人工内环境只是权宜之计，赢得时间而已。要解决人工环境撤除的难题，提高抢救成功率，有必要借鉴中医针灸的思路和方法。例如：

ICU 机械通气患者呼吸肌疲劳严重，脱机困难成为抢救失败的主要原因。研究显示 20%～30% 的患者会出现严重的呼吸机依赖及脱机困难的现象。

目前多认为机械通气诱发的膈肌功能障碍是脱机困难最主要的原因。对于调节膈肌功能及患者的整体功能，中医针灸有独到而有效的方法，例如呼吸导引和针刺治疗，包括膈肌的直接刺激和俞穴针刺。如果配合电刺激和渐进性运动辅助方案，疗效更好[1]。

又如，输液、输血是重症医学快速恢复机体内环境的重要手段，要实现对内环境的精准调节，也有必要借鉴中医针灸的思路和方法。对此，中国有关专家已有明确的认识，2017 年出版的中国输血学的权威著作《中华输血学》新增了一个专篇——第 57 章"中医与输血"，此章开篇明言：

中医学与输血医学，两个学科间看似关联度不高，实则互补性极强，其主要体现在：①临床输血为传统中医补上了一些短板，当今国内中医院广泛开展成分输血就是有力佐证；②现代中医为临床输血也补上一些短板，至少可在减少输血、节约血液资源、降低输血风险等方面发挥独特作用。

对于呵护、激发机体的自然力在疾病治疗中的重要性，东西方传统医学有相同的认识：

希波克拉底说："治愈是通过自然力实现的，而自然力是生命所创造的。治疗的目的就是帮助恢复这种自然力"。

---

[1] 江峰. 升提清气针法对呼吸衰竭有创机械通气患者呼吸功能恢复的影响 [D]. 北京：北京中医药大学，2018；戴勇. 早期渐进性活动与运动康复训练在机械通气患者中的应用研究 [D]. 广州：广州中医药大学，2021.

古典针灸学认为，只要确定启动了机体的自修复功能，你所要做的便是维持这种状态，让机体自己完成整个修复过程，即**"无代化，无违时，必养必和，待其来复"**，任何一种治疗都比不上机体自我自动的修复机制的"恰到好处"。过度干预往往适得其反或留下后患、隐患。

因此，急重症的治疗需要"双管齐下"，一方面及时插管，为抢救争取时间；另一方面要发挥中医针灸优势，在拔管、脱机之前激活机体的自然力，实现人工环境和自然力的平稳过渡。这应当成为重症医学认真研究的重要环节。

（二）量 - 效规律

针刺效应取决于两大方面：其一，刺灸处的选择及刺灸法的运用；其二，病人的反应能力及状态。

要在临床治疗中获得预期的治疗效应，必须深入研究以上两种因素相互作用的规律。

134 针刺效应的大小与刺激点敏感度的高低及刺激时间呈正比，与针尖距敏感点的距离呈反比。

俞穴是一个立体概念，而不仅仅是体表定位。这里所说的"敏感点"指俞穴之"机"的位置，是用最小刺激产生"得气"效应的点。

对俞穴之"机"位置判断越精准，调节就越精细——所谓"小刺激大效应"。犹如声控灯的控制一样，距离声控开关越近，开 / 关灯所需要的声波分贝（dB）就越低，调控的效率也就越高。

古典针灸学很早就发现并在针刺治疗中自觉应用这一规律。

现代医学的神经阻滞 / 刺激疗法也发现了这一规律，并根据这一原理发明了专门的神经刺激器以探查神经点的位置而实施精准刺激。但现有的这类探测仪对于针刺探查俞穴之"机"的位置并不适用，因为针刺的靶点更多是以丰富的自主神经支配为特征，而现行的神经刺激器是针对躯体神经的定位。

不同的疾病，或者相同疾病的不同阶段，对于刺激的精准度的要求是不同的，选取的刺激点或部位不同，刺激方式和刺激量的要求也不同。

135 针刺留针时间的长短与针尖距俞穴最敏感点的距离呈正比，与刺激强度呈反比。

刺激强度是相对概念，相对于病人的反应性。

例如，深刺及脏腑包膜的募刺法针感极强，刺激强度非常大，后效应很长，一般得气即止，不须留针，或短时间留针；两次针刺的间隔也比一般针刺要长很多，古代针粗刺激量更大，故须"每间七、八日而行针"。

而皮下浅刺法常规操作的刺激量明显较低，要达到有效的刺激量及远期疗效，常常需要长时间留针。当代腕踝针、浮针等皮下针都有久留针的要求，古代分刺法虽没有强调久留针，但通过皮肉之间三层的选择，以及与针数多少的组合，在一定程度上显著增加了刺激量。

古今分刺法的操作实有异曲同工之处：古法根据痹之深浅大小而决定针的深浅和多少，今法只在皮下轻刺激且多只用一根针，故需要久留针（也很适宜久留），以弥补刺激量的不足。

136 器病治膜，脏、膜间隔的层级越多则所需要的刺激量越大；器病治膜，脏、膜间隔的层级越多则治疗范围越广而针对性越低。

此条与前两条共同构成一个完整的刺激量-效规律。

刺膜治其所包裹的组织、器官病，从皮内、皮下浅筋膜、肌筋膜、腹膜壁层、腹膜脏层、系膜、隔膜、包膜，从外到内，治疗的针对性越来越强。换言之，器病治膜，所刺之膜距靶器官越远，需要的刺激量就越大；反之越小。

一般规律，表层可治里层，相邻两层间的关联度最大，针对性最强，疗效最好。

但最表层的皮肤具有调节最内层的内脏疾病的显著作用，应视为这一规律的例外。

第4节 常见病及重症中西医诊疗规律

关于常见病的界定，中西医有很高共识度，皆以痛症和热病为最常见的两类病症。

中医的热病，相当于西医的感冒及各种传染病的前驱期。

西医认为，感冒是万病之源，可以看作各种感染性疾病的前驱期。感冒又是各种基础病复发、加重的重要因素。这与中医热病表证、卫证常见于外感热病的初期是一致的。

疼痛，西医认为是由炎症引起，而炎症又为百病之因，现代医学研究发现越来越多的病症与炎症相关。

古典针灸学从痹证的诊疗拉开大幕，而当代针灸在研究规模上能与之相比者，也只有针刺治痛的临床与机制研究。

古今针灸如此大量的经验与实验数据的积累，应当能超越经验的层面，梳理出若干诊疗规律。然而，几十年来，不同的研究团队从不同角度提出不同的项目，却没有人把这些不同的点放在一起考察，寻找共同点，用同一个视角串连。现在是时候从这些当代研究最多、基础最好的点中寻找到针灸学从经验到科学的路径了。

众所周知，在常见病的诊疗思路和治疗策略上，中西医存在明显差异；

众所不知的是，现代医学在癌症和重症诊疗上却呈现出与中医针灸越走越近的趋势。

故本篇特以中西医共识度高的两类常见病和在诊疗上殊途同归的重症为例，发掘中西医诊疗规律，探求中西医融合的天然基础。

一、痛症热病诊疗共性规律

古典针灸学视域：

从病因看，痛症和热病的主因皆为寒；

从脉症看，"血气不和"是疾病的总机制，故诊脉之盛衰知血气之有余不足；辨寒热痛痹以知血气通与不通及虚实状态。痛痹与热病之表寒证皆为紧脉。

在治疗上，痛痹之在表者取分肉间治以分刺法；热病之在表者取风穴或头项背热俞应穴用汗法，皆以解表疏风为要。

在现代医学视域，痛症和热病的机制皆为炎症，早期的治疗原则皆为消炎解热镇痛，治疗也皆可用常用的解热镇痛药。

137 痛症、热病始于寒，为百病之始。

古典针灸学认为，寒则筋急脉引为痛痹。人之伤于寒则为热病，故曰："今夫热病者，皆伤寒之类也"。热病初起之症也为头项强痛脉紧。

从现代医学视角看，寒冷的刺激使交感神经功能失调，导致肌肉的小血管收缩，使肌肉紧张甚至痉挛，还可以造成肌肉的无菌性炎症。筋膜又构成内环境的物理空间，筋膜障碍则内环境失衡百病生。

痛症、热病为百病始，《黄帝素问·举痛论》和《伤寒论》基于痛症和热病为百病之始的认识，描绘由痹证和热病引起的两棵疾病树——一棵为无菌性炎症，一棵为感染性炎症，前者的诊疗经验构成了针灸诊疗许多重要治则，而后者对方药的影响更大，成为方药诊疗的规范。

138 先辨病性，继辨表里寒热，病在表以解表疏风为要，痛证取分肉间治以分刺法；热病取头项背风穴热俞用汗法。

对于痛症而言，当辨急性痛还是慢性痛？于古典针灸则当辨为众痹还是脉痹。

对于感冒而言，当辨普通感冒还是流行性感冒？是普通热病还是传染病；是一般传染病还是烈性传染病？

众痹者，治以分刺法、缪刺法；脉痹者，治以脉刺法。

热病始于头首者，刺项太阳而汗出止，刺风府、风门、风池诸风穴为要。亦当于热俞中取应穴治之。

现代医学对急性痛及热病前驱期，治疗原则皆为消炎解热镇痛。

139 久痹入络，热甚血瘀，必先去血脉，而后视脉调气血以平为期。

古典针灸学发现，随着痛症和热病的发展，常会导致血脉不通，血行不畅，这时的治疗一定要先解结通脉，然后再根据血气的虚实加以调整，故提出"久痹入络""久病入络"的命题。

现代医学也发现，慢性炎症久治难愈，常常是因为患病部位的微循环障碍。口服药物都必须通过血液循环到达患病的部位，如果局部有炎症，微循环不可能很畅通，药物也就很难依靠血液循环到达病灶，药物治疗就难以发挥应有的疗效。

古典针灸学优先级最高的一条治疗原则"凡治病必先去其血脉，乃去其所苦，伺之所欲，然后泻有余，补不足"，正是基于痛症和热病的大量诊疗经验提出的，并且在明清疫病大流行的诊疗实践中得到大样本、长时段的再检验。

140 诊筋急筋结即取之，以筋柔为效。

古典针灸学将痹证依据其病在筋或病在脉分为两大类——众痹和周痹。属于经筋之病的众痹皆由"筋急"所致，故诊察筋急，治则以筋刺法刺筋急处，筋柔乃止。

病在脉的周痹，诊则察"血脉""结络"，治则刺"血脉""结络"，所谓"刺痹者，必先切循其下之六经，视其虚实，及大络之血结而不通，及虚而脉陷空者而调之"。

141 诊有过之脉、应动之俞即取之，以脉平为效。

古典针灸对于热病常见应动之穴的分布规律多有总结，如《黄帝针经》刺热病"五十九刺"、《黄帝素问》灸寒热"二十九处"等，临床应用可根据热病先发之部位，从上述常见应动之穴中探寻"动"穴治之。

关于痛症的常见的应动之穴，《黄帝针经·经筋》及现代的《肌筋膜疼痛与功能障碍：激痛点手册》等书皆有论述，临床可参照应用。

脉通、筋柔之后，如脉未平，则需要根据脉之虚实选相关经脉本俞及脏腑募俞穴治疗，以脉平为期。

142 气血大虚者先补气血调内环境而后以针调之。

针灸以调气血内环境为主，患者的自然力及其当下的状态是影响疗效的重要因素。如果血气的量与质失衡幅度过大，超出了机体自然力调节的限度则针灸难以有效治疗，需要借助中药调理，以及现代医学的输血、输液等手段快速调节。

二、治痛诊疗规律

143 病在分肉曰众痹，治以分刺法，此为痛证通治法。皮下刺激区域越大效越好，粗针比细针好。

古典针灸学以众痹病因为"寒"，病位在"分肉之间"，病机为"沫得寒则聚，聚则排分肉而分裂也，分裂则痛"，意即组织间液遇寒则聚集，集则肌肉受挤压而痛。

基于这一病机的共识，《黄帝针经》确立了痛痹的治疗原则——"紧痛则取之分肉"，又基于这一治则创立了治疗痛痹的常规治法"分刺"法，再根据寒痹之大小深浅延伸出诸多针对性更强的刺法，临证治疗则有常有变，有方有圆。然**万变不离其宗也——皆刺取皮、肉之间。**

分刺法平刺皮下，刺激强度低，临床上根据病情的需要可通过以下几种方法调节刺激强度和刺激量：

（1）从皮下至肌筋膜皆属于广义"分刺"法操作空间，根据痹证的深浅调整针刺的深浅。

（2）分刺法有单针刺和多针刺，可根据痹证的范围大小选用不同的针数。

（3）如果用单针，可通过针的粗细或不同的操作手法调节刺激强度。例如，可采用挑拨的手法，或浮针的"扫散"手法增加刺激量，扫散的幅度越大越好。

（4）**以上各法皆宜配合患者的活动**，特别是根据肌肉的功能设计针对性的运动方案，效果更佳。

144 病在脉曰周痹治以脉刺法，或刺脉外膜，或取脉俞，有结者先刺血解结。

病在血调之脉，故周痹治以脉刺法。

刺脉也有"三刺"之法，根据病情需要可刺脉外膜、脉中及洞穿脉管。

不论是刺脉还是刺脉俞，也不论是采用何种刺法，临证但见"血络""结络"者，皆须先刺血解结通脉。

对于普通痛症，不论是中医还是西医，不论是古典针灸还是现代针灸，大多都能轻松解决。而对于神经病理性疼痛这样的慢性痛，特别是患者出现免疫功能低下时，中医、西医都头痛。采用古典针灸的脉刺法和背俞刺法，必要时加上灸法仍是现代医学最新治疗技术不可替代的有效治疗方法。

145 远端取穴则须强刺激＋患处活动。

对于急性痛实证，宜采用远端选穴用泻法，**在针刺过程中及留针期间皆配合患处的活动。**

远端选穴优先取应穴，如未查及应穴，可选用针感强的经穴强刺激。

146 久痹入络治则先去血脉后调其虚实，常取本俞、背俞或井穴
放血，配合治神法。

久痹入络而见"血络""结络"者，先用刺血法解结通脉，或刺井穴
刺血；如痛止脉平则治疗结束；如痛虽止而脉未平，则腹诊查内部是否有
积，如有积当用募刺法去其积，如不善募刺者可用方药除积。积去脉仍未
平者，则当据脉用毫针补泻调经法取本俞治之；病程久的慢性痛应全脊柱
诊察，有肌硬结或肌紧张者应充分松解，如**诊有应穴先取之，另配夹脊
穴**，或配耳穴，或根据需要配合灸法。

需要注意的是，针灸治疗的本质是激发、调节机体的内环境，如果内
环境，特别是血环境的质和量失衡过大，尤以免疫指标低下明显者，则各
种治法疗效都不好。须先调血液环境再行针灸治疗才能获得应有的疗效。

**此条规律虽从痛症诊疗经验总结而来，但广泛适用于其他病症的
治疗。**

☞ 139.

147 见有肌紧张或肌硬结者则粗针贯刺令柔，配合运动效更佳。
若筋柔而脉未平者，以毫针调平乃止。

这是古典针灸区别于今之"干针"的关键点。

筋急而痛，一般治以筋刺法以筋柔为效，如筋柔而脉未平者，仍需取
相关经脉本俞及背俞，以毫针调血气令和乃止。

古典针灸以脉平为疗效评价的终极指标。

148 经刺不已则缪刺之。

此条规律具有广泛的普适性，只不过此规律从痛症诊疗中来，又在痛
症应用最广，时间也最久而已。

149 常规刺法效不显或效不久者，则配合运动针法。

    此规律现代医学也于无意中发现，只是其现有的理论框架还不能解释。

    在针刺治疗痛证，特别是结筋型痛症时，越来越多的针灸医生会要求患者活动疼痛部位，特别是浮针疗法更是在整个操作过程都始终配合患部的有针对性的运动。

    不同部位的活动方法与技巧被总结，以至于形成了一种专门的针法或针术——"针刺运动疗法"。

    这个现象终于引起国内外一些实验研究人员的注意，开始自觉地设计实验来检验，并初步探索其作用机制。然而，比起这些临床观察和动物实验，更能让我们直观而清晰地理解运动针法意义的是现代医学的刺激运动皮层（motor cortex stimulation）治疗顽固性疼痛的偶然发现。

    这一发现把疼痛治疗从感觉延伸到运动，从外周延伸到中枢。

    针灸的临床实践经验表明，采用运动针法或配合运动或刺激头皮针的运动区，皆能显著增强疗效。

    在机制研究方面，越来越多的实验证明，运动神经损伤是引起神经病理性疼痛的主要机制。

    ☞ 185；190.

150 从形论治效不显者从神治之。

    根据 087 条，调内环境本身包括调节神志。故对慢性痛常规治疗不效者，应诊察病人的心理状态，从神论治。经曰"痛则神归之，神归之则热，热则痛解"，已经阐述了从神治痛的机制。

    现代医学对于疼痛的定义中也已经强调了心理因素：疼痛是一种与组织损伤或潜在组织损伤相关的不愉快的主观感觉和情绪体验（国际疼痛研究学会 1994）。

    情绪反应包括痛苦、恐惧、焦虑、抑郁等。

临床也发现慢性痛的病人多伴有心理障碍的症状。

三、热病诊疗规律

在古典针灸学视域，从病人的寒热可以察知气血的虚实。

生命内环境虽然很复杂，但总体上也像外在的自然环境一样，根本的变化也是寒热。

热病不论什么原因引起，治疗的关键还是先辨别患者的内环境寒热状态，寒者热之，热者寒之，寒热调平气血乃和，百病乃除。

151 有恶寒、项紧硬者当先发汗解表柔筋。

不论是病毒还是细菌引起的发热类疾病，只要见有恶寒、头项部肌肉发硬甚有硬结者，皆当刺风门、风府、风池等风穴祛风散寒，去筋急、筋结。寒甚者可配合拔罐、灸疗或中药。

152 热甚宜刺血泻热，再看部取经俞，及“热俞”之应病者。

若恶寒已去而热甚，可于井穴或耳尖刺血泻热。再根据热先发之部位取相关经俞，及该部高频应穴中探寻应穴治之。

153 有痰湿者必去之而后热可清。

若热病夹湿者必祛湿化痰，否则热虽退而后遗头痛头晕、慢性咳嗽等症日久难愈。多因正气本虚又加误治，表证风寒未尽又与湿相结入深。

154 脉症不合或上下脉不应者先解结通脉，而后再诊脉凭脉调血气令和。

上热下寒者多为中阻，解结脉通则寒热消，所谓“一经上实下虚而不通者，此必有横络盛加于大经，令之不通，视而泻之，此所谓解结也”。

这一现象临床颇多见，还难以用现代医学知识解释。

四、重症诊疗规律

重症医学（critical care medicine，CCM）是一门研究危重病症发生、发展规律及诊治的科学，具有多学科交叉、渗透的特点。病人进入到重症监护室（ICU）时，主要矛盾不再是原发病，而是危重病。诊疗的思路主要着眼于器官与器官、器官与组织、器官与整体之间的相互关系，而不是单一器官局部概念。

现代医学关于重症诊疗的最新理念已经与中医针灸接近。但由于相应的治疗手段和方法还存在缺环，故这些理念尚未很好落到实处，借鉴中医针灸成熟的技术手段，取长补短，是重症医学未来发展的有效路径。

155 重症的主要病因多直接来自于内环境紊乱，重症血液净化的干预靶点是患者紊乱的内环境。

传统的血液净化重视对脏器功能的替代；而重症血液净化重视对脏器功能障碍等多种原因引起的内环境紊乱的纠正。

采用血液净化技术重建内稳态，使全身的器官和细胞维持良好的内环境，有助于脏器功能的恢复和改善预后。

156 脉不见或脉症不合者，刺结络血络出血，血络不显者刺十指间或尖出血。

脉不见或脉症不合者非皆为重症、死症，明清救治流行疫病的经验表明：热毒壅血阻脉每致脉伏不见或脉症不合，"若以针刺之，血流而气亦泄，毒始无所壅阻，而脉乃复其常尔"。故古典针灸学确立"凡治病必先去其血脉"的第一治则同样适用于疑难症的救治，正如脉结不通，针刺调血气难收效一样，微循环障碍严重，现代医学调血环境的诸法也难收效。

通脉与调血气并重可显著提高救治成功率。应当看到，在通脉行血方面，中医针灸比现代医学有更多有效、安全的方法。中西医在这个关键环节上存在很大的互补空间。

需要指出的是，如有内积者则刺血不出，治当先去其积再刺血；如果久病气虚，血络不外显，或虽显见刺之血不出，或血出不尽，这时需要先补血气，则结络外显，刺之血出也；如刺血后脉陷不充者，继而用毫针引气以通脉。

157 现代医学长于人工内环境的创建，古典针灸善于调动机体的自然力，二者合用可显著提高救治成功率。

☞ 133.

结语　医道自然

本篇是全书的根基和核心。可以说，这本小书的其他篇都是此篇的铺垫和延伸。

如果把写作这本小书的全部投入分作 10 份的话，用于此篇写作至少占到 7 份；再把写作此篇的总投入分作 10 份，则前 4 条规律的发掘、提炼和表达至少占用了 7 份。

以下试将本篇逐条论述的规律，根据两条第一性原理推导出一个有机联系的整体图景，用细胞学说和气血学说的"砖瓦"构建出朝向未来医学的新古典针灸学理论框架：

由"生物第一性原理"可直接导出"人体 - 环境相关律""人体结构功能基本单元"。

以生物体为实体，以生命环境为空间，则可从"人体 - 环境相关律"直接导出"实体 - 空间一体律"。

由"万物第一性原理"可导出"实体 - 实体关联律"。

由"生物第一性原理""人体 - 环境相关律""人体结构功能基本单元"可导出"内环境优位调控律"。

所有这些规律从两条"第一性原理"出发，一环扣一环构成了一个清晰理解人体生命的完整框架。

对于注重应用的医学而言，它的理论框架的合理性、科学性不仅要有逻辑支撑，还要求在临床实践中检验理论的解释力和应用范围，故篇末"常见病及重症中西医诊疗规律"以中西医常见病及重症为例具体检验这些规律对实践指导的针对性、有效性是否有显著的提升。如此完成对理论逻辑和实践的双重检验。

最后自然走到一路标前："**生物 - 环境一体**"（用古典针灸学的表达即"天人相应"），**这是一个自然呈现的命题，乃本然的医学模式最简单且最完整的表达！**

读到这里，已经看到一个与以往我们熟悉的医学（不论是古典针灸还是现代医学）大不同的人体世界，但我相信如果不是本书作者的提醒，你恐怕并没有感受到有什么改变——尽管深刻的改变已经呈现在你的眼前，看不到什么人为创新的痕迹；甚至也不会注意其中哪些规律是针对针灸学，哪些条文是针对现代医学，似乎就是一个整体，一切都那么自然而然，它本来就是如此，而不是人为的改变。

其实写到此处，才真正体验到了创新的最高境界"大道至简"的奇妙，真正悟到自然而然的、看不出人为痕迹的创新才是更好的创新。你所看到或感受到的一切改变，都是它内在优良基因表达的自然绽放，而不是人为转基因的结果。

本篇原设计在篇末有一节"应用示例"，通过一个个具体的实例，与读者分享本篇呈现的这些规律将会给针灸学及主流医学带来哪些深刻的改变。为了让读者能够更充分感受到从底层逻辑重构所带来的理论框架面貌一新的改变过程和内心的震撼，同时也为了全书各篇篇幅的相对平衡，故在统稿过程中将原设计的内容稍加改编，作为一个独立的专篇，置于全书第 5 篇名曰"承接与连通——超越"。

结语 14. 细胞是生物体表现为生命特征的最小结构，基于生物第一性原理"生物与环境是相反而立又相互依存的统一体"，可推知多细胞生物的基本结构功能单元两要素——细胞及细胞外基质。由此基底层逐层往上巡视，可看出以往不曾察觉的、由"微-宏通合律"支配的人体世界——人体在细胞、组织、器官不同层次之间，存在着结构的统一性，可将整个人体看成是一个细胞及细胞外基质单元的放大，或者可以将细胞看成是整个人体构造的缩微。这一规律的发现，不仅使得现代医学能对人体构造有全新的理解，而且为从已知出发探索未知世界提供了导航系统。

结语 15. 由"微-宏通合律"可以自然推导出"膜-器一体律"，组织器官的功能多由实质结构体现，而器官功能的控制系统则分布、走行于由各类膜构成的空间结构。由此将开启一个重新认识人体结构与功能的新视角，以往不被现代医学重视的生物膜之外的各类膜的意义由此浮出水面。

结语 16. 基于生物第一性原理"生物与环境是相反而立又相互依存的统一体，且环境为主动一方"，可推出命题 087"人体是由生物体与生命环境共成的统一体，是形神合一的整体"。作为生物的最高级形式，人的环境构成也最复杂：其外环境包括自然环境和社会环境；其内环境包括有形的微环境和无形的意识环境。实体与空间共同构成了有生命的人体。没有虚空就没有实体，而缺少了实体，虚空也只剩下"空"而无所"用"。

结语 17. 基于生物第一性原理，疾病治疗以内环境为本，可导出命题 130"调动机体自然力，恢复内环境的稳衡是治疗疾病的根本"。对内环境的调节最终要落实到肌细胞，特别是血管、内脏、腺体、筋膜的平滑肌细胞。

结语 18. 从以上视点回看现代医学和古典针灸学走过的路，对二者的起点、运动轨迹、现在位置及未来的走向一目了然：细胞与细胞微环境是互根的一体两面，近百年来现代医学对人体结构从宏观到微观进行了深入的研究，取得了令人瞩目的成就。然而只重点研究了人体生命活动基本单元中双面中一个侧面的一个部分——实质细胞，对于基质细胞的研究刚刚起步，而对于细胞微环境的研究则几乎仍停留在贝纳德和坎农的阶段，没有进一步的发展；古典针灸学本质上是一门是通过对人体内环境度量和调适以预防、治疗疾病的学科。而且针灸更是一种调节内环境极佳的方法——通过直接调节内环境的物理空间而间接调节其化学环境，再配合治神调节心理环境，安全、快捷、有效调节内环境而治疗疾病。

结语 19. 关于未来医学相适的医学模式，最简单最完整的表述应当是"生物 - 环境模式"。实质细胞与间质细胞并重，细胞与细胞微环境并重应当成为未来医学由"生物医学模式"向"生物 - 环境模式"转变的必由之路。

结语 20. 古典针灸学有关人体结构功能规律的重大发现，且对现代医学有启迪及借鉴意义的有以下几方面：其一，对血管不同部位，特别是血管分叉处诊疗意义的发现，以及血管内外膜功能的认识；其二，各类膜结构意义的发现及临床应用；其三，人体上下内外特定部位间关联规律的发现；其四，人的精神活动状态对形体的影响规律；其五，诊察及调节内环境状态的简单有效的方法。

结语 21. 古典针灸学具有恒久价值的部分在于其发现的基本规律，以及发现这些规律的认识论和方法论。现代医学没能发现相关规律并阐明其机制，常常不是因为新的结构没有被发现，而主要是缺少新的视角去看待已知的结构。

以上结语的展开参见本书最后一篇"承接与连通——超越"。

将本篇与第 5 篇作为完整的一篇阅读，会有更轻松、更清晰的阅读体验。

第3篇 (158~176)
作用与应用——路界

在第2篇系统论述了适用于针灸学乃至通用于整个医学及生物学的基本规律,本篇重点讨论针灸基本规律的适用范围——针灸的边界。

本篇纲目

针灸作用及作用域

基本应用

拓展应用

结语　道路勘探

第1节　针灸作用及作用域

从绪篇的论述可知，针灸学以气血为逻辑起点，以气血不和为疾病的总病机，以调气血令和为治病总则，则可推知针灸的基本作用为调和气血。

对此针灸古典《黄帝针经》载有一言而终的概括——"以微针通其经脉，调其血气，营其逆顺出入之会"，点明了针灸的两大作用——通经脉和调血气。

气血不和包括：气血不通或运行不畅；经络气血分布的偏盛偏衰；气血总量亏损或成分失衡。针灸能直接调节的是前两种。

又知经脉不通，除了表现为寒凝脉结、气滞血瘀等脉与血气功能的直接障碍外，还可因筋急、筋结的挤压间接引起血脉不通或血行不畅。

故可推知针灸通经脉调气血的作用可进一步分解为：补虚泻实调气血；解结通脉调气血；柔筋缓节调气血。

此外，针灸还有一在古代即有应用、在未来有更大应用前景的非常重要的作用——预处理作用。

这里虽将针灸的作用一分为四，实则都是"调和气血"这一总作用的不同表现形式。

古典针灸学有一个优良传统，即在治疗之前首先明确针灸不能治的病症，并将此视为一条非常重要的治疗原则——"刺之大约"。

今天的针灸人或由于缺乏足够的自信，总是努力在针灸适应证中不断增加病种，却很少确认哪些病或哪些病的哪个阶段针灸不能治。

在我看来，确认针灸的局限与确认针灸的优势同等重要，在现阶段前者甚至更重要，因为这不仅可明确针灸应用的边界，而且有助于探索针灸作用的机制。

本篇将针灸的临床应用分为"基本应用"和"拓展应用"两大类。

158 补虚泻实调气血。

气血的本质是机体内环境及其调控结构，**针灸通过机体固有的调控结构调节内环境而发挥其"调和气血"的总作用**。

在现代医学的视域，内环境的构成及调控非常复杂，至今仍有许多细节未详，因而通过调节机体内环境治疗疾病的路径仍未打通，目前的自觉应用也主要局限于重症监护室（ICU）及癌症等很有限的病种。

而古典针灸学通过外在脉象之虚实，症状之寒热痛痹对气血内环境状态宏观、动态把握，并以"脉平"为主要评价指标，总结出调和气血简单、有效、安全的"诊-疗-评"一体化的诊疗模式，走出了一条调节内环境治百病的大路正道。

对于血气循环的细节古人也深知"莫知其纪""孰能穷之"。但古人发现不论内在的血气的成分、分布和运行的机制多么复杂，只要外在的脉调平了，则内在的血气内环境也就平衡了；不论什么原因导致血气不和，都可以将其从总体分为"虚""实"两种状态，所谓"百病之生，皆有虚实"，将虚实调平，则气血调和，百病得愈。

故立针灸治疗大法曰"实则泻之，虚则补之，必先去其血脉而后调之，无问其病，以平为期"。

159 解结通脉调气血。

补虚泻实是针灸调气血的最基本的路径，而补虚泻实要达到气血调和的疗效还需要有一个前提——脉通血气流行。

脉通血气流行虽然不是针灸调节气血的终极目标，却是针灸治病之首务，故古典针灸学将解结通脉作为优先级别最高的一条治则"凡治病必先去其血脉，乃去其所苦，伺之所欲，然后泻有余，补不足"。

有结者必先解结通其脉，然后补虚泻实和其血气。

160 柔筋缓节调气血。

筋柔有助经脉通畅，血气流行；筋急则脉急为痹，血气不通。故经曰
"骨正筋柔，气血以流"。足见柔筋是针灸的重要功用。

古典针灸学最早发展且广泛应用的两大定式针法即是针对脉的"脉
刺"和针对筋的"分刺"。在此基础上构建的针灸理论曰"经脉学说"和
"经筋学说"。

筋一头连着脉，一头连着骨，故柔筋具有通脉和正骨的双重功效。

161 预处理调气血。

"预处理"（preconditioning）的概念是 20 世纪下半叶现代医学构建
的，又译作"预适应"，是指预先采用弱刺激激活细胞的自我保护机制，
使细胞对随后发生的较强的有害刺激具有更强的耐受力的过程。

"预处理""预适应"虽然都是英文 preconditioning 的中译文，人们大
多也不加区别地使用，但笔者以为二者使用的语境有别："预适应"多用
于表达机体对外加刺激的一种之被动适应；而"预处理"则指基于机体
"预适应"机制主动施加的一个预先刺激。按照刺激的种类可分为不同的
预处理形式。

1986 年现代医学发现"缺血预适应"现象后，又进一步发现，缺血、
缺氧、高温、低温等预处理方法均可产生相似的预适应作用，从而对脏器
的缺血、缺氧等损伤发挥保护作用。但上述预处理方式因安全性和可操作
性等问题，限制了其临床应用。因此，既具有预保护作用又安全可靠的
"针刺预处理""艾灸预处理""电针预处理"等方式应运而生，通过在疾
病发生之前或疾病轻浅之时，预先应用针灸刺激，启动内源性保护机制，
使机体发生一系列有利于健康的级联反应，从而发挥保护作用。

在发病之前针灸的意义，其实就是在突然的、剧烈的刺激来到之前，
先施加一个较缓和的刺激，提前打开机体应激系统的开关，不至于引发过

度的、过长的应激反应。同时提高机体的反应性，为接下来的包括针灸在内的各种治疗做好铺垫，从而可以较小的治疗量获取较高的疗效和较小的副作用。

☞ 123.

162 针灸调节内环境的作用依赖于机体固有的调节结构。

内环境调节结构本身的形态损坏，则机体的自然力无从发挥，针灸的作用也就无从体现。

古典针灸学明确认识到了 3 点：其一，脉通、筋柔、气血未衰是针灸发挥调节作用的前提条件，也就是说，脉和筋本身结构破坏或气血质与量严重失衡，则针灸的作用难以发挥。

针灸的作用主要是通过调节机体固有的内环境调控结构实现的，若这些调节结构损坏或不完整，则针灸无的放矢，难有作为。

针灸只是在机体调节系统状态不佳或不当时加以调节，若处于抑制状态则激发之；处于亢进状态则平抑之；通道不畅者疏通之；肌肉及精神紧张者放松之。并根据病情所需要的调节尺度，在适当的时候调控机体固有的调节程序，并为程序的高效运行营造良好的环境。

即便是古典针灸学特别强调的"治神"的意念操作也依赖于相关脑区的结构完好。

如将气血比作电路的运行，针灸所能只是调节开关、电压、电流，如果没有电源或电路切断或用电器损坏则针灸难有作为。

☞ 130；133.

163 针灸与其他适宜疗法的合用不仅可以增强疗效，而且可以拓宽治疗域。

针灸总的作用即调和气血，气血不和包括：气血不通或运行不畅；经络气血分布的偏盛偏衰；气血总量亏损或成分失衡。

对于最后一种情况的处理是针灸的短板，而是现代医学的长项，甚至中药在补益气血方面也长于针灸。

但针灸亦有所长，也能补现代医学支持疗法的某些短板。对此，中国西医的有识之士已有所认识，例如中国的输血学权威著作《中华输血学》有专章论述"中医与输血"。

从历史上看，针与灸的结合本身就是突破针刺调气血局限性的一个成功范例，所谓"针所不为，灸之所宜"。

几十年来针灸通过与其他疗法的配合应用，或整合成一种新的疗法取长补短，已经取得诸多成功的案例，如：

针与电刺激疗法的结合，形成"电针疗法"；

俞穴与注射疗法结合，形成"穴位注射疗法"；

针灸与激光结合，形成"激光针灸"；

电针与药物麻醉结合，创立"针药复合麻醉"等等。

未来针灸与其他高新技术结合以突破自身作用域的限制还有很大的拓展空间。

第 2 节　基本应用

如用一句话表述针灸的基本应用，即调节失衡的内环境。

据第 087 条和第 088 条，这里所说的"内环境"包括生物内环境和心理内环境。

凡机体内环境失衡所致的各种病症皆属针灸的基本治疗域。

这几乎涵盖了所有病症，也体现出针灸治病的一个特点——适应证广。

又据 125 条可知，机体调节内环境结构的主体为自主神经及血管自身的调节结构，则知针灸的适应证中尤以微循环障碍和自主神经失调的病症为优势病种。

这里所说的"自主神经"包括肠神经系统（enteric nervous system）。

164 循环障碍、特别是微循环障碍病症。

针灸的基本作用是调和气血，则其最基本也是最有优势的应用即在于调节循环障碍。

在古典针灸学中，经脉行气血营阴阳的功能主要在孙脉环节实现。通过调节微循环障碍，恢复经脉、脏腑功能而治百病。

需要说明的是，血容量严重不足及血液成分严重失衡的调节非针灸之宜。

165 自主神经失调。

血管的神经支配为自主神经，特别是交感神经，因此自主神经功能障碍是导致血循环障碍的重要因素。故本条可视为 164 条的补充。

其实，166 条的"软组织损伤、骨关节失衡"，以及 167 条的"精神心理障碍"都与自主神经密切相关，也就是说，自主神经障碍贯穿针灸基本适应证的始终。

古典针灸学将诊疗的重点皆定位于脉：脉口 - 脉外 - 脉之出入之会 - 俞募，是从另一个角度对自主神经，特别是交感神经在调节机体内环境中的主导作用的整体把握，即所谓"决死生，处百病，调虚实"。

现代医学也越来越认识到血管 - 神经是交互作用的结构功能单元。21 世纪初，基于对脑血管和神经细胞交互作用的认识，提出了"神经 - 血管单元"（neurovascular unit，NVU）的概念；新近又提出"神经免疫 - 心血管交互"（neuroimmune cardiovascular interfaces，NICIs）；"结构性动脉 - 脑回路"（a structural artery brain circuit，ABC）等新概念[1]。

---

[1] MOHANTA S K，PENG L，LI Y，et al. Neuroimmune cardiovascular interfaces control atherosclerosis[J]. Nature，2022，605（7908）：152-159.

回看古典针灸与现代医学对于血管神经的认识，双方相向而行，越走越近——**针灸学通过血管（特别是动脉）把握交感神经的功能，而现代医学通过交感神经的介导越来越深刻地认识了血管的功能。**

166 软组织损伤、骨关节失衡。

此条应用对应于针灸作用的第三条"柔筋缓节调气血"。

针灸不仅在筋伤治疗中有广泛的应用，在骨伤治疗中也有所作为。

古典针灸学通过针刺柔筋以正骨的应用，记载最早、应用最多的是下颌关节的复位。

今天的针灸人已经难有机会治疗关节脱位，但一些有经验的骨伤医生却无意中发现了针刺在难治性关节复位中的妙用[1]。

只是我们应当清楚，**针刺治疗关节脱位的机制——主要是放松肌肉，进而放松关节，至于复位则是机体固有的功能，非针灸之功。**因此针刺行关节复位，都要设计针对性的病人主动活动或被动活动方案。

放松肌肉以正骨有多种方法，非针灸之一途，中医古典也不乏记载。只是比较起来，针灸放松肌肉更简单、更安全。

宣蛰人先生将软外治疗工具和技术选定为针与灸的现代结合"银质针"，不是偶然的。

今天的针灸人应当清醒地认识到，由于外部环境的变化及自身调整的不及时，针灸在治疗筋伤骨伤方面的应用日趋缩小，不少传统的诊疗方法和技术也被埋没。

鉴于这一现状，我曾在多种场合呼吁，针灸学尽快发展出一门新的分

---

[1] 程宏亮 . 针刺穴位诱导颈椎复位 [J]. 中国针灸，1996（11）：58；荆淑文，毕绍臣，毕丹 . 针刺咀嚼肌神经纤维治疗习惯性颞下颌关节脱位 [J]. 广东牙病防治，1997（4）：49-50；卢飞献 . 针刺合谷配合手法复位治疗难治性肩关节脱位 35 例 [J]. 中国针灸，2011，31（7）：599-600.

支学科——伤科针灸学。其意义不仅在于更好地发掘、发扬伤科针灸，而且有利于针灸学理论体系的重构，伤科的针灸诊疗规律有自身的特点，在专科中才能得到完整和准确的体现，单立出来之后也将使得针灸学的理论框架更加合理，自洽性更高。

167 精神心理障碍。

古典针灸学的身体观是"形神合一""身心合一"，将治神作为针工基本功的首位。同时针灸调气血也是在调神，所谓"血气者，人之神"是也。

从现代医学的视角看，连接"身"与"心"的结构是自主神经。可知，长于调节自主神经失调的针灸自然能有效调节心理疾病。

针灸经典《黄帝针经》载有针灸治疗精神疾病的专篇《癫狂》篇，今天的针灸人又发明小电量电针抽搐治疗精神病的方法和治疗仪，极大提高了精神病电刺激治疗的安全性，为精神疾病的非药物治疗做出了独特的贡献[1]。

针灸诊疗神志疾病的丰富经验和理论也为今天构建"中医心理学"奠定了坚实的基础。

第 3 节　拓展应用

针灸调和气血的作用依赖于机体固有的自然力，而机体调控内环境稳衡自然力的启动和作用充分发挥需要足够的时间，因此自觉应用针灸预处理作用为机体自然力赢得时间以提升其调节内环境稳衡的幅度，在防

---

[1] 杨秋莉，刘婉婷，徐蕊.知己知彼　汇通创新——薛崇成教授对针灸与神经精神病学科的贡献 [J]. 中国针灸，2008（7）：535-539.

病治病方面将有广阔的应用前景，将成为针灸未来拓展应用的一个重要方向。

癌症及重症的诊疗，当代针灸人很少涉及，而如今却是中西医间相互理解、相互对话最多的领域，如果当下的针灸人能抓住机遇，积极开展对话、交流，很可能会走出一条柳暗花明的新路，为中西医的互通、交融、共进创造有利的条件。

168 围手术期应用。

麻醉方案选择及术后镇痛和并发症治疗是围手术期经常要面对的难题，而这恰好是针灸很有优势的应用领域之一。

《穴位刺激围术期应用专家共识》指出：术前使用针刺技术可以抗焦虑、提高痛阈；术中使用针刺技术有镇痛、器官保护、血流动力学调控的作用[1]。

针灸预处理在全身麻醉中具有的安全、有效、经济的优点，主要体现在以下几方面：

（1）术前针刺预处理降低药物麻醉和手术本身的风险系数，特别是对某些特殊病人或特殊病种手术提供麻醉支撑

针灸人要转变观念，认识到外科手术前针灸的介入主要发挥的是一种预处理作用，而不是提供一种新的麻醉方式。应当根据手术病种及病人的状态，确定具体的针灸预处理方案，包括介入时机、刺激部位选择、刺激形式、预处理次数等。刺激部位选择及次数的多少还应当考虑病人的气血状态及基础病症的情况。

探索新的针刺预处理模式，例如探索硬膜外电针替代术前硬膜外阻滞和术后硬膜外自调镇痛术的可能性。

―――――――――

[1] 王秀丽，余剑波，李文志，等. 穴位刺激围术期应用专家共识 [J]. 中华麻醉学杂志，2017，37（10）：1153-1158.

（2）针灸预处理减轻围手术期应激状态

围手术期应激可对患者术中、术后的治疗和康复造成不良影响，术前行针灸预处理可有效地减少围手术期应激，不仅可以加快术后康复，而且有利于改善患者的预后。

未来需要进一步研究针灸介入时机及量-效规律，提升安全性和有效性，避免不当的应用使针灸成为新的应激源，或者刺激量不够而达不到预处理的作用。

（3）术后并发症的防治

针灸治疗在综合医院防治手术并发症、放化疗不良反应方面获得越来越多的应用[1]。

未来的拓展需要进一步探索针灸介入的最佳时机和方式；加强对不同手术并发症发生的共性规律的研究，提高针灸防治的针对性。

169 助孕助产。

近年针灸助孕、助产的应用主要在以下几方面：

（1）卵巢储备功能下降

卵巢储备功能下降也是近期辅助生殖领域研究的热点。针灸调理能改善卵巢储备及卵子质量、提高子宫内膜容受性及孕卵着床率，特别是为那些已经在西医院尝试过各种方案取卵或移植失败的患者，营造一个重建卵巢功能的良好体内环境尤为重要。

（2）辅助体外受精（in vitro fertilization，IVF）试管婴儿技术

在人类，IVF 技术是治疗不孕症的有效路径之一，而针灸可以提高此技术的受孕成功率。

以往多采用针刺调冲任脉的治疗思路，今后应注意长期不孕者多伴有

[1] 孙超，张磊，岳公雷，等.综合医院 16 573 例针灸会诊病例适应证及学科分布回顾性分析 [J].中医杂志，2021，62（15）：1343-1348.

两方面问题：其一，多伴有盆腔慢性炎症；其二，多有程度不同的焦虑、抑郁等心理障碍。在治疗思路上，应注重调节盆腔环境的寒热状态及脏器空间位置的平衡，配合调理神志的俞穴，加上心理疏导，或中药调理。

世界卫生组织对剖宫产率设置的警戒线为 15%，而目前的剖宫产率居高不下。

针灸要为降低剖宫率，在助产及促产后恢复方面做出贡献，需要做好两方面工作：

其一，优生优育的科普宣传，让广大孕妇充分认识自然分娩对新生儿健康成长的重要性。国外这方面的工作有的比中国做得更好。

其二，提供方便有效的助产方案，针灸有明显的优势，应当为此做出应有的贡献。

有的西方国家，不论是初产妇还是经产妇，多会在预产期前一个月左右主动要求针灸预处理。

其实，早在民国时期，针灸大家赵熙先生就注意到了针灸助产及产后恢复的显著作用。他发现产前针灸的孕妇分娩时则"异常好生，产后亦无他病患……屡试皆然"，并在其《针灸要诀与按摩十法》书中附有四则验案。

通过大量病案的系统观察及孕妇的自身对照，赵先生得出这样的结论："胎前多针灸则分娩较易而产后亦少病患"。这实际是针灸预处理作用不自觉的成功应用。

170 减轻药物的毒副作用。

以往关于针灸减轻药物毒副作用，应用最多的是：

（1）放、化疗

以往，多在放、化疗之后应用针灸减轻药物毒副作用，**今后应当注重在术前行针刺预处理，效果会更好**，一方面可以减少放、化疗的剂量，另一方面可减轻不良反应。

（2）抗生素

早在20世纪50年代的神经注射疗法大量的临床观察显示，用肌内注射量的1/4量即可达到同样或更好的抗感染疗效，大幅减少抗生素的用量，减轻不良反应。

（3）麻醉药

术前行电针预处理，可减少麻醉药的用量，减轻术中重要脏器的功能失衡，促进术后恢复。

未来的探索应当瞄准以下两个方向：

其一，充分利用针灸预处理的作用；

其二，探索作用机制。以往的实验研究提示针灸减轻药物毒副作用的机制是通过神经调节，神经是一个高效的注药靶点。然而古典针灸学却更注重脉，特别是动脉，现代医学也认识到动脉外膜是神经到达远隔靶组织、器官的主要通道，新近越来越多的实验研究显示，动脉外膜是一个非常有竞争优势的给药或刺激路径[1]，而针灸人在动脉外膜最佳刺激部位规律的探索中有两千多年的实践经验积累。**未来的研究重点是将古人的发现说明白讲清楚，用确凿的证据证明和呈现出来**。

171 减轻过度应激反应。

以往针灸在这方面的应用主要在手术前或手术中，今后应探索针灸预处理作用在调控其他应激状态中的应用，例如减轻高原反应；保障高原训练的有效、安全实施等。

应激是一把双刃剑，针灸预处理实际上是创造出一个良性应激的过程，时机和度的把握是关键。对于这方面规律的探索，一方面在针灸临床实践中不断积累；另一方面，应充分借鉴植物的逆境预处理的思路和有效

---

[1] MOHANTA S K, PENG L, LI Y, et al. Neuroimmune cardiovascular interfaces control atherosclerosis[J]. Nature, 2022, 605（7908）: 152-159.

方法。因为人在适应内外环境的变化方面与植物有不少共通之处。而且在预处理机制的研究上，植物不受伦理的限制因而在操作上更简单。

172 癌症与重症诊疗。

针灸治癌直到今天也不被西医承认，甚至不少针灸人自己也不相信针灸能治癌。因而除了极个别西医出身的针灸人仍孤独地坚持探索外，大多针灸人都将针灸治癌视为禁区而不贸然进入。

随着在杀癌抑癌路径上屡屡受挫，现代主流医学想起了 100 多年前史蒂芬·佩吉特（Stephen Paget）关于癌症机制的"种子与土壤"学说。如今通过干预肿瘤微环境来阻断癌变已经成为一种被广泛接受的防治策略，而且明确癌症是一种慢性病。

调节机体内环境的平衡贯穿针灸学诊疗的全过程，不仅是癌症，对于所有的针灸适应证的诊疗都如此，因而在这方面比现代医学有更多安全、有效的干预方法，有明显的竞争优势以补现代医学之短。只要能从千百年古典针灸学的诊疗经验中发掘精华，加以提高，一定能在这一领域做出针灸人应有的贡献。

这一步走好、走通了，很可能成为打通中西医之隔的具有重要意义的一步。

对于 ICU 的重症治疗，以往只有少量关于针灸辅助脱机、拔管困难的探索。而当下中国西医的有识之士已经认识到中医针灸的理论和方法可以补西医输血、输液调节内环境之短，主动积极探索中西医结合提高重症救治成功率。这对针灸人而言，既是一个机遇，也是一个很大的挑战，挑战主要不在于技术而在于人，在于习惯于看西医脸色说话走路的针灸人能否清楚认识自身的短长，重拾自信，发挥优势，激发出主动创新、开拓进取的意识。

因此，未来的针灸学即使不把癌症和重症的治疗作为重点发展方向之一，至少不应当放弃这一方向的探索。否则当现代医学在这一领域积极寻求与中医针灸对话时，我们已无话可说，或者说话缺乏底气。

173 美容塑形。

以往针灸在美容塑形方面的应用主要在以下方面：

（1）消除瘢痕

手术或外伤留下的瘢痕不仅影响美容，更能引起诸多疾病，对于针灸效应的发挥也是一个阻碍，古人很早就观察到并记载瘢痕阻碍针灸疗效发挥的这一现象。

针灸在消除瘢痕上有不少有效的方法，基于现代医学对瘢痕形成机制的认识，应当以分刺法的不同定式刺法（如埋线、围刺、皮下针等）为主通过调节筋膜，恢复气血的正常运行。

（2）塑形减肥

（3）皮肤色泽（如雀斑、色素沉着、痤疮等）

未来的研究应把安全性放在第一位，例如埋线针是一种美容方面应用很广的针术，在韩国更是将此针术主要用于美容。但国内对针具研发重视不够，许多针灸医生常常是用通用的注射针头作为埋线的针具，安全性得不到保障，即使是经验非常丰富的医生非常谨慎地操作，仍然会出现组织损伤、感染等医疗事故，这在很大程度上限制了这一有效的方法在美容及其他方面的应用。

鉴于此，笔者在任 ISO/TC249/WG3（国际标准化组织中医技术委员会针灸工作组）召集人期间，将埋线针的标准优先在组内立项研究。此标准已于 2020 年正式颁布。

174 运动医学。

有关针灸预处理提高耐力和促进运动疲劳恢复方面的应用，早在民国时期针灸大家赵熙先生就有自觉的探索，更难得的赵先生还记载了自身对照试验——长距离运动前只针刺一侧的足三里、三阴交，另一侧不针刺，结果针刺腿的运动耐力明显提高，而对照腿无变化[1]。

在 20 世纪五六十年代，国外也有实验研究显示针灸有提高运动成绩及促进疲劳恢复的作用[2]。只可惜这方面国内外近百年的研究成果未能引起今天针灸人的关注。

在现代竞技运动方面，运动损伤和疲劳恢复是影响训练水平和运动员发挥水平的重要因素。此外，顶级选手运动成绩在很大程度上取决临场状态的调整，这些都是古典针灸学有显著优势的领域，大有可为。关键是要发掘出精华，整理提高，简化操作，以便于推广运用。

175 疾病的预防和康复。

疾病干预的完整过程包括 5 个环节：预防 - 保健 - 诊断 - 治疗 - 康复，一个都不能少。

以往的医疗多注重疾病的诊断和治疗，而对预防、保健和康复重视不够，而在这 3 环节上，针灸恰好皆有优势。

注重预防和康复也是古典针灸学的优良传统，一定不能丢，而且要进一步发扬，这样才能找准位置，确立优势，发挥针灸不可替代的作用，在未来赢得实实在在的竞争力。

试举古今针灸重大疾病预防及康复应用实例各一例：

（1）中风的预防与康复

中风的预防是古典针灸学观察时间最长、积累经验最多、临床应用最广的成功案例。一千多年前的官修医经《太平圣惠方》还明确记载有早期文献中灸法预防中风的应用实例，并谓"神效极多，不能具录，依法灸之，无不获愈"，特具录原方如下：

---

[1] 赵缉庵 . 针灸要诀与按摩十法 [M]. 北京：中医古籍出版社，1986：241.

[2] 上海市医药科学技术情报研究站 . 针灸专辑 [M]. 上海：上海科学技术出版社，1962：49-55.

黄帝问岐伯曰：凡人中风，半身不遂，如何灸之？岐伯答曰：凡人未中风时，一两月前，或三五个月前，非时，足胫上忽发酸重顽痹，良久方解，此乃将中风之候也。便须急灸三里穴与绝骨穴四处各三壮，后用葱、薄荷、桃、柳叶四味煎汤，淋洗灸疮，令驱逐风气于疮口内出也。灸疮若春较，秋更灸；秋较，春更灸，常令两脚上有灸疮为妙。

这段文字对于中风的先兆症状、灸法的介入时机、灸疗穴位的选择、灸疗的疗程皆有详明的描述，显然出自大量实践经验的总结。

而有关中风病的康复则是现代针灸探索最多、应用最广的领域。未来的探索需要注意发掘古典针灸的成功经验，并加以改进以更适合今人的应用。例如古典灸法预防中风采用的是直接灸，疗效虽佳然痛苦也大，探索出能被今人更乐于接受的有效方法，应当成为未来研究的重要课题。

（2）2 型糖尿病预防与康复

针灸调节糖耐量受损是当代针灸用于疾病预防探索较多的领域。未来的研究应当注重对糖尿病机制的研究，基于机制研究的新发现开发出更多、更有效且简单易行的糖尿病防治的新方法，从而为攻克这一世界性的医学难题做出针灸人的独特贡献。☞ 229.

176 养生保健。

世界卫生组织于 1996 年提出，21 世纪的医学不应该继续以疾病为主要研究领域，而应该以人的健康为主要研究方向，也就是说 21 世纪的医学将从"疾病医学"向"健康医学"转变。

根据 122 条，适时适当的刺激提升内环境稳衡的自然力，两种最普适的方法：运动和针灸。

古典针灸学应用较早、较广的针灸与运动合二为一的针法，即毫针补泻与呼吸运动的配合，明代针灸名著《针灸大成》谓之"导引"，书中于十四经穴之首总述"导引本经"之法。

较之西方运动模式，导引运动的形式更全面，既有肢体运动，更有意念导引气的运动，还有二者结合的形式如太极拳等。

古代针灸在养生保健方面应用最广的是灸法，但所用为直接灸，痛苦较大，且留有瘢痕，今天推广应用难度大。

如何推陈出新，创用出安全有效，适合当代推广的针灸保健方法应成为新古典针灸学的一个拓展方向。

在具体拓展路径上，应当走专业发展模式和大众普及模式相结合的道路。**面向大众的简单普及方法应当在专业研究达到一定深度之后，由权威的专家制定出适合民众自我保健的普及版。**

结语　道路勘探

确定了针灸的边界就确定了针灸学的靶场，研究者就可以在确定的靶场内根据不同的精准度要求瞄准不同的靶区和靶点。

结语 22. 针灸最根本的作用乃"调和气血"，也即调节内环境的稳衡，凡机体内环境失衡所致的各种病症皆属针灸的基本治疗域。根据气血不和的主要表现形式，将针灸作用分为"补虚泻实""解结通脉""柔筋缓节""针灸预处理"四个方面。

结语 23. 针灸"调和气血"的作用是通过调节**机体固有的内环境调控结构**实现的，故调控结构的主体自主神经系统和血管自身的调节结构的功能障碍引起的疾病为针灸治疗的优势病种。而当机体内环境的调控结构出现病理改变，则针灸难有作为。

结语 24. 针灸作用的主路在于内环境调节；待开发的有前景的新路是预处理作用的广泛应用。走好这两条大路，才能凸显优势，才能有大发展。

结语 25. 未来针灸与其他高新技术的结合以突破自身作用域的限制还

有很大的拓展空间。

　　结语 26. 确认针灸的局限与确认针灸的优势同等重要，在现阶段前者甚至更重要，其重要性在于：其一，规律有一定的适用范围，超出边界针灸疗效将会失去确定性；其二，有助于认清主路和辅路，有主有次才能扬长补短，体现优势；其三，有助于探索针灸作用的机制。

第4篇 (177～196)
循理以解惑——试驾

今天的针灸人多看重疗效，而早在两千年前古典针灸学就旗帜鲜明地提出了"治不能循理，弃术于市；妄治时愈，愚心自得"的命题，更看重循道明理。

一种新的疗法或新技术要想走得更远，需要有理论的支撑和引领。对于新古典针灸学而言也同样如此。

何以达理循理？黄帝曰："余闻善言天者，必有验于人；善言古者，必有合于今；善言人者，必有厌于己。如此，则**道不惑而要数极，所谓明也**"（《黄帝素问》）。

"新古典"依此求针灸之理，探针灸之道，意在行远。

本篇纲目

第1节　针灸作用与机制

提到针灸作用的特点或机制，针灸人总是会提到"双向调节"或"双向良性调节"。而本书第3篇论针灸作用却没有提到当下针灸人非常看重的这一点，本节将说明理由。

脉刺法和俞刺法是古典针灸的标志，然而当代针灸作用机制的研究却很少涉及血管机制，或血管周神经机制。此为针灸研究最不能忽视的关键点，故本篇于篇首对此重点讨论。

177　双向调节是机体固有的自稳机制而非针灸作用之功。

早在20世纪70年代，苏州医学院的解剖学教授张钦就明确指出："针灸穴道两相性的疗效，是神经系统对脏器作用的相对性机制所致，也就是神经系统使有机体的机能和脏器的作用趋向正常化"。并举生理学中神经系统双向调节的典型实例及针灸临床实践的典型案例给出详细的论证[1]。

在此之前，西安的朱龙玉等从神经注射疗法的大量实践中观察到许多用同样的刺激物、相同的刺激方式刺激同一部位的神经点可产生完全相反的效用，并指出"同一条件的刺激所引起不同反应的原因，主要还是决定于大脑皮质原有的机能状态、以及个体类型的特征"[2]。

在张钦教授论文稍后，又有孙廷魁等指出："交感神经对小肠运动有抑制作用，但是神经调节的效应往往和消化道的机能状态有关，如当小肠平滑肌紧张性较高时，交感和副交感都是抑制作用；与此相反，当肠肌紧

---

[1] 张钦. 穴道双相性的疗效与神经作用相对性的关系 [J]. 山东中医学院学报，1979（1）：18.

[2] 朱龙玉. 神经注射疗法 [M]. 西安：陕西人民出版社，1959.

张性较低时，两种神经均能增强其活动"[1]。

此后，类似的论述屡屡见诸消化生理学及生理学教科书。

此外，大多数免疫制剂，尤其是细菌制剂及其产物，干扰素及其诱导剂，均有双方向作用的特点，所以一般称之为免疫调节剂。

最有力的证据来自星状神经节阻滞疗法——表现出明显的双向调节特征。例如，此法用于治疗原发性高血压和低血压；多汗症和乏汗症或无汗症；甲状腺功能亢进或低下；肢端红痛症或肢端紫蓝症；嗜睡症或失眠症；过食症和食欲不振症等，皆表现为使失调的功能趋于正常的双向调节作用。

可见，双向调节性是机体神经免疫调节固有的特性，所有以调节内环境稳衡治病的方法（如针灸疗法、多数物理疗法，以及西医的免疫调节、自主神经调控等）都在不同程度上表现出双向调节的特征。

同时，适宜的刺激方式也是调动机体固有的双向调节机制的一个因素，例如有研究[2]显示，高频率的电刺激往往在控制低血压的临床研究中起效，而低频率的电刺激则对高血压的控制效果较好。

再一次强调：**针灸"调和气血"的作用是通过调节机体固有的内环境调控结构实现的**，只能激发、调适，不能无中生有！

178 血管周神经及血管自身调节结构是针灸作用机制的重要构成。

针灸作用可以总归为调和气血，而各类调节气血的结构最终都要作用到微血管的平滑肌细胞和毛细血管的周细胞。

"营行脉中，卫行脉外"，是说血行状态的调控结构主要在脉外，但

---

[1] 孙廷魁，沈通球. 植物性神经系统基础与临床 [M]. 上海：上海科学技术出版社，1981.

[2] LU Z, DONG H, WANG Q, et al. Perioperative acupuncture modulation: more than anaesthesia[J]Br J Anaesth, 2015, 115（2）: 183-193.

脉内也有少量，故"脉刺法"除刺脉外调气法外，还有针陷脉出血法、刺脉中引气法等。

从现代医学的视角看，笔者所知的主要证据如下：

（1）调节血管舒缩作用最强、最快速、最广泛的是交感神经，其分布在血管外膜。但血管内膜，特别是重要动脉的分叉处或弯曲处，有反应灵敏、功能强大的调节血管舒缩的特殊结构，如颈总动脉分叉处的颈动脉窦及颈动脉体。

（2）血管壁及外膜细胞都有很强的旁分泌和自分泌功能，所分泌的血管活性多肽是心血管自稳态调节的最重要成分。

现代医学已经认识到：血管结构与功能自稳态平衡是机体生命活动的重要基石，在维持机体的正常生理功能中发挥着极为重要的作用。

由此看来，**脉成为古典针灸学最早发现的调控靶区，脉俞为应用最广的靶点，皆有确切的解剖学基础**。

179 神经机制的研究不能忽略与血管舒缩功能和内脏功能皆密切相关的交感神经。

此与178条密切相关，针灸作用机制的研究如果关注了血管，自然也就关注与血管舒缩功能密切相关的交感神经。

对比古典针灸学与现代主流医学走过的道路，不难发现：针灸学通过血管（特别是动脉）把握交感神经的功能，而现代医学通过交感神经越来越深刻地认识了血管的功能。

另需指出的是，以往针灸作用机制研究的重点——躯体神经，实际上包括了自主神经，特别是交感神经成分。例如以往人们多以为是躯体神经支配的针灸大穴要穴如内关、足三里、环跳等，实际皆富含交感神经，也就是说以往用躯体神经解释的针灸作用机制，实际包含了交感神经作用在内。早在20世纪50年代即有实验显示，阻断自主神经的传导路径后，神经注射的疗效多随之消失 [1]。

不论是临床研究，还是实验研究，都表明皮神经内含有交感纤维，且此交感纤维有部分至血管外膜。☞ 109.

以往不少研究者用躯体神经的节段分布来全面阐释针灸俞穴的主治，但在解释四肢本俞穴主治时往往难以合辙。其实本俞穴区大多富含交感神经，其分布范围远比躯体神经广泛，故难以用躯体神经的节段分布范围解释。

其实，如果我们紧紧抓住古典针灸学调血气的核心刺法——毫针脉刺法和长针募刺法的靶点，就不难猜出它背后的基本作用机制：血管自身的调节结构及血管周自主神经（主要是交感神经），包括内脏壁内外神经系统（Enteric Nervous System，ENS）[2] 的调节作用。

☞ 第 1 篇解题示例 "气血本质新解"。

第 2 节　中西医疗效评价

随机对照是目前认为科学性最好、论证强度最高的一种对照方式，而正确设计对照，判决疗效真假，在很大程度上取决于对疾病诊疗规律的完整把握及对治疗作用机制的正确认识，而非流行病学或统计专家的预想或推算！对针灸如此，对西医的临床试验同样如此。

关于现代医学假 / 错手术真有效的困惑，笔者早在 15 年前就给出基

---

[1] 程珍凤，梅俊，刘力真，等. 神经注射治疗急性炎症机制的初步探讨 [J]. 西安交通大学学报（医学版），1959（3）：34-39.

[2] 现代医学对于 Enteric Nervous System 的研究还很少，中文译名也不统一，较流行的译名为 "肠神经系统"；也有译作 "壁内神经系统"（认为该系统是由大量埋在胃肠壁内的神经元组成）；近来又有译作 "壁神经系统"（认为壁内壁外皆有广泛的分布）。

于针灸学视角的解答：

> "我们今天抛弃了'椎间盘突出致痛'的学说，并不是因为"腰椎间盘切除术"治疗腰腿痛没有疗效，相反是确有疗效，只是其疗效是由于手术过程中无意识地松解了软组织，同时手术刀的切割及切口的缝合产生了类针灸效应。"

> "应用双盲对照检验外科手术的有效性应当说是一个历史性的突破，只是太苦了患者。如果这些外科医生中有一人懂得针灸的道理，完全可以设计出一种更合理的对照实验，而且对照组的疗效还会明显优于手术组。"（《黄龙祥看针灸》[1]）

如果说人们必须戴着"有色眼镜"观察世界，那么要想看到更加完整的生命活动的图景，观察者就应当有这样的意识：如需佩戴不同的观察角度和维度的眼镜，效率最高的是选择西医和中医这两幅互补度最大的眼镜观察。

要用好 RCT，需要对疾病及干预方法有深刻的理解，需要研究者同时具备理论思考能力和操作性概念的构建能力。

180 被理论盲区和认识误区掩盖的疗效。

"观察渗透着理论"，犹如观察不同的影像需要佩戴不同的眼镜一样。同样评价也渗透着理论，对于相同的诊疗操作的意义，在不同的理论框架中可有大不同的评价。

评价渗透着理论，而理论存在着盲区。理论盲区有两种：一种盲区落在该理论观察视角之外，因而所有基于这一理论框架（或范式）开展研究的人都不可能发现，必须借助于呈最大互补关系的其他理论视角才能发现；另一种盲区落在该理论观察视角之内，但由于观察方法、研究手段、研究思路的限制而长期没被发现。这样的盲区随着技术的进步、认识的提

---

[1] 黄龙祥.黄龙祥看针灸[M].北京：人民卫生出版社，2008.

高迟早会被发现。

以下举例说明在疗效评价中实际存在的由上述两种理论盲区所导致的误判实例，重点讨论那些带有普遍性，对当今的疗效评价影响较大的案例。

无视预设治疗之外操作的治疗效应：

这是循证医学疗效评价中最常见、最大的问题，且至今未被研究者所察觉。

（1）评价神经毁损/阻滞的疗效——**电刺激疗法的发现掀开了神经毁损术的盲区**，而更多的盲区尚未被察觉。

早年行神经毁损术治疗帕金森病，手术过程中需要常规通过电极对脑周围结构进行电刺激，用以确认电极的位置，谁都没有意识到被用来探寻电极位置的电刺激本身就有非常显著的治疗作用，良好的治疗作用都被归于神经毁损术，于是此术在 20 世纪 50 年代起被越来越多地用于治疗帕金森病。

1960 年偶然发现电刺激有很好的治疗作用。

1987 年，用植入脑深部电刺激术（deep brain stimulation，DBS）刺激丘脑 Vim 核团成功治疗帕金森病患者肢体震颤的研究，开启了慢性 DBS 治疗帕金森病的先河。

目前，DBS 手术已经代替毁损手术成为外科治疗帕金森病的首选方法。至 2015 年，全球现已有超过 14 万人接受了 DBS 手术。

这个经典的案例提示：**有时我们以为没有治疗意义的操作不仅有显著的治疗作用，而且可能具有比预设观察的干预方案更优的作用。**

如果不能从理论上阐明，在疗效评价中每遇到一个类似神经毁损术这样的误判，都需要花费很长的时间才能发现并加以纠正。

（2）评价药物注射剂的疗效——**干针疗法的兴起揭开了现代医学对药物疗效评价盲区的冰山一角。**

评价新药的疗效，只注重药物化学成分的药理作用，例如神经阻滞是治疗痛症的有效方法，以往认为是麻醉药阻断了神经的传导通路所产生的镇痛作用。

20 世纪 50 年代的"神经注射疗法"在大量的临床应用中发现，不用麻醉药，只注射生理盐水或蒸馏水也能产生同样甚至更好的镇痛作用；后来国外又发现不注射任何液体，只用针刺激同样也有效（即西方所说的"干针疗法"）。

那么，神经阻滞所产生的镇痛作用及其他治疗作用中，有多少是药物的化学作用？有多少是药液在神经周形成的挤压刺激对神经产生的调控作用？有多少是注射针对沿途组织及靶神经的刺激作用？

只有掌握给药部位、给药方式与药物之间相互作用的规律，才能给出合适的药物疗效评价的试验设计，也才能对药物的疗效做出正确的评价。

忽视介入性操作特别是介入性诊断的治疗效应：

采血化验是现代医学最常用的诊病方法。耳后静脉是小儿采血的常用部位，恰巧此脉也是古典针灸学诊小儿高热抽搐的特异脉位。与现代医学单纯用于诊断不同，此脉同时也是针刺治疗小儿高热抽搐的最佳部位。两千多年前古人发现的这一诊疗规律，千百年来被针灸临床反复检验，行之确有效验。现代也有大量临床观察数据，都证明此脉是诊断和治疗小儿高热惊厥的特异脉[1]。

更巧的是，现代医学耳后静脉采血的操作与针刺治疗小儿高热的操作完全相同。在这个特定的场景下，现代医学理论框架中只有诊断意义的采血操作，在古典针灸学的视域下却是最佳的治疗方案。

如果评价一种新药或一种新疗法治疗小儿高热的疗效，大概率也会先在耳后采血化验，在没有一流针灸专家实质性参与的情况下，试验设计者不可能想到这个关键的影响因素，从而设计出合适的对照组，得出正确的

---

[1] 杜玉梅，李瑞玲. 耳后静脉穿刺治疗小儿高热症 [J]. 现代中西医结合杂志，1997（5）：832.

评价结论。

又如，**皮试**是现代医学使用易过敏药物前例行的试验，如果碰巧皮试的部位与待治疗病症相关或强相关，那么这个皮试操作本身就有非常显著的治疗作用——其作用强度比针灸的皮内针更强。大量的实验表明——而且大多实验还出自西医研究团队，皮内注药对于带状疱疹后遗神经痛及内脏痛有确切的疗效，并且较系统地研究了其作用机制[1]。

介入诊疗主要通过血管，而血管，特别是经动脉介入本身就有非常显著的治疗作用，这些作用都因理论盲区而在疗效评价中被忽略。例如：

介入诊疗的常用穿刺部位如颈动脉、股动脉、肱动脉、桡动脉皆为针灸重要的脉俞所在，而介入操作又是比针灸脉刺法更加完整、有效的刺激，本身就有重要的调节内环境的作用。但在疗效评价时，归入诊断之用的介入操作的治疗作用被完全忽略了，而介入治疗的所有疗效也只是被归入最后的临门一脚——经过血管送达靶点的支架、球囊和药物，或手术。哪怕这其中，刺激动脉内外膜的治疗作用更大，也都忽略不计，只因为在现代医学现行的理论框架中，没有计算这类疗效的理论公式，造成重大的"冤假错案"却难以平反。

此外，被现代医学排除在治疗之外的穿刺、活检、麻醉等，用"新古典"的视角看，都有治疗作用，在某种场合下还可能有非常重要的治疗作用。

只有戴上特定理论的"眼镜"才能看到疗效，而理论都有盲区，因此只有变换不同理论的视角——效率最高的作法是分别采用两互补性最大的

[1] 章云海，周震球，曾因明，等. 皮内注药治疗疱疹后神经痛 28 例疗效分析 [J]. 中国疼痛医学杂志，2004（4）：237-238，240；王梅芳，曾因明，朱珊珊. 皮内注药对急性内脏炎症痛大鼠抗伤害作用的研究 [J]. 中国药理学通报，2006（3）：307-311；王宇川，陈立众. 皮内注药治疗带状疱疹后神经痛的临床研究 [J]. 中国社区医师（医学专业），2013，15（10）：60.

理论观察，才能看得更完整、更真实。

181 经导管去肾交感神经治疗难治性高血压为何难过循证关？

科学家们经过潜心研究，在 2009 年终于找到一种微创的去除肾脏交感神经的方法——肾去交感神经术（RDN）。

然而对此疗法的疗效评价真可谓是一波三折——从开始的肯定到后来的否定，再到可、否不定，直至 2021 年才得到欧洲高血压学会的肯定。

☞ 076.

这一事件之所以在医界引起较大的反响，是因为人们其实更在意的是这一疗法背景的理论支撑：现代医学关于神经源性高血压病，是以交感神经过度激活为主要发病机制，外科切除交感神经及近年兴起的 RDN 能降低血压的结果，从生物学效应角度证实了肾交感神经在高血压中的重要作用。如果这个实验得到阴性结果则对现代医学高血压病机制的共识提出了挑战。

那么，为何这一国际瞩目的 RDN 疗效评价，在 20 多年中发生如此戏剧性地多次翻转？

如果不能通过这一典型实例的分析，找到问题的根结所在，进而发现循证医学，乃至现代医学理论的漏洞并加以有效地弥补，那么类似经导管去肾交感神经治疗难治性高血压疗效评价的事件在未来仍然会反复出现。

笔者分析整个事件，发现自对照试验设立假手术组之后开始出现阴性结果。对于这个结果，质疑者皆从操作者的专业素质、导管的性能及受试者的纳入标准等方面挑毛病。

然而第一个阴性结果，即 2014 年发表的 Symplicity-HTN-3 的结论引起我的关注：实验组、对照组与术前相比收缩压**均有显著差异**，但两组间差异无统计学意义。

后来又发现另一项采用假手术干预的临床研究中，肾交感神经去除术组（n=36）和对照组（n=33）的**血压降低几乎完全相同**。

实验的结果实际显示的是 RDN 治疗高血压不仅有效，而且有显效，只是其疗效与对照组相差不大，或完全相同。根据我多年研究这类问题的经验，我首先判断问题最有可能出在对照组即假手术组的设计上。

笔者梳理得出阴性结果的各临床试验中假手术组的方法：仅行肾动脉造影检查，不行肾去交感神经术。此后的去肾交感神经治疗难治性高血压的 RCT 假手术组的设计也多用此法。

研究者的预设是：肾动脉的介入操作不会抑制交感神经的活性，不能降低血压。

但如果把肾动脉造影术和肾动脉成形术加以比较，就会发现前者除少一球囊扩张步骤外，与后者的操作相同。而肾动脉成形术的第一适应证即为肾血管性高血压 [1]。显然，其降压作用与穿刺针对股动脉外膜的刺激，以及导丝对股动脉至肾动脉段内膜的刺激所产生的调控机制相关，而不仅仅是最后的几下球囊扩张操作。也就是说，肾动脉造影术本身也如肾动脉成形术一样，有确切的降压作用。

2014 年发表的 Symplicity-HTN-3 的实验结果，其实不是否定了 RDN 的降压作用，而是无意中显示了肾动脉造影术的血压调整作用。

RDN 未来的研究重点在于转变思路，开创更有效、更安全的疗法，具体思路如下：

（1）考察去神经后，是否出现神经再生？如果是，则表明毁损不必要；如果不再生，即肾脏交感神经被永久破坏了，那么作为维持机体内环境稳衡的重要环节——应激反应会不会减弱？如果是，那么从 RDN 获得的收益便远不足弥补损失。

（2）非必要尽量不首选神经毁损术，最好选择对机体正常功能影响小的更安全的有效方法，例如可考虑从传入中枢行脑部深刺激，抑制交感活性。

---

[1] 高平进，孙宁玲.高血压临床技术规范 [M].北京：中国医药科技出版社，2016：48-50.

已有实验显示了这种可能性：深部脑刺激术通过刺激脑中相关区域，如兴奋中枢神经系统的降压区或抑制升压区，以达到降压效果 [1]。

此外，应用较多的颈动脉体电刺激治疗高血压也是这一思路的实例。

神经阻滞疗效的发展轨迹可以提供旁证。传统的交感神经阻滞也常采用神经毁损的方法治病，后因越来越多的严重并发症而更多采用神经刺激的方法治疗。脑部神经核团的毁损术也被脑深部电刺激或脊髓电刺激术所替代。

（3）如果确有必要去神经，也应当探索从外膜毁损的可能性，以增强疗效，减少不必要的动脉内膜损伤。

182 电刺激疗法疗效评价的失误。

植入型电刺激器是神经调控的主流技术，在评价植入型电刺激器的疗效时，常常将刺激器植入后不通电作为对照。研究者忽略了刺激器植入的过程，以及植入后的仪器本身就是一个有效的刺激，加上植入的部位大多与最佳治疗部位非常接近，更可能会产生明显的治疗作用。

如将这个设计代入一个具体的针刺治疗场景，其漏洞将会暴露无遗：

骶神经刺激器植入部位与针刺八髎穴的靶点相同，区别在于前者加电而后者不加电。如果让一位非常有经验的针灸师针刺八髎穴能实施比刺激器更为精准的操作，则能产生针对性更强的治疗作用。如果以此作为对照来评价骶神经刺激器的疗效，大概率会得出无效的判断或判为"安慰剂效应"。

一定要认识到：**电刺激器的疗效不仅来自电，还与刺激器本身对刺激部位的有效刺激密切相关**。刺激器植入的部位越精准，这种机械刺激在疗效中所占的比重就越大。

---

[1] GREEN A L，WANG S. BITTAR R G，et al. Deep brain stimulation：a new treatment for hypertension？[J]. J Clin Neurosci，2007，14（6）：592-595.

183 神经阻滞疗法忽略了血管外膜神经的作用。

血管外膜，特别是动脉外膜是针刺疗法的主靶区之一，动脉外膜也是神经到达远隔靶器官的主通道——大多数动脉为神经提供循行路线，也就是说，神经大多伴动脉而行。

基于这一规律，神经阻滞疗法常以动脉为向导定位相关的神经阻滞点。那么，神经阻滞，除非是采用切除的方法，所注射的药液必然会阻滞到动脉外膜神经，也就是说，神经阻滞的作用＝拟阻滞神经＋相伴行动脉外膜神经共同受阻滞的作用，所谓"神经阻滞"准确地说当作"××神经及伴行动脉神经丛阻滞"。一直以来评价神经阻滞的作用从未将动脉外膜神经计算在内。

然而，完全相同的阻滞部位及穿刺路径，如果预设的观察目标是蝶腭动脉而不是蝶腭神经节，那么评价疗效就只关注动脉效应，而无视蝶腭神经节的作用。例如治疗鼻出血不止的蝶腭动脉封闭法[1]，其体表穿刺点、穿刺路径及最后所注射的药物都与蝶腭神经节阻滞无异，其疗效评价却只看蝶腭动脉而不及蝶腭神经。

有关神经阻滞的盲点远不止于此——其实现代医学在这一领域存在着较大的盲区，而不是盲点。

国外曾报道 2 例行三叉神经阻滞术时，误将健侧三叉神经感觉根切断，疼痛竟然也神奇消失，而且多年未再复发，操作者百思不得其解[2]。

按照现代医学的理论，处理健侧神经不会影响患侧的疼痛，完全可以像针刺疗效评价以"非经非穴"作为对照组一样，将健侧操作设为对照组。如今被视为没有治疗作用的对照组竟然也有疗效，而且疗效比观察组更好，这对于置身于现代医学理论框架之中的研究者来说自然无法理解。

---

[1] 李朝军 . 鼻出血诊断与治疗 [M]. 北京：科学技术文献出版社，1999：174-178.

[2] 石崇俭 . 疼痛·阻滞与解剖彩色图谱 [M]. 北京：人民卫生出版社，2006：3.

这是现代医学**疗效评价普遍存在的一个盲区——只评价预设目标点的作用。预设目标之外的其他操作或干预皆不被纳入评价。**

184 为何针灸治疗作用，以及经穴主治的特异性研究难过循证医学关？

1997 年美国国立卫生研究院在针刺研究会议上提出可以用"sham acupuncture"（"假针刺"）和"placebo acupuncture"（"安慰针刺"）作为对照来研究针刺的疗效，由此拉开了假针刺研究的序幕，在国际知名刊物上不时可见大样本（500 例以上）针灸临床试验的报告。

从那时起一直到今天关于针灸疗效的争议就不断，笔者注意到那些得出针刺镇痛作用阴性结果的实验研究与近 20 多年来 RDN 疗效评价的情形很相似：非谓针刺治痛无效，而是与假针刺组对照，两者疗效无差别。于是人们自然得出一个判断："针刺疗效是安慰剂效应"。

疼痛是古今中外针灸临床应用最广的病症，如果说肾动脉去交感的疗效评价的阴性结果在主流医学界引发了一场"地震"，那么国际上发表的针灸治痛的阴性结果则给中国针灸带来更大的冲击和更久的痛。

大多针灸人坚信一定是评价中的某个环节出了问题，却又久久找不出漏洞在何处。

笔者还注意到，假针刺组常用的方法是"非穴浅刺"——既否定了针刺的疗效，又否定了穴位的特异性。

研究者的预设是非穴浅刺是无效的刺激，而问题恰恰出在这里——研究者再次掉进了自己预设的陷阱中。

殊不知，浅刺皮下恰恰是古典针灸学治疗一般性痛症"众痹"的标准治法，曰"分刺"法。今之皮下针的代表"腕踝针""浮针"也皆从治痛起家。

误将最常用最有效的针刺治痛方案设为无效的对照组，如何能得出正确的评价结论？

在古典针灸的治痛方案中，"随病所在"而刺皮肉脉筋骨的"五体刺"及刺皮下的"分刺"法占了绝对的优势。因此**选择痛症研究俞穴的特异性是不合适的。**

有关针灸俞穴特异性实验研究的复杂性，笔者曾以三个针灸治疗的著名案例做过系统分析，具体指出了针灸临床试验设计与评价，特别是国外著名刊物上发表的针灸疗效评价及俞穴特异性临床试验设计中存在的盲区和误区[1]。

从这个比 RDN 疗效评价持续时间更长的典型案例中，我们能得到这样的启示：**相关领域一流的理论和临床专家实质性地参与是保障临床疗效评价科学性的关键因素。**

185 被针刺遮挡的运动治痛疗效。

关于运动治痛的现象在古典针灸学就有发现，但没有自觉应用。现代针灸认识患部活动在痛证治疗中的意义并在临床中自觉应用，早见于 20 世纪 50 年代的耳针治疗。耳针治痛强调患者活动患部在当时几乎成为耳针人的共识，并明确认识到活动患部的意义在于"加强疗效"。

遗憾的是，耳针人的这一发现和认识没能被主流的针灸医生所认识。

针灸人治疗痛症虽然也不时要求病人活动患部，但活动主要是为了显示其疗效的"神奇"，而不是为了"加强疗效"。也就是说在很长时间内，针灸人并未意识到活动本身就有显著的治痛作用，因而没能在临床治疗中自觉而有效地应用。

由于疼痛表现为感觉异常，现代医学理所当然地认为它可能是由感觉神经损伤引起的，故长期以来对于疼痛的神经调控都是从感觉传入考虑，然而治疗效果总不能令人满意。

---

[1] 黄龙祥，黄幼民. 从三个著名案例看针灸临床研究的复杂性 [J]. 科学通报，2012，57（14）：1210-1221.

直到 20 世纪 90 年代早期，无意中发现运动皮层电刺激（motor cortex stimulation，MCS）能有效治疗丘脑痛，很快被推荐用于治疗神经性病理性疼痛。

目前，国内外采用 MCS 治疗的一些神经病理性疼痛综合征包括：丘脑痛，延髓卒中疼痛（典型表现为 Wallenberg 综合征），颜面部神经性疼痛，去传入性疼痛（deafferentation pain），幻肢痛和臂丛神经撕脱疼痛。

对于这一新发现，疼痛机制闸门学说的创建者沃尔（Patrick D. Wall，1925—2001）虽不能解释，但他以敏锐的学术洞见预示了这一新发现对于神经生理学的重大意义。

从运动治痛现象的发现到认识的漫长历程中可以得到这样的启示：**中西医之间的互动、互启可以使彼此更容易发现自身理论的盲区**，从而更快地进步和发展。

☞ 190.

186 疗效评价也需"辨证论效"。

中医针灸认为病人的不同体质决定其所患同样的疾病会呈现出寒热虚实的不同状态，临证须根据疾病的不同状态施以不同的治疗，谓之"辨证论治"。

这本是一种先进的治疗理念——尽管现代医学中没有对应的概念，早在 18 年前笔者就用绘画"设色"的原理阐述辨证论治的科学性：

　　　设色的效果取决于背景色、前景色双重因素，通俗地说，同一种颜色着于不同的底色上，会表现出不同的颜色效果。机体对于致病因子的反应也同样如此，相同的致病因子（前景）作用于不同的体质和机能状态（背景）可以表现出发病或不发病，或不同的发病状态。所谓疾病，实际上是前景与背景相互作用的一种反映，而且这种反映在不同的时空中呈现出不同的变化规律，是一种动态的整体效果。因此，只是静止地研究一个作用因素，就不可能正确、完整地认识疾病。

应当说"辨证论治"的原理是"讲清楚"了，但由于现代医学没有与"辨证论治"对应的概念，因此**疗效评价实际上是将疾病（前景）从病人（背景）中剥离出来，观察其与干预方案的相互作用的结局。**

现代医学从癌症治疗屡屡受挫的山重水复到峰回路转的柳暗花明，在不知不觉中一步步向"辨证论治"走近，获得了两个新发现：

其一，癌症不是单一疾病，而是千万种疾病的组合。世界上没有完全相同的两片树叶，世界上也没有两个完全相同的癌症。

这个发现提示：难以研制出对某种癌症各型皆有效的治癌药。比如诺华最新的抗肺癌药 Zykadia，只对 ALK 基因突变的患者才有用，如果按传统疗效评价的方法将 Zykadia 用到所有肺癌患者身上，有效率大概只会有 2%～6%[1]。那么，这种针对 ALK 基因突变的肺癌患者的特效药显然无法通过循证医学这一关。

事实上，以往在"生物标记"被广泛理解和应用之前，很多西方的抗癌药都过不了临床试验，因为这些实验药物对绝大多数（95% 以上）患者都没效果。现在美国的药监局正在联合各大药厂开展一个大项目：从以前失败的药物中淘金子。理由是虽然那些失败的实验药物在大规模临床试验中对多数患者都没什么效果，但如果对其中一个或者几个患者有效，而且用现代新的生物检测技术能预测出其对某种类型癌症有效，那么这些"失败"的药物也许就能起死回生，被开发成只针对某类患者的"特效药"。

其二，癌症有"热肿瘤""寒肿瘤"之分。

肿瘤分类有很多方法，而最近医学界又提出了一个新的分类："热肿瘤"和"冷肿瘤"。听起来与中医所说"热证""寒证"很像，但这是地道的西方癌症研究领域中出现的新名词。所谓热和冷，其实反映的是一个肿

---

[1] 因为只有 3%～8% 肺癌患者有 ALK 突变，而 Zykadia 对 70% 左右 ALK 突变患者有效。

瘤里面包含免疫细胞的多少。如果癌细胞周围的免疫细胞多，那这个肿瘤就是热肿瘤，反之则是冷肿瘤。

研究发现，当下流行的癌症免疫疗法中药物"免疫检查点抑制剂"只对"热肿瘤"有用，而对"冷肿瘤"基本无效。

其实，早在**高血压病的治疗中已经发现了这种同病异治的现象**：对甲病人疗效很显著的药物对乙病人则疗效不显，甚至完全无效。因此临床上采用药物治疗高血压需要不断试用不同类型的药物，直到找到有效的那一种——当然也可能在所有治疗高血压药物中找不到一种有效的药物。

对于这一现象背后的机制，现代医学也有研究，近年来《美国高血压杂志》连续在线发表了3篇以血浆肾素水平（PRA）为背景，观察不同降压药物血压反应性的研究报告，根据PRA水平将高血压患者分为高肾素、低肾素和中间肾素水平3组，并将降压药物分为R型降压药物——以拮抗肾素血管紧张素醛固酮系统（RAAS）为主要作用机制和V型降压药物——以缩减血容量为主要作用机制。研究显示，R型药物仅对高PRA水平患者降压疗效较好，而对低PRA患者降压疗效明显较弱。

可见，血浆肾素水平的高低是降压药物选择中不可忽视的因素——当然可能还有更多的影响因素没有被发现。

然而，由于检测PRA的可及性和重复性存在相当大的问题，尚无法用于临床高血压患者初始药物的选择依据。也就是说，在临床上治疗某个病人，究竟选用哪种药物有效，当下的现代医学还不能预测。

至于**病人体质因素对疗效评价的实质性影响也是在高血压心脏病的治疗中发现的**。研究显示：种族因素对疗效评价的影响可能比PRA更具特异性，在黑人患者，特别是老年黑人高血压患者中，大多具有盐敏感性显著增高和PRA水平低下的特征，而此类高血压患者接受R型药物的降压疗效较差，而V型药物作用较好。

如果说像治疗癌症、高血压病这类常见病的药物评价必须根据不同的病人和不同的疾病状态设计，那么治疗其他疾病的药物评价是否也有这样的必要呢？

回答是肯定的，特别是对于中医针灸这种以调节机体内环境为主的治疗方法的疗效评价，这个必要性更大。

第 3 节　古今针法"用针之理"

古典针灸学明言"治不能循理，弃术于市"，故古本《黄帝针经》结语篇《官能》综诸篇之要而论"用针之理"。

以"新古典"视角看人体，可以看出中医和西医的双重盲区，对古今针法的作用机制有新的认识。

187 脉刺法。

针灸的总作用为"调和气血"，而脉为气血之府，刺灸脉对于古典针灸学的重要性怎么强调都不过分，事实上"脉刺"法也是古典针灸学最早和应用最广的刺法。《黄帝针经》论刺法标准的专篇"官针"篇所载"九刺法"中的前 4 种定式刺法皆为脉刺法：

> 凡刺有九，以应九变。一曰输刺；输刺者，刺诸经荥输脏腧也。
> 二曰远道刺；远道刺者，病在上，取之下，刺府腧也。三曰经刺；经刺者，刺大经之结络经分也。四曰络刺；络刺者，刺小络之血脉也。

前 2 种言刺脉俞法，后 2 种言刺脉法。

刺脉有"三刺"法：刺脉外膜、刺脉中、刺对侧脉内膜（但不刺穿）。不同的刺法有不同的针具提供适宜的操作。

古典针灸"脉刺"法经历了刺络脉（多为表浅静脉）到刺经脉（多为表浅动脉）再到刺脉之出入之会（络俞之会多为表浅静脉分叉处；经俞之会多为动脉分叉处）的发展路径。

也就是说，同样是刺脉，古人更看重刺动脉——诊脉也以诊动脉为主；不论是刺络脉还是刺经脉又都强调刺脉之出入之会——络俞、脉俞所在。

那么，皆有动脉的经脉比络脉多了什么，脉之出入之会又比脉多了什么？

古典针灸学给出这样的解释：

血行脉中，气行脉外，脉之所动乃气之所主，肺主气，故以手太阴肺脉动处为"气口""脉之大会"；脉之出入之会为血气运行之关口，乃诊气血、调气血之关要。也即经脉比络脉所多者，气也；脉之出入之会为气之所聚之处也。

本书第 1 篇末的解题示例"气血本质新解"已论证古典针灸学所说脉外之"气"相当于血管外膜的自主神经，特别是交感神经及血管自身的调节结构。现代医学神经解剖学的实验显示：血管运动神经为交感神经。血管交感神经的支配规律是：动脉多于静脉，动脉中又以分叉处为多，而且动脉分叉处的内膜往往还有特殊的感受器。

从病理上看，血行障碍、血管病变也是经常发生在血管分叉处。病理学证据表明，动脉粥样硬化病变通常好发于动脉血管分叉处或弯曲处。

从新的视角重看脉刺法，不仅能更深刻理解脉俞的诊疗意义，而且对《黄帝针经》倾注最多的毫针刺脉俞调经法也会有更多新的领悟：

为什么毫针补泻，特别是补法操作是那样小心翼翼，极精极微？如此谨小慎微的操作究竟是在刺什么？

为什么补泻操作是那样注重呼吸？

为什么刺脉俞注重循按脉动处下针且特别强调治神？直到唐宋之间的《素问亡篇·刺法论》刺脉俞时仍特别强调"得动脉下针""动气应手""动气至而急出之""动气至而徐徐出针"，且刺前采用针咒法以定神；刺中存想于穴下，刺毕又须"静神"数日。

因为刺脉俞要想达到"脉平""血气和"的疗效，须精准刺及动脉分叉处的外膜，得气后仍要保持与脉外膜的有效接触，不能太过也不能不及，如经言所说"若行若按，如蚊虻止，如留如还，去如弦绝"。

因为调交感的疗效受呼吸和情绪影响较大，故须配合呼吸，且全神贯注于针下、穴下。

如果不能看破这一层，则无法理解古典针灸学毫针补法那些极微极轻的操作和"以意和之"的用意。

随着血管疾病成为全球死亡的主要病因，现代医学逐渐认识到，血管病是最大的健康问题；血管病是全身性疾病。

在这一背景下，近十年逐步形成一门新的分支学科——血管医学，并呈现出快速发展的势头，近年泛血管医学学科又应运而生。

也就是说，年轻的血管医学不仅与古老的经络学说有诸多共通之处，而且可以也应当充分借鉴古典针灸学成熟的技术使其先进的理念能够落地于临床应用，以体现其转化医学的特征。

笔者注意到，血管医学虽然认识到血管外膜是一个结构功能复杂的集合体，参与血管的支撑结构与血管的功能稳态调节，集神经 - 内分泌 - 免疫功能于一体[1]，但除了在某些外科手术中血压突然显著下降，并伴有脉搏减慢时，麻醉师无意中发现用神经阻滞的方法在颈总动脉分叉处的外膜阻滞，可立即解除这种现象[2]这类个案报道外，还没有找到有效且方便操作的调控血管外膜的方法。

如果能借鉴针灸学脉刺法的思路和成熟技术，很快就能实现对血管外膜及内膜的安全、有效的调控，为血管医学落地临床提供强有力的技术支撑。

这时很可能西医比今天的针灸人更容易、更深刻理解对针灸"脉刺"

[1] ZHANG Z Z，CHEN L J，ZHONG J C，et al.ACE2/Ang-（1-7）signaling and vascular remodeling[J].Science China（Life Sciences），2014，57（8）：802-808.

[2] 廖建春，夏寅，戴培东 . 耳鼻咽喉头颈外科临床解剖学 [M]. 济南：山东科学技术出版社，2020：342.

法的意义，一旦明白了这一点，年轻的血管医学凭借高新技术的托举，很可能后来居上完成对针灸学脉刺法的超越。

古典针灸学最看重的刺脉俞调经法、刺脉外膜调气法之所以渐渐失落，主要原因有以下几点：

（1）要掌握对动脉外膜，特别是分叉处外膜精准摩刺，不仅需要适用的针具，更需要操作者有精湛的技术，需要长时间地不断练习才能掌握。

即使是经验丰富的针灸医生用毫针实现对动脉针刺（准确刺及外壁或脉中而不刺穿）也是一件非常不易的事，需要长时间地练习和体会，才有可能掌握这种刺脉技术。至于完成对动脉不同层次不同刺激的精准控制则更是极为困难的操作。这时你才能理解为什么古人在毫针刺脉时，特别是要求精准刺脉的补法，是那样极精极微地操作。

（2）适用于刺脉法的诊脉法的失落，使得刺脉法失去操作及评价疗效的依据。

（3）用不适用的针具和不正确的操作刺动脉引起的出血不止及感染等事故。

（4）当代脉刺法被边缘化主要原因有二：其一，在以神经机制阐述针灸作用的大背景下，脉刺法失去了理论支撑而难以立足，这正应了两千年前古人的名言，"治不能循理，弃术于市"；其二，针灸学教材皆强调刺法须"避开动脉"，于是刺动脉就成了针刺的禁区，无人问津——除非是有血管介入诊疗背景的针灸人。

188 募刺法。

募刺法包括刺内脏之膜和刺内脏之募，刺膜与刺募的关系犹如刺脉与刺脉俞的关系一样。

刺脉俞调气血，如见脉结不通者须先刺血络、结络通脉，然后刺脉俞调气血才能达到预期的疗效；同样，刺募如诊见腹中有积聚也当先去其积，积解气通然后刺募才能去脏腑之疾。因此用好募刺法需要有非常丰富的腹诊经验。

刺内脏之膜治脏病，不难理解，那么同样是刺膜，为何刺特定的位点——募穴？而且为何刺募穴主治范围远比相邻部位非募穴更广？还有，为何脏腑之募的体表位置多集中于腹正中线任脉上，而不在相关脏腑的体表投影区呢？

现代解剖学显示：腹正中线深处为腹主动脉，沿途发出分支到相关脏腑，而分支处多为内脏神经丛、神经节的集结地，血管神经出入脏腑之处为一凹陷曰"门"，如"肺门""肝门""脾门""肾门"等。这些动脉分支处的神经丛、神经节，以及血管神经出入脏腑之"门"处多与脏腑之"募"相合。

由于动脉分支处集结的神经丛、神经节的调节范围更广，调节作用也更强，故脏腑募穴多集中于此。

可见，古人还是通过脉的引导发现了脏腑气血汇聚之处——神经丛、神经节及血管神经出入之会。

针灸经络学说揭示了一个重要命题——"体表 - 内脏相关"，既然内脏病可以从体表治之，为何要冒那么大的风险刺内脏？

而且基于第 1 篇"气血本质新解"，血管平滑肌与内脏平滑肌有共同的神经支配，则针刺脉俞应当对相关内脏疾病也有明显的疗效，为何一定要刺膜刺募？

其实道理很简单，正如神经刺激疗法，刺激皮下神经末梢也治不少痛症，为何还要冒那些大的风险（比募刺法风险大得多）刺脊髓、刺大脑深部？

一般性的疼痛，刺激体表投影区或牵涉区的神经末梢，通过神经的传导可以治疗深部的疼痛，但对神经病理性疼痛，传输神经结构功能出现明显的异常，就只能针至病所，直捣虎穴。可见，针灸"气至病所"与"针至病所"刺法各有所宜，相互配合才能攻难克艰。

募刺法衰落的原因有以下几点：

（1）募刺法对针具和操作要求很高，无明师指点难以掌握，而且传世医籍很少记载。

（2）古代针粗，行募刺法刺激强度很大，如果不亲身体验很难体会那种难以言表的痛楚[1]。因此，强烈建议凡行募刺法者一定先在自身体验一二次。

未来中国针灸要想在与现代医学神经刺激疗法的竞争中获得优势，需要重拾募刺法，并研制出更适用的针具，规范操作提升安全性，以利推广。

189 针挑疗法。

疫病热毒炼血，体表可见盛血青紫脉络谓之"痧筋"，急以针挑放之谓之"放痧"。此治法与古典针灸学优先级最高的治则"凡治病必先去其血，乃去其所苦，伺之所欲，然后泻有余，补不足"一脉相承，所用针具刺法也与刺血法相类。

胡凤昌《痧症度针》（1873 年）谓当时人放痧多用痧刀（源于九针之"锋针"，比外科用的针刀细），今痧刀多用于兽医刺血针具[2]，在人挑痧仍用痧针。

晚清《针法穴道记》可视为清初以下挑痧经验的总结；当代梁庆临《实验针挑疗法初步总结摘要》（1957 年）则是对清以后散落岭南民间的针挑疗法的发掘整理，其与黎文献合著的《针挑疗法》（1984 年）则是在此基础的进一步发展。

针挑疗法虽然是从古典针灸学刺血法发展而来，但在发展过程中不断

---

[1] 但如果换用细针沿刺道缓慢进针也可与毫针刺法一样没什么痛苦，当然疗效也会相应减损。

[2] 据杨宏道、李世骏编著《兽医针灸手册》增订 2 版，痧刀针长 4.5 ~ 5.5cm，刀锋应锋利，刀刃宜薄，主要用于猪的体表浅刺络脉放血，在操作上许多都和三棱针刺血疗法相同。

创新，对今天的针灸学理论和技术创新，以及针灸作用机制的研究皆有启示。可以说，针挑疗法既是一种古法，也是一种新法，基于此，笔者在《中国古典针灸学大纲》写下这样一行字：

> 对于理解《黄帝内经》，完善古典针灸学理论和技法最具借鉴价值而最为今天针灸人所忽略的民间针灸有二：一为瘀胀诊疗，一为针挑疗法。后者虽从前者延伸而出，但在针挑部位的梳理及针法的总结上颇有新意，可供当代针灸借鉴或直接移植处颇多。

针挑疗法对当今针灸学的启示主要体现在以下几方面：

（1）保留了古典针灸学脉俞的本真

清代《瘀症度针》挑瘀已言明"于细筋（小血管）叉内针出恶血"，《实验针挑疗法初步总结摘要》《针挑疗法》不论挑表浅静脉还是动脉皆强调挑点"落在弯曲分叉处""定点一般选在血管分叉的地方"。**挑脉不论是挑静脉还是动脉都强调定点于血管分叉处**，保存了古典针灸学关于脉俞的本真，成为古典针灸学脉俞取法的一个"活化石"。它**不仅让我们看清古典针灸脉俞的本义，也为血管神经解剖学的探索树立了指引方向的坐标。**

（2）对古典针灸学刺动脉法的继承与发展

什么是传承精华、守正创新？针挑疗法的继承与创新恰好为今天困惑中的针灸人提供了极有说服力的典型实例。

古典针灸学的一些技法失传或失真者在针挑疗法中还可见清晰存留，如一般刺血法多取表浅络脉（静脉），而针挑疗法更注重针挑表浅动脉，继承了《黄帝针经》的刺动脉法：

> 厥头痛，头脉痛，心悲善泣，视头动脉反盛者，刺尽去血，后调足厥阴。（《黄帝针经》）

> 厥头痛，头痛甚，耳前后脉涌有热（一本云有动脉），泻出其血，后取足少阳。（《黄帝针经》）

《黄帝针经》刺头面动脉治头痛的脉象是"动脉反盛""脉涌有热"，而针挑疗法通过大量挑颞浅动脉治偏头痛的实践也观察到这样的规律：

"偏头痛如果颞侧的动脉曲张显露，按之应指者，采用挑络放血法挑治，很快便能止痛，并且疗效也比较巩固；如果颞侧浅在血管凹陷不显露者，其效果则较差些"[1]。足证两千年前古人刺动脉治头痛有法有方且有理论指导，是长期实践经验的总结和自觉的理论临床应用。

无独有偶，今在兽医中传承的针挑疗法的早期形态痧刀疗法同样认识到刺动脉的临床应用价值[2]。

古典针灸学辨虚实刺动脉治头痛的规律，不仅被两千年后的针挑疗法再验证，而且被现代医学在无意中发现：有神经外科医生在行颞浅动脉减压术治疗偏头痛时注意到，有的患者疗效很好，而有的则较差，经系统观察发现了这样的规律，术前血管压迫试验阳性组疗效好、治愈率高，而血管压迫试验阴性组疗效明显较差[3]。

至此，两千多年前中国针灸医生所发现的针刺动脉治头痛的规律，先后被民间的针挑疗法和神经外科的颞浅动脉减压术再验证。

针挑疗法不仅是传世中医针灸文献中难得一见的传承《黄帝内经》刺动脉法文献，更难得的是，针挑疗法的传人还与时俱进，不断创新发展传统的刺动脉法。

取穴：阿是穴；患侧颞浅静脉呈明显曲张处；工具：粗大缝衣针、特制银针、三棱针或粗针[4]等均可；主治：偏头痛；手法：定穴位后作局部常规消毒或用姜擦局部作消毒，消毒后用针挑破皮肤表皮，进一步把**血管壁神经末梢纤维**逐条分离，并针挑至静脉出血，放血约0.5毫升使血管收缩，静脉曲张状态改善……印堂穴以针刺出血

[1] 梁庆临，黎文献.针挑疗法[M].广州：广东科技出版社，1984：162.

[2] 李世骏.学习痧刀防治猪病的点滴体会[J].中兽医学杂志，1982（2）：28-29.

[3] 刘朝元，黄怀忠，杜军.颞浅动脉减压术治疗偏头痛60例[J].中国药业，2006（16）：61.

[4] 清代用金银针，取其解毒，然质软锋利不及钢针，此云"特制银针"当为合金银针，硬度有提升。古代民间也用埋于土中多年的旧铁钉炼成者，今多用不锈钢针。

为度；疗效：经用上法治疗偏头痛 30 例，病程最长 24 年，最短 2 年，针 1-3 次即愈。（《中草药新医疗法处方集》[1]）

此验案的送展单位是钦州专区卫生防治院，需要说明的有两点：其一，文中所说的"颞浅静脉"当据《黄帝针经》及梁庆临《针挑疗法》作"颞浅动脉"，因为血管性偏头痛患者侧头部显著变化的血管是颞浅动脉；其二，颞浅动脉壁神经纤维肉眼分辨非常困难，故针挑分离的除了神经之外应当还包含了其他纤维成分。

此方与《黄帝针经》和《针挑疗法》刺动脉治偏头痛明显不同之处在于：增加了剥离血管神经的操作步骤，并将两千年前的刺动脉减压的盲操作改为可视化操作。将现代医学治疗偏头痛的颞浅动脉减压术最新方案[2]与此方对照，入皮后的操作二者几乎完全相同[3]。

在这里，流传于民间的针挑疗法不仅传承了古典针灸学刺动脉的精华，发展了传统针术，而且领先了现代医学颞浅动脉减压术治疗偏头痛几十年。这一基于古典针灸精华之上的创新不仅在时间上领先于现代医学，而且在安全性和疗效上也体现出明显的优势。

这个典型的实例让我们懂得，古老不仅不等于落后，有时还表现出令人难以置信而又不得不信的超前先进性，不仅可以给今天的针灸学以启示，而且也能让现代医学看到盲区，走出迷茫。

（3）让中西医都能"听明白"的针灸作用机制范例

当下中医针灸界正在倡导中医疗效"说明白，讲清楚"的活动，这对于中医针灸在更大范围内被理解和接受确有必要。然而要将这一活动落到

---

[1] 广西中草药新医疗法成就展览办公室.中草药新医疗法处方集[M].1970：425-426.

[2] 今天的新方案只做动脉、神经的松解、剥离，必要时切断或烧灼责任血管，而 10 年前的方案多要求切除一段大于等于 2cm 的血管，切除神经等。

[3] 周庆明，潘海鹏，金永健，等.神经血管减压术治疗偏头痛的临床研究[J].中国实用医药，2020，15（26）：31-34.

实处，中医针灸人首先需要有一个能真正体现"说明白、讲清楚"的典型实例，针挑疗法恰好是一个能提供一句话就能讲清楚，中西医都能听明白的典型实例。

例如挑刺颞浅动脉治偏头痛的作用机制，在两千年前古典针灸学只一句"去血脉"就讲清楚了，当时的人都能听明白。因为"去血脉"这一概念是通过大量论证，层层推导而来，为当时针灸人所熟知——成为当时人的常识，无须再论证。

两千年后的今天针挑疗法治偏头痛的机制也能一句话就"讲清楚"，即解结通脉行血气 = 血管减压 + 神经梳理。这样的讲解中西医都能"听明白"，而且西医听明白之后会进一步反思其血管减压、神经梳理的合理性，回过头来重审截除动脉、切除神经是否有必要？手术类的疗效评价应当如何设计？偏头痛机制的假说是否接近了真相？等等。

基于这样的反思，回溯之前走过的路就会有新的发现，例如中国一位从事神经阻滞几十年的麻醉医生在临床中遇到这样一个头痛病案：欲行微血管减压术，但术中视野不清而不得不中止手术，术后半年未见疼痛[1]。

基于循证医学疗效评价的原则，这个手术等于没做，病人的疼痛消除与手术无关。而基于针灸学的视角，这个手术本身就是一个有效的刺激——刺激量远比古典针灸和针挑疗法刺动脉大，笔者曾在 15 年前系统分析这类手术的效应及机制，指出了其"类针灸效应"的作用机制[2]。

从这个实例可知，中医针灸的实践是可以讲清楚，说明白的。说明白之后不仅能赢得更多的理解和尊重，而且**能够成为现代医学发现其理论盲区的"反光镜"，真正体现出中医针灸存在的意义和价值。**

（4）对缪刺法的理解提供最丰富的实践证据

"缪刺法"在古典针灸学有非常广泛的应用，由于经典没有"讲清

---

[1] 石崇俭.疼痛·阻滞与解剖彩色图谱[M].北京：人民卫生出版社，2006：3.

[2] 黄龙祥.黄龙祥看针灸[M].北京：人民卫生出版社，2008：119.

楚"，今之针灸人多不得其要，不尽其用。痧症诊疗的经典《痧胀玉衡》作者也唯恐后人不明痧症的本质，书中举了大量的例证从不同角度论证，从这些典型的实例中不难看出：脉症不合，病入络，外见痧筋，治则"先去其血脉"，然后本脉得见，凭脉调气血令和。故临证见脉症不合须察痧筋（血脉、络脉）刺脉放痧，或刺井穴出血。用大量正反两方面的实例让人们加深对古典针灸学第一治则"凡治病必先去其血，乃去其所苦，伺之所欲，然后泻有余，补不足"及缪刺法的理解和记忆。

（5）创用挑摆法，发明针挑机和电针挑法

梁庆临于 1957 年探索一种新的针挑法——挑摆法。所谓"挑摆法"是针刺入皮下后，针尖向上挑起再左右摆动的操作。当年梁氏创用挑摆法的动机主要是便于用机器代替人工操作，节省人力；还可以通电产生电刺激的效应，增加刺激量。

正如 50 多年前针挑疗法创新古典针灸的刺动脉法时没有预料多年后现代医学会发明血管减压术治疗偏头痛一样，几十年前当时梁氏在新创这一针法时也没有想到几十年后，浮针发明人符仲华在不断尝试中也发现了与"挑摆法"相类的"扫散法"，两代人出于不同目的走到同一点，然而符博士在这一点上眼光更敏锐，看出了这一特殊术式与疗效之间的密切关联。

针挑疗法保存了古典针灸学的优良基因，并在继承传统的基础上进行了诸多创新的探索，对今天针灸人的守正创新很有启示。值得进一步发掘、整理提高。

190 运动针法。

运动针法，全称"针刺运动疗法"，又称"动针法""动气针法""阻力针法""互动式针刺法"等。

运动针法在针灸学中似乎只是一棵小草，很少有人关注，然而却成了针灸疗法中真正对现代医学提出挑战，并使得现代医学的传统观念发生了实质性转变的一个经典案例。

运动治痛及运动针法的发现与发展：

《诸病源候论》引《养生方·导引法》不仅有运动治痛，还有想象运动治痛的记载：

> 欲治股、胫、手臂痛法：屈一胫一臂，伸所病者，正偃卧，以鼻引气，令腹满，以意推之，想气行至上，温热，即愈。

> 《养生方·导引法》云：治股、胫、手臂痛法：屈一胫、臂中所痛者，正偃卧，口鼻闭气，腹痛，以意推之，想气往至痛上，俱热即愈。

> 《养生方·导引法》云：东向坐，不息四通，琢齿二七。治齿痛病。大张口，琢齿二七，一通二七。

针刺配合运动最早见于《黄帝针经》所载治疗耳聋耳鸣的神奇针术"发蒙"术，以及临床广泛应用的配合呼吸运动的毫针补泻法。此外，汉代《黄帝明堂经》记载针刺治疗下颌关节脱位，也必定要配合口腔的开合运动。

现代针灸临床的自觉应用则见于 20 世纪 50 年代的耳针疗法。

运动的作用及机制：

（1）运动治痛

古代运动针法自元代以下主要用于痛症的治疗，现代耳针和体针运动针法皆始于治痛，且至今仍主要用于治痛。现代医学运动皮层电刺激疗法也是始于痛症的治疗。为什么古今运动针法都不约而同聚集于痛症？

因为运动本身即有治痛的作用，运动皮层刺激疗法（MCS）治疗痛症即是最有力、最直接的证据。

其实，早在 1991 发现运动皮层电刺激疗法之前，国内外的实验研究已发现：运动传出对感觉传入具有调控作用，而且运动引起的传入对躯体感觉输入也产生抑制性影响。

近年越来越多的实验证明，运动神经损伤是引起神经病理性疼痛的主要机制。

运动治痛的作用已为现代医学所认识，例如 2004 年欧盟一些国家的学者在系统回顾以往研究的基础上，正式发布了下背痛治疗指南。该指南作为发布的最具权威性的下背痛治疗指南之一，受到业内人士的高度关注。指南将运动治疗列为慢性非特异性下背痛的首选治疗手段。

如果把感觉与运动比作阴阳的话，同样也遵循阴阳互根与平衡规律。

感觉障碍可以调运动，同样运动障碍也可调感觉，如面瘫的治疗。

运动还是纠正关节功能紊乱的精妙方法，故针灸的柔筋缓节作用，运动在其中扮演了重要角色，必不可少——巧妙利用了机体自动复位的功能，让紊乱的小关节、错位的筋自动复位，从根本上消除疼痛的病因。

（2）行气活血

浮针的"再灌注活动"，以及 TENS 疗法的肌肉运动皆同理。

（3）恢复本体感觉，纠正错误的运动模式

疼痛患者大多有本体感觉障碍。

未来的方向：

运动治痛使得西医的观念发生了"革命性"的转变，从痛症诊疗指南中即可深刻感受到这一点。未来的运动针法的发展思路及路径有以下几个朝向：

（1）与肌肉能量技术的有机结合。

（2）针刺法与推拿法的有机结合。

通过临床和实验的方法掌握"先针后推"与"先推后针"的效率及与疗效的关系。

（3）与传统的行气导引运动结合。

历史上道家曾有过行气导引与针灸相结合的自觉探索，应当努力发掘提高，实现运动针法的内外互动，中西结合。

关于患处活动对于疼痛治疗的意义，说得最明确的是柏钟扩先生：

大量的临床实践表明，保健针刺激对人体任何组织和器官发生的疼痛，都可以通过调节交感神经和副交感神经的机能去改变有病部运动状态，使它恢复正常运动，消除病理性刺激，危险信号——疼痛就会自然消失。(《刺激神经疗法》[1])

知道这个原理，我们可以设计更有针对性的运动方式，以及替代方式。

运动针法从一开始就是根据特定部位的病症特别设计的针对不同肌肉不同形式的运动，而非随意活动。

浮针在早期应用时，也是针刺＋运动，或者是浮针结合肌肉能量技术，现在的浮针与专门设计的定式运动（浮针人称作"再灌注活动"）已经形成一个有机的整体，而不是可有可无的随意运动。

191 新针疗法。

"新针疗法"的用法有二：其一，特指沈阳空军医院和三二二五部队支农医疗队的医生，根据当时农村医疗的客观需要，在传统针灸疗法的基础上改良的一种针刺疗法[2]；其二，是指 20 世纪六七十年代出现和应用的包括"新针疗法"在内的新兴针灸疗法的统称。为避免混乱，第二种用法在当时被称作"新医疗法"，包括：新针疗法、耳针疗法、赤医针疗法、穴位结扎疗法、穴位强刺激疗法、截根疗法、割治疗法、水针疗法、挑治疗法、经络疗法、埋线疗法、腕踝针、电针、头针等。

上述针法中能够确定属于针灸疗法且有实质性创新者只有耳针疗法、电针疗法、头针疗法、穴位注射疗法。

其他疗法多是对古典针法的重发现或新应用，特别是冠以"新针疗

---

[1] 柏钟扩. 刺激神经疗法 [M]. 深圳：海天出版社，1989：50.

[2] 毛泽东思想使针灸疗法获得新的生命力——沈阳部队开展新针疗法的调查报告 [N]. 人民日报，1969-09-16.

法"之名的针法并无多少新意。试看创立者归纳出的此法几个特点："取穴少，刺得深，透穴多，刺激强，不留针"。其实回看针灸学术发展的历程，越是早期的古典针灸取穴越少；所说"刺得深"不会深过古典针灸的"募刺法"；"透穴多"不会多过元代针灸；"刺激强"不会强过古代的长针募刺法，且今之针具普遍比古典针细，从总体上看刺激强度也不会超过古典针灸；"不留针"，古典针刺也多不留针或留针时间很短。

其实，"新针疗法"有一个特点与古典针灸明显不同，即有意刺激躯体神经的神经干，这是当时新针疗法的标志性动作，不知当时是有意还是无意没有提及。

"新针疗法"在当时特殊的历史背景下对于针灸的普及起到一定的作用，从这意义上看，称作"简易针灸疗法"更合适。

今天回过头来看，当年风行一时的这些针灸"新"疗法，如今仍存活的也只是耳针、电针、头针和穴位注射疗法，其中尤以耳针和电针对今天的针灸发展影响更大。☞ 192；193.

穴位注射疗法存在的意义，当时是通过与肌内注射疗法比较而获得的，未来要想走得更远，则需要与神经注射疗法比较，是否具有优势，或不可替代性。

头针疗法之所以没能像耳针疗法那样启发诸多类针法的创新，一个重要的因素是迄今没有形成一个统合各家之说的整合方案，诸说并存：焦顺发头针、方云鹏头针、朱龙玉颅针；头皮针穴名国际标准化方案；还有日本的新头针等。如何评价？如何选择？有人曾设想通过临床疗效来评价头皮针各派方案，最终没能走通，未来可能需要在作用机制的研究上取得突破，才有望形成更加完善的头皮针方案。

从"新医疗法"众多针法的兴衰沉浮中，我们能得到以下两点启示：

（1）创新需要坚实的基础才能成功，才能常新

如果对古典针灸的几十种刺法没有认真研究、发掘，对其他同类或相关的疗法也不了解，凭空创新很难成功。

（2）整合创新更容易成功

从当年一直走到今天的几种新针疗法，如耳针疗法、电针疗法、穴位注射疗法和头针疗法，都是通过与现代医学或现代科技成熟技术的结合而获得成功，并显示出较强的生命力。

未来应当探索针灸俞穴与更多的刺激物及刺激形式结合的可能性。

192 骨空针法、电针与神经刺激疗法。

神经刺激疗法，目前研究最多、应用最广的是神经电刺激技术，依据操作方式又分为植入性与非植入性电刺激疗法。此外，还有神经注射疗法、神经阻滞疗法。用针灸针刺激神经也可以是一种神经刺激疗法，其中自成一体者以孙惠卿保健针刺激神经疗法为代表。

电针与神经电刺激疗法：

要回答 071 之问"现代医学的神经电刺激与古典针灸学的近神经干俞穴针刺的性质是否相同？如是，神经电刺激能否取代相关俞穴的针刺或电针疗法？"就必须认真考察骨空针法、电针与神经电刺激疗法有何实质性的不同。

骨空针法、电针与神经电刺激疗法共同之处在于都刺激神经，但骨空针法、电针属于针灸学，而神经电刺激疗法则为神经调控的代表性技术。神经电刺激分植入性和非植入性两种，神经调控目前主要研究及未来重点发展的是前者。

三者之中，骨空针法与神经电刺激的区别比较明显，而电针与神经电刺激似乎差别不大，特别是经皮神经电刺激（transcutaneous electrical nerve stimulation，TENS）和经皮穴位电刺激（transcutaneous electrical acupoint stimulation，TEAS），有的西医认为没有实质性的差别。故以下重点讨论电针与植入性神经电刺激之间的异同：

（1）从可及性上看，二者的差别十分显著。凡毫针能及的部位，电针皆可及，而目前神经电刺激器的植入部位还非常有限。要覆盖足够大的治疗域，仍主要依赖于 TENS，需要采用面积较大的表面电极，其有效性及精准度远不能与常规针刺及电针相比。

（2）从安全性、适用范围及经济学指标衡量，植入性神经电刺激是有创的手术，无法与无创的电针及常规针刺相比，且费用高。

（3）从学理上比较，神经电刺激注重中枢神经的核团、脊髓及周围神经的神经干、神经节等，而针刺、电针强调"俞穴"的概念。

"俞穴"有什么用？这里恰好有一个很有说服力的实例，说明即使同样应用神经电刺激，针灸人也可以比西医更有优势：

现代医学采用电抽搐治疗癫狂症取得显著疗效，但由于使用的电流较大，对人体会造成损伤，有明显的副作用，限制了此疗法的临床应用。而具有针灸学背景的中国针灸人采用针电极在百会、人中穴实施同样的疗法可使所需电量显著下降，在保证疗效的前提下显著提高了安全性，降低了副作用。研究成果 1985 年全文发表在美国《抽搐治疗杂志》，受到西方医学界的高度评价[1]。

（4）从技术上分析，二者有何实质性的差异？

如果针刺、电针与神经电刺激的差异主要表现在刺激部位的不同选择上，那么随着针灸俞穴本质的揭示，这一差异就会缩小甚至不复存在。事实上，现阶段就能找到针刺、电针与神经电刺激采用相同刺激部位的实例。例如八髎穴针刺或电针与骶神经刺激器的部位选择相同，靶标也相同，**如果抛开成本及安全性等问题，单从疗效上看，**二者哪个更好，或者二者相当？

从现阶段二者比较看，针灸仍有优势，因古典针灸早在两千多年之前就发现了从骶后孔至骶前孔针刺骶神经的方法，总结出的适应证明显比目前骶神经刺激更广。但这种差异也只是暂时的，最终谁能胜出还是要看谁

---

[1] XUE C C, XIE H S, RUAN Q C, et al. Electric Acupuncture Convulsive Therapy[J].
    Convuls Ther, 1985, 1（4）: 242-251.

的技术更先进、更安全、疗效更好。

针刺、电针骶神经与骶神经刺激的技术差异主要有以下几点：

其一，在工具上，针灸针可根据需求随时调整方向和深浅，而骶神经刺激器一旦植入后就不能调整位置，机动性明显不及针刺和电针。即使是现代医学的神经阻滞（注射）疗法的注射针，操作手感及灵活度也无法与刚柔相济的针灸针相比。

其二，骶神经为混合神经——其实大多神经干都含有不同的神经成分，目前现代医学的任何神经刺激技术，不论是电刺激还是其他形式的刺激，都无法针对特定的神经成分实现精准、高效刺激，而纤细且刚柔相济的针灸针加上经验丰富的针灸医生则能够实现针对性的精准刺激。

其三，骶神经干包含了支配不同靶器官的不同神经束，目前现代医学的任何神经刺激技术，不论是电刺激还是其他形式的刺激，都无法针对特定的靶器官、靶组织精准刺激特定的神经束，而经验丰富的针灸医生则能够通过细心的探刺实现针对性的精准刺激，例如治疗膀胱、尿道的疾病要求控制针感向会阴部传导，治疗直肠、肛门、盆底的疾病，则要求控制针感向靶器官传导。

手针、电针、药针或水针的精准度是依次递减的。也就是说，对于刺激神经而言，常规针刺及电针所能达到的精准度比现代医学的各类神经刺激疗法都要高。

单从技术层面上看，针刺及电针不会被神经调控技术或其他相关技术（如血管减压术、神经梳理术等）取代。即使把中西医的比较推及整个神经刺激领域，现代医学要在纯学术和技术层面超越并取代中医针灸只有一种可能——发明一种自主神经刺激器，找到一种比针灸针创伤更小甚至无创的刺激物及刺激形式，且操作方便，安全有效。

但作为针灸人应当认识到，常规针刺及电针的这种高精度操作技术目前还没有形成标准规范，在很大程度上还依赖于操作者的经验，目前能熟练掌握这种精准操作的针灸医生的数量还很少。而现代医学凭借神经导航、立体定位技术，以及周围神经中躯体神经定位的刺激器和影像学的支撑，在脑深部神经核团，以及躯体神经定位方面，显示出明显的整体优势，从而使其在神经刺激方面至少能够超越中医针灸常规针刺、电针的平均水平。

还应当清醒地看到，现代医学在与现代高新技术的结合上，以及市场的资本运作上，都显示出了非常明显的优势。

中医针灸要想保持并争取更大的优势，必须认清自身的长短，不断在理论和技术两方面皆有新突破。在理论上，努力探索根据病人不同的状态和不同的证型确定刺激方式及强度的规律；在技术上，必须能体现出精准探刺目标神经的稳定性，积极探索新的安全有效的俞穴刺激形式，并形成相应的技术操作规范，使技术便于学习和推广。

神经注射疗法、神经阻滞疗法与神经干刺激疗法：

在神经干、丛、节的周围注射低浓度的局麻药或配合其他药（常用激素类药），以阻滞神经冲动传导，谓之"神经阻滞疗法"；若在上述部位注射非麻醉药或生理盐水，以刺激神经，谓之"神经注射疗法"；若于上述部位针刺或电针刺激谓之"神经干刺激疗法"。

然而以上三个概念在临床应用中常常难以区分，即疗法是否存在实质性差别很难根据疗法的名称判定。低浓度的局麻药与激素类组成的合剂也是注射疗法治疗痛症的常用药，例如以"枝川注射疗法"为代表的各类注射疗法即是；又如"神经阻滞"除了用麻醉药之外，还用物理阻滞的方法，电针或电刺激治痛也是利用了这一原理。

从作用机制上看，基于在神经注射生理盐水、蒸馏水能达到与神经阻滞同样的镇痛疗效，故神经注射疗法的倡导者强调神经注射是一种刺激疗法，其刺激作用是由针和注射液共同产生的。那么，在相同部位进行针刺和电针当然也是一种刺激。

问题是，同样是对神经的刺激，针＋液体与针＋电或单纯的针刺激，在疗效上有何不同？

未见有关上述三种疗法的严格设计的比较研究，但朱龙玉《神经注射疗法》曾以白细胞增高为观察指标比较在家兔神经注射生理盐水、电针和针刺的效应，发现注射和电针的效用大于单纯针刺。

为什么会有这样疗效上的差别，朱氏没有进一步分析。笔者根据已知的数据试析如下：

神经注射疗法已发现，阻断自主神经后，再行神经注射疗法则疗效不再出现，提示自主神经是神经刺激疗法作用机制中的关键环节。而自主神经的传入纤维对牵拉、扩张敏感，对针刺、切割不敏感，神经注射提供了有效的长时程的扩张刺激，电针通过肌肉的舒缩产生对神经的反复牵拉刺激（一般在半小时左右），而针刺如果不采用合适的手法则难以提供有效的长时程的牵拉、扩张刺激，故疗效不及前二者。

基于以上分析，如果是对操作的精准度要求不高的痛症采用神经刺激治疗，通过以下改进可能会增加疗效：

其一，如采用电针疗法，要取得显著疗效应当使肌肉收缩的幅度足够大。

其二，如采用神经注射疗法，采用高渗液可能比生理盐水效果更好。

其三，如果采用针刺法，则尽量采用能对神经产生牵拉效果的手法如扫散、提插、捻转等。

经皮神经电刺激疗法（TENS）与经皮穴位电刺激疗法（TEAS）：

TENS 是 20 世纪 70 年代根据疼痛闸门控制学说发展起来的，主要是通过皮肤将特定的低频脉冲电流输入人体以起到镇痛、治疗疾病的效用。

TEAS 是在 TENS 的基础上，采用针灸穴位为刺激部位，以针灸针为电极，在针刺穴位得气后采用特定时间间隔的 2～100Hz 优选疏密波施以电刺激，兼具经皮神经电刺激疗法 TENS 与针灸两者的优势。

根据 134 条揭示的针刺量 - 疗规律，达到有效刺激量，采用针电极和针刺手法精准刺激的 TEAS 所需要的电量要比 TENS 小得多，因而有更大的调整空间。

在作用原理上，TENS 疗法与传统的神经刺激疗法的区别在于：传统的电刺激主要是刺激运动纤维，而 TENS 则是为刺激感觉纤维而设计的。

但临床应用发现，不论是 TENS，还是 TEAS，如果刺激强度达不到兴奋运动神经以引起明显的肌肉运动，则疗效不显著。

以往我们认为经皮神经电刺激 TENS 对神经痛的止痛作用路径，都是基于闸门学说完全从感觉传入方向考虑，而现在我们有理由推测：除这一机制外，在低频、高强度电刺激神经时所引起的运动神经兴奋，是治痛的重要机制，加上肌肉产生缓慢有节律的收缩所产生的机械性压迫促进静脉和淋巴液回流，改善血循环，促进致痛物质的清除，也如浮针治痛强调的改善血循环的"再灌注活动"一样，对于治痛也有不可忽略的意义，有必要换一个角度加以研究，从而获得 TENS 治痛的完整作用机制。

关于感觉神经、运动神经与疼痛的关系，新近的实验研究的结果显示，运动神经与疼痛密切相关，特别是慢性痛。

保健针刺激神经疗法：

"保健针刺激神经疗法"是以保健针刺激人体皮肤的神经末梢治疗疾病的一种新疗法，由中国中医科学院孙惠卿先生创立，并由其弟子柏钟扩发展完善。

从这一疗法的命名不难看出，此法归属于神经刺激疗法而不是针灸疗法。

从基础理论看，该疗法刺激部位的选择也主要依据神经解剖，且特别强调自主神经的作用，认为"用保健针刺激治疗人体的任何疾病都是通过调节交感神经和副交感神经实现的"[1]，因此发明人将此疗法定位于"刺激神经疗法"而不是针灸疗法是成立的。正如经皮神经电刺激疗法

---

[1] 柏钟扩. 刺激神经疗法 [M]. 深圳：海天出版社，1989：103.

（TENS）是西方人发明的，中国人将其应用于穴位刺激，则属于针灸疗法的一种，曰"经皮穴位电刺激疗法（TEAS）"。

如果更准确地说，"保健针刺激神经疗法"当作"保健针神经末梢刺激疗法"，以与"神经干刺激疗法"相区别。

选择皮部作为自主神经刺激疗法的靶区也有相关的神经解剖学的基础，已有实验研究显示，皮神经含有交感神经纤维[1]。

从以上实例不难看出，**一种技术的学科归属在很大程度上取决于支撑它的理论**。

193 耳针疗法。

耳针疗法是古典针灸学之外创立的一种新针疗法，然而在创新的同时却传承了古典针灸学的诸多特征性的理念，并为古典针灸学的研究提供了富有启迪意义的新思路。

耳针疗法在针灸学守正创新上的突出贡献体现在以下几方面：

（1）耳穴也同时具备诊断和治疗的双重功用，非常直观地体现了古典针灸学"诊 - 疗一体"的特征。

（2）发现了痛症诊疗 3 条规律：

第一，皮下平刺治痛。此乃继元代重新发现古典针灸治痛"分刺"法之后的再次发现。

第二，探寻压感点强刺激。在体针则为远端取穴（经穴或压感点）强刺激。

第三，配合运动。对各种扭伤病症在针刺同时要求病者配合患肢活动，以加强疗效。此为当代"运动针法"的早期确切应用，此后越来越多的治痛针术强调患部活动对针刺疗效的重要性，特别是浮针疗法更是在整

---

[1] 谢昀，邹文选，方芳，等 . 腓肠神经的交感成分及其对腓肠神经营养血管皮瓣血流动力学影响的探查 [J]. 中国临床解剖学杂志，2017，35（1）：25-30.

个操作过程都始终配合患部的运动，结束操作后还接着让患者主动活动，并总结出针对不同部位的活动方法。

（3）启发了一批局部与整体相关的"微针疗法"。

194 密集型压痛点银质针疗法。

密集型压痛点银质针疗法是我国软组织外科学的创立者宣蛰人教授在传统的"银质针疗法"的基础上改良而成，用于治疗椎管外软组织损害性疼痛，开创了"以针代刀"的微创新疗法。

宣老的改良主要有两点：其一，治疗点选择由传统的循经取穴为主改为压痛点密集针刺；其二，针上加艾火导热至组织深层。

以往推测作用机制是针效应加上热效应消除了无菌性炎症病变的病理基础，同时也解除了肌挛缩。

然而，有研究者在应用宣老银质针疗法治疗脊柱源性腰腿痛时发现用上述机制难以解释的现象反复出现：

> 患者腿痛不能平卧 10～30d，口服各种镇痛药物无效，不能入睡，在进行银质针导热治疗 3～5min 时疼痛消失了，第 1 次发现这种现象时百思不得其解，用炎症理论解释不了，炎症不可能消失的这么快，用神经减压也解释不了，银质针只松解了关节突的关节囊，而且试验了不加热六七分钟，疼痛不消失，再加热 3～5min 时疼痛仍然消失，这种现象出现了数十次，无论疼痛出现在臀部，大、小腿部，均消失，这提示疼痛是神经调控的，在交感神经丰富的关节囊加热 38～40℃可缓解疼痛，机制尚不清楚 [1]。

这个实验虽然发现了宣老银质针疗法作用机制难以解释的现象，但实验者也没能找到解释这些临床现象的新机制。

---

[1] 耿祝生，章云海，雷玲，等 . 经腰椎间盘的感受器通路 [J]. 中国组织工程研究与临床康复，2011，15（30）：5511-5515.

在交感神经丰富的点位加热 38 ~ 40℃，与神经阻滞疗法采用的射频消融去交感法异曲同工。肾动脉消融去交感的温度是 50℃ 左右，据此如将银质针的温度再提升几度应当远期疗效更佳。同作者在几年后发表的临床试验文章中已将温度提升至 41 ~ 45℃[1]。

由此可见，宣老将传统的银质针疗法加上导热，除了温通改善血循环，促进炎性物质的吸收功用外，还可通过交感调控治疗痛症，**即去交感是银质针疗效的重要机制。**

那么，宣老将传统银质针疗法的循经取穴改成压痛点密集针刺是否也有必要？

基于宣老所采用的治疗思路和推测的作用机制，显然是必要的，对此宣老已经做了大量的临床对照试验，证明采用压痛点密集针刺的疗效明显比传统银质针疗法取穴方案好，特别是远期疗效更佳。

如果基于笔者以上关于银质针疗法作用机制的推断，则可借鉴消融去交感术的治疗思路，于上游交感神经密集分布的干、丛行银质针疗法，就可以大大减少治疗点的数量，在保证疗效的前提下实现简化操作，减少痛苦。而这样的改良方案已经有人不自觉地做了。

章云海等将宣氏密集型压痛点银质针疗法改为以交感神经密集分布的椎间关节突滑膜为落针点，治疗颈、腰椎间盘突出症，腰椎管狭窄症，将原先 32 ~ 50 根银质针减少到 16 根针，简化及规范进针过程及数量，减轻治疗痛苦 [2]。

---

[1] 耿祝生，章云海，崔吉正.经腰椎关节突滑膜感受器通路银质针导热治疗腰椎管狭窄症 143 例临床分析 [J].江苏医药，2015，41（6）：695-696.

[2] 章云海，耿祝生，雷玲.经感受器通路银质针导热治疗颈、腰椎间盘突出症 470 例疗效分析 [J].实用疼痛学杂志，2009（5）：343-347.

195 针挑、腕踝针、浮针的异同。

操作上的异同：

（1）三者的操作层次都位于皮下浅筋膜层。相对而言，针挑疗法的空间更宽一些，可以浅至皮肤，深至皮下脂肪层。

（2）在治疗点的选择上，针挑主要在阳性点的局部或附近；浮针在阳性区（"患肌"）周围；腕踝针在腕踝部各 6 个固定治疗点。

（3）在针具上，针挑和浮针的针具粗细相当，但浮针研制出标准的专用针具。腕踝针则用短毫针。

（4）在操作手法上，针挑疗法的"挑摆法"和浮针"扫散法"皆有大幅度提拉、左右摆动筋膜的动作，而传统的腕踝针进针到位后即静置不动。腕踝针、浮针皆要求配合患部的运动，特别是浮针还专门设计出针对性强的运动方式——"再灌注活动"，而针挑不要求也难以实施运动针法。在留针时间上，腕踝针最长，浮针次之，针挑则不留针。

针挑疗法不留针，除了采用的针具不适合留针外，主要还是其本身的刺激量已经足够大，根据 134 条量 - 效规律，也不需要再留针。

从以上比较可以看出，在操作上，浮针与针挑更接近，二者的刺激强度也相近（其中针挑的刺激量更大些），远大于腕踝针。

共同的作用机制：

既然针挑疗法的"挑摆法"、浮针和腕踝针的靶区相同——皮下浅筋膜，则其当有共同的作用机制——筋膜机制。☞ 211.

需要说明的是，由于浮针在诊断上一直注重肌肉的病变，故尽管其操作空间在浅筋膜，但在解释疗效却从肌肉着眼。

本书已经从不同的角度论证了筋膜与肌肉是统一的结构功能单元，故完整的表述当作"肌筋膜机制"，因为最新的研究表明，不能脱离筋膜谈肌肉，也不能脱离肌肉谈筋膜。但鉴于筋膜在调控机体内环境上的重要作用被长期忽略，以下重点论述浮针疗效的筋膜机制。

随着内镜技术的进步，外科医生有机会观察活体筋膜，认识活体筋膜——一个全新的细胞与细胞外基质之间的构成性世界。人们渐渐认识到，软组织损害时首当其冲的是浅筋膜：

> 十余年的研究发现，困扰人们的慢性疼痛、僵硬老化、运动造成的损伤，这些问题的根源不在于肌肉、神经或骨骼，而在于筋膜。

（《认识活体筋膜：细胞与细胞外基质之间的构成性世界》[1]）

基于这一新的视角，我们可从已有的知识中发现更多痛症的筋膜机制的证据：

（1）早在两千年前古典针灸学即明确将痛症的病机定位于分肉之间的筋膜：

> 风寒湿气，客于外分肉之间，迫切而为沫，沫得寒则聚，聚则排分肉而分裂也，分裂则痛，痛则神归之，神归之则热，热则痛解，痛解则厥，厥则他痹发，发则如是……此内不在脏，而外未发于皮，独居分肉之间。（《黄帝针经》）

如果查看现代医学关于软组织疼痛机制的描述，你会惊奇地发现，几乎就是对几千年前古典针灸学关于"众痹"（相当于软组织疼痛）病机的翻译。

基于这一对痛痹病机的共识，古人确立了痛痹的治疗原则——"紧痛则取之分肉"，基于这一治则创立了员针分刺治疗痛痹的常规治法，又根据寒痹之大小深浅延伸出诸多针对性更强的刺法，临证治疗则有常有变，有方有圆。然万变不离其宗也，《官针》刺痹诸法在针刺层次上皆表现出共同的特征——皆刺取皮、肉之间。

（2）从筋膜与肌肉的解剖关系看，肌肉的异常多伴有或先有筋膜的异常，例如结缔组织增生所致的瘢痕能引起诸多"患肌"的症状。

---

[1] 甘博图，阿姆斯特朗．认识活体筋膜：细胞与细胞外基质之间的构成性世界 [M]．李哲，译．北京：科学技术文献出版社，2018：201.

（3）反证之一，浮针可用于无肌肉的区域。

头皮部某些部位及腹白线等处只有筋膜而缺乏肌肉，故在这些部位浮针治疗的疗效难以用肌肉解释。

（4）反证之二，如果浮针所说病痛仅由肌紧张的"患肌"引起，那么服用肌肉松弛药应当疗效显著，与浮针同样有效。

有临床观察显示，"目前市售的肌肉松弛剂对肌筋膜痛患者扳机点的疗效一般"[1]；新近更有实验研究显示，用肌松药替扎尼定治疗肌筋膜痛的疗效与安慰剂无差异[2]。

筋膜里有什么？血管、神经、淋巴管。章云海团队的研究显示：神经血管，特别是交感神经的密集分布在皮肤、肌膜、滑膜各类筋膜，是脊神经节、交感神经节及节后神经元、下丘脑脑室边缘轴突接触脑脊液的触液神经元和小肠壁内的神经节细胞及外围副交感神经节等神经网络的切入点[3]。

腕踝针起效的特殊方式：

如前所述，腕踝针虽然与针挑、浮针有相同的作用机制，但其刺激强度远不及后二者，那么它的疗效是通过什么方式实现？

笔者认为其刺激量积累主要是**当肢体运动时，肌筋膜与针体的相对运动所产生的被动"行针"的效应。**

这种被动行针效应通过以下两种方式不断累积：其一，长时间留针；其二，针刺点选择活动概率最大的腕踝关节处。

[1] 王丹，李殿宁，丁月东.肌筋膜疼痛综合征的诊断与治疗[J].长春：长春中医药大学学报，2011，27（5）：761-762.

[2] 李昊森，李文强，等.替扎尼定治疗肌筋膜痛有效性的随机临床对照研究[J].临床口腔医学杂志，2017，33（12）：739-741.

[3] 章云海，耿祝生，徐志强，等.家兔"风门"穴皮内神经末梢感受器通路的研究[J].中国组织工程研究与临床康复，2007（14）：2680-2683；耿祝生，章云海，崔吉正.经腰椎关节突滑膜感受器通路银质针导热治疗腰椎管狭窄症143例临床分析[J].江苏医药，2015，41（6）：695-696.

根据笔者的这一假说，则如果腕踝针不在关节部则需要留针更长的时间或增加更多的针数才能达到有效的刺激量。

尽管这样，以毫针为针具的腕踝针也达不到针挑和浮针的刺激量，鉴于此有研究者受浮针的启示，对腕踝针进行了"改良"，主要有两种形式：其一，将传统腕踝针的针刺点向肘、膝部移近，并增加针数和类似浮针的行针方式，命名曰"尺胫针"[1]；其二，除了针具采用毫针外，其他操作与早期浮针疗法已看不出差别，命名曰"新腕踝针"[2]。

浮针的未来发展：

多年来一直关注浮针，对其未来的发展，有以下两点期待：

（1）针具的改良

虽然浮针发明人多年来一直致力于针具的改良，但在关键点上始终没能突破。古典针灸刺皮下分间的"分刺"法采用圆针，体验过圆针在皮下行进的畅达，一直希望浮针能设计出类似的针具而又不失现行浮针针具的优点。

（2）拓展操作空间

通过"扫散"刺法，浮针虽能以一针而获古典针灸广义"分刺"多针定式刺法之效，但难收皮、肉间多层刺法之功。我曾在一次浮针培训班上的总结发言中建议，既然浮针作用的机制定位于肌肉，能不能将行针的深度推进至肌外膜处，即古典针灸"分刺"法所说的"分肉之间"？很快我意识到，这个想法用现行的浮针针具很难实现。但没想到，在差不多相同的时间有人不仅这样想了，还真这样试了，并取得了较常规浮针刺法更好的疗效[3]。然而据我理解，用现行的浮针针具要想精准刺及肌筋膜——到

[1] 曹雪，张卫华，郭新荣，等 . 尺胫针疗法的操作及其特点 [J]. 山东中医杂志，2015，34（7）：519-521.

[2] 王珊玺，谢菊英，王灵，等 . 新腕踝针与传统腕踝针对痛症疗效的比较观察 [J]. 中医临床研究，2012，4（24）：37-38.

[3] 付高勇，林珊珊，向月菊，等 . 改良浮针疗法治疗带状疱疹后遗神经痛疗效观察 [J]. 四川中医，2018，36（8）：199-201.

位而又不越位，没有极为灵敏的触觉及丰富的经验，极难实现，即使有个别人真能做到，也难以推广应用。看来，想迈出这一步还是要回到针具改良这个老问题上。

196 芒针疗法。

芒针疗法的刺法虽总结出多种，但可总分为两类：其一，为直刺深刺法；其二，为平刺、斜刺法。

关于芒针疗法的作用，当代芒针疗法的传承人沈金山及其弟子赵宏岐、杨兆刚等多强调其通经脉、调血气之功。

根据笔者的理解，芒针疗法的功用或贡献主要体现在以下两方面：

（1）"募刺法"的不自觉再发现

在古典针灸学中具有革命性意义的"募刺法"由于技术难度大，自汉以后隐而不彰，至宋、元间被重新发现后，不久又再次失传。明代朝鲜太医曾根据中国针灸经典所载募刺法的针感、针效描述，一次次地实验，再次重复出募刺法的操作。

芒针疗法的直刺深刺是在没有古典文献借鉴的情况下无意间重新发现了古典针灸的募刺法，使得这一失传已久的针法重现针坛，于古典针灸学功莫大矣。只是沈氏师徒并没有意识到其创立的腹部募穴芒针刺法正是"募刺法"的再一次发现。

（2）针刺引邪外出之功的再现

古典针灸的"长针"原为治疗病在深部的"募刺法"而设，而芒针疗法除了用于募刺法外，还用于沿皮透刺。

量变到一定程度会引起质变，针长到一定程度（且直径更接近古代针具）也会涌现出新的功能，且更多体现出古代"九针"的功能。

> 泻实者气盛乃内针，针与气俱内，以开其门如利其户，针与气俱出，精气不伤，邪气乃下，外门不闭，以出其疾，摇大其道，如利其路，是谓大泻，必切而出，大气乃屈。（《黄帝素问》）

> 泻必用员，切而转之，其气乃行，疾而徐出，邪气乃出，伸而迎
> 之，遥大其穴，气出乃疾。补必用方，外引其皮，令当其门，左引其
> 枢，右推其肤，微旋而徐推之，必端以正，安以静，坚心无解，欲微以
> 留，气下而疾出之，推其皮，盖其外门，真气乃存。（《黄帝针经》）

从以上两段经文的描述可以看出，引邪外出是针刺泻法的主要目的，
然而今天的针灸人很难理解经文所说"开其门如利其户""遥大其穴，气
出乃疾"的真义。

如果说《黄帝针经》《黄帝素问》的记载还不够直观和明晰的话，那
么中国乃至世界现存最早的农业科学名著《齐民要术》（公元 533—544 年）
所载之治马病针方真可谓"说明白，讲清楚"了：

> 治马中谷方：手捉胛上长鬃向上提起，令皮离肉，如此数过。以
> 铍刀子刺空中皮令突过，以后当刺孔则有如风吹人手，则是谷气耳。

（《齐民要术》卷六）

此与《黄帝针经》所载广义"分刺"法中最浅的一种刺法"直针刺"
如出一辙："直针刺者，引皮乃刺之，以治寒气之浅者也"，这里明言用铍
针沿皮下贯刺后，邪气从针孔出"如风吹人手"。

在以毫针为通用针具的今天，针灸人在临床很难有这种邪气从针孔出
的亲身体验。只有在用粗针年代，个别有心的针灸医生有这样的经历[1]。

芒针疗法沿皮透刺的作用机制除了刺激皮神经之外，由于针具较粗，
可用针挤出一条临时通道，以利邪气外出。

结语　通幽之径

人们只能理解其知识圈内的事物；只能看到其所选视域之内的景象。

---

[1] 王文德. 针道摸象 [M]. 北京：中国中医药出版社，2011：2-3.

要理解更多只有跳出圈外；要看到更多只有转换视角。

结语 27. 双向调节是机体固有的自稳机制而非针灸作用特有之功。

结语 28. 虽然躯体神经及相关高级中枢在介导针刺调节躯体感觉或运动障碍中发挥重要作用，但对于针灸更普适的应用——调节内脏功能，以及对机体内环境的调节机制中，自主神经（包括肠神经系统）和血管自身的调节结构无疑发挥主导作用。因此，针灸作用机制研究不能忽视自主神经和血管自身调节结构的作用。

结语 29. 随机对照试验（RCT）其实是一把双刃剑，既能发现假的，也能漏掉真的，在方法学上应取定性研究和逻辑论证之长以补其短。

结语 30. 提升临床实验设计合理性，关键在于对疾病诊疗规律的把握是否准确和完整，在这方面现代医学和针灸学都有很大的不足。相关领域一流的理论和临床专家实质性地参与是保障临床疗效评价科学性的关键因素。

结语 31. 现代医学疗效评价普遍存在的一个盲区——只评价预设目标点的作用，而预设目标之外的其他操作或干预皆被视为无意义。

结语 32. 人类认识的有限性，使得我们在短时间内很难获得对人体奥秘的整体性认识，如果中医针灸和现代医学都从各自的角度把看到的碎片拼合起来，再把中西医两个视角观察到的事实和规律拼合起来，有可能逐渐看到一个相对完整的人体图像。

结语 33. 在现阶段，中西医，特别是西医，不大容易自觉用对方的视角观察与思考，但至少要能相互理解，相互尊重。

结语 34. 从新针疗法的沉浮盛衰中可以看出这样的规律：一种新的疗法或新技术要想走得更远，需要有理论的支撑和引领。对于新古典针灸学而言也同样如此。

结语 35. 从中国"保健针"疗法被归属于神经刺激疗法，以及西方流行的经皮神经电刺激疗法与中国传统穴位有机结合而被归属于针灸学这两个正反实例中不难看出，一种技术的学科归属在很大程度上取决于支撑它的理论。

第5篇 (197～229)
承接与连通——超越

"新古典"是承接古典针灸学的"接着讲",要想"说明白,讲清楚",就不能只讲自己,更不能自说自话,而是力求将自身的价值融入在继往开来的无痕接通中。

新古典针灸学是一座接古通今的引桥,一段中西医学交互的连廊,待到古今相接、中西一体时,"新古典"也就融入其中,完成了其"接""通"的使命。

本篇不仅是对"古典"的超越,更是对"新古典"自我的超越。

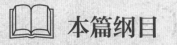 **本篇纲目**

说明白讲清楚

承接古典针灸

    推陈出新

    机制研究

连通未来医学

    从哲学层面连通

    从理论源头连通

    从治疗中点、终点连通

    与医学发展的新趋势对接

    针灸学与现代医学之间互启互补的前景前瞻

守正创新示例：俞穴体系重构

    概念澄清与重构

    规律发现

    立体定位

    体例创新

结语　路正行远

第1节　说明白讲清楚

在这本小书进入统稿阶段时，适逢中医界倡导"说明白，讲清楚中医药疗效"的活动。"说明白，讲清楚"是对一名专业理论研究者的基本要求，故本节特以此为标题。

其实，本书的第 2、3、4 三篇都是为"说明白，讲清楚"针灸学的基本原理、规律和作用机制而设。本篇则横向串联，重点讨论以下问题：

为什么要"说明白，讲清楚"？

能不能讲清楚？哪些能讲清楚？如何才能讲清楚？

197 治不能循理，弃术于市。

两千年前，古典针灸学提出了"治不能循理，弃术于市"的命题；

两千年后，现代医学确立了治不能循证，弃而不用的循证医学准则。

应当说，**"循理"比"循证"更基础，如果机制不明，循证常如盲人摸象**，第 4 篇所举循证医学研究中的种种失误大多源于不明疾病的机制。

千百年针灸学发展的实践也在不断地为"治不能循理，弃术于市"增添实证的注脚。而今天的针灸人印象更深的是，中国 20 世纪五六十年代如雨后春笋般涌现出的新针疗法又如昙花般一现而逝，也在于缺乏证据和理论的支撑。

可见，一种新疗法要想被普遍理解和接受，不仅要有效，还要有理有据才行。

☞ 205.

198 凡言而可知者，皆应言明。

早在两千年前《黄帝内经》的作者构建古典针灸学理论体系时，就明确将"说明白，讲清楚"作为论理的目标，所谓"善言天者，必有验于人；善言古者，必有合于今；善言人者，必有厌于己。如此，则**道不惑而要数极，所谓明也……令言而可知，视而可见，扪而可得，令验于己而发蒙解惑**"（《黄帝素问》），并以痛症的诊察及机制为例详论何谓"言而可知，扪而可得"及何以"知"与"得"而至"明"之境也——凡言而可知者皆当"发蒙解惑"讲清楚；凡言诊皆令"视而可见，扪而可得"，并对其有效性加以由此及彼的检验，以此为后世针灸人求道循理垂范示例。

无独有偶，100 年前西方的一位智者维特根斯坦（Ludwig Josef Johann Wittgenstein，1889—1951）也留下了一句广为流传的名言"凡是可说的都可以说清楚，不能说的则必须保持沉默"。

是的，针灸之道确有不可道的成分，但作为今天的针灸人应当践行《黄帝内经》倡导的求道明理精神和实证检验的原则，将"言而可知"部分尽可能说清楚。

凡言而可知者，皆可说清楚，也应当说清楚。

前提是，**言说者既要对古今针灸有深刻的理解和全面的把握，又要对现代医学乃至生物学的最新发展和发展趋势有足够多的了解**。

199 发现的意义和价值需通过科学的证明呈现出来。

证明的意义及价值有多大？西方心理学家通过一个实例给出了回答：

虽然中国人在很多西方人弄错的事情上找到了正确答案，但他们永远无法证明自己的理论正确。这需要科学，而西方人已经在科学领域中发展了 2 600 年。

科学，从本质上来说，是一种分类之法，再加上实证规则，并遵循逻辑原则。中国人理解了西方人不明白的遥远作用力的概念，而西方人用科学方法证明了这一点的正确性。（Richard E. Nisbett，《逻辑思维：拥有智慧思考的工具》）

这里说中国人"永远无法证明自己的理论正确"有点绝对，以笔者对中外科技史非常有限的了解，也能举出让言说者无言以对的典型实例：

等程律（Twelve-tone Equal Temperament）作为目前国际上应用最广泛的一种律制，是西方近代乐器之王——钢琴的灵魂，举世公认此律由中国明代的科学家朱载堉最早发现。

朱氏不仅最早提出"等程律"，而且给出了成功而完整的证明，虽然他的证明方法与同时代荷兰数学家兼工程师 Simon Stevin（1548—1620）的公理化方法完全不同，但其计算方法被公认居当时世界领先水平，**既将具有鲜明中国特色的律学讲清楚，又让西方世界完全听明白**，并赢得全世界的尊重和敬佩，被联合国命名为"世界文化名人"。

不过，在中国科技史上，像朱载堉这样重视科学发现的证明，且思路清晰，方法严密，论证完整，实在是难得一见。故 Nisbett 的判断从总体上还是反映出了东西方科学发现的不同特点。

其实，笔者在研究中国针灸学术史时也发现了这样的规律：中国针灸善于发现，而不善于证明和呈现，可以举出许多中国针灸人最先发现或发明，而发明权却旁落他国他人的实例。我分析这可能与中国人的思维方式、观察视角及科学传统有关。

今天的针灸研究似乎也存在着同样的问题，例如针刺麻醉（后形成"针药复合麻醉"，又称"针刺辅助麻醉"）的发现产生了世界性的影响力，然而在很长时间内针灸人没能看清这一发现的意义，也没能给出完整、确切的证明。

又如，针灸治痛有几千年的临床应用，而面对循证医学对针灸治痛有效性的质疑，我们却迟迟拿不出完整、可靠的证据。

科学发现固然不易，而科学证明同样困难，甚至更困难。关于这一点，我们从丙种肝炎病毒漫长的证明历程能得到启示：2020 年的诺贝尔生理学或医学奖授予了在发现丙肝病毒（HCV）方面做出突出贡献的哈维·阿尔特（Harvey J. Alter）、迈克尔·霍顿（Michael Houghton）和查尔斯·赖斯（Charles M. Rice）。然而，从 1989 年霍顿捕获 HCV 到 1997 年赖斯证明 HCV 能引发肝炎，这看似一步之遥的距离却用了 8 年时间走过，科学证明之艰辛由此可见一斑[1]。证明者和发现者同获诺奖也体现了证明的重要性。

一个新发现要获得科学共同体的承认，必须完成严格的科学证明，不论多难都需要一步一个脚印走完。

200 发现 - 证明 - 呈现，一步不落；客观化 - 标准化 - 普通话，三管齐下。

走通"发现 - 证明 - 呈现"的三步，才拥有知识产权。中国古人的特长在于善于发现，今天的针灸人要补上证明与呈现的不足。

如果我们自信获得了伟大的发现，就需要给出有力的证明，而证明与呈现绕不过逻辑与实验——逻辑是讲清楚"言而可知"事物的通用语言；而实验是呈现"视而可见，扪而可得"之物的实证之路。

回看如今对主流医学影响很广的现代心理学的发展历程，也是通过引入实验的方法进入了科学殿堂。如果说研究人的思维和意识都能采用实验的路径，那么研究人的形态不是更应当吗？我们已经错过太多证明和呈现的机会，不能再错失良机。

因此，我们不仅要善于发现，还要善于证明。实证检验，这本是古典针灸学的优良传统，今天的针灸人没有理由不继承好、发扬好。

如何找到最有效、最有力的证明路径？

如果我们能精准定位古典针灸学和现代医学这两套体系的理论原点，找到两点之间的天然联系，并用大科学框架下的通用语言表达出来，便从根本上确立了中医针灸的合理性和先进性，以及与现代主流医学天然存在的最大互补性。

如果要在具体问题证明你的发现，就不能单靠逻辑，还要实验，要呈

---

[1] 范筱斐，周程．一步之遥，八年光阴：丙肝病原体的发现到证明之路 [J]．中国科学院院刊，2021，36（4）：490-501.

现出来则更需要实验的支撑。

标准化不仅是为了更好的理解，更是为了更好的传承，学术史的研究已经告诉我们：历史上许多古典针术因缺乏标准而失传。

用基于大科学通用的"普通话"讲清楚，说明白中医针灸之理，需要利用好两条现成的有效路径：

其一，隐喻的巧妙利用。理论是人们创造出来的一种隐喻，创造它的目的就是要根据我们所熟悉的事物来理解新的、不熟悉的现象，故借助隐喻说明抽象事物是全世界通用的方法。

把抽象难懂的医学知识讲清楚说明白的一个非常成功的案例是人类基因组工程。而今在中国针灸界流行的《解剖列车》，书中的核心概念都采用了隐喻，而且非常巧妙地选用了一组环环相扣的隐喻链串连。

我们也应当学会在需要的时候巧妙地添加进合适的隐喻——最好是被不同专业、不同文化背景的受众都能很好理解的隐喻，及时将古典针灸学中那些今人已不再熟悉的隐喻准确地替换成当下通用的表达。

其二，充分利用现行的被科学共同体公认的相关学科的知识，例如尽量采用物理学、化学、生物学、生态学、进化论的概念和逻辑，这些学科乃医学的上游学科，且其获得的共识比医学更高，故用来论述针灸之理有很强的说服力和效率。

我们不缺发现，有时甚至也不缺证据，最缺的是严谨完整的证明和巧妙的呈现。

201 先想清楚看清楚才能讲清楚。

如何才能讲清楚？《黄帝内经》提出了一个著名论断，"知其要者，一言而终，不知其要，流散无穷"，即讲清楚需要先知其要，而欲知其要，则需要经历一个思考与观察的过程，这一过程越深入、越完整，讲清楚所需要的言语就越少，也越有力。

讲清楚考验的不是你的口头或书面表达能力，而主要是你思想的深度和研究的深度。**想清楚需要全局把握；看清楚则需要做到位。**

"针麻"之花最终没能在针灸园地结出硕果，正是由于从一开始就没有想清楚：我们到底要做什么？缺乏清晰的战略定位，在很长一段时间我们的目标定位于创立一种新的、廉价的针刺麻醉方法，且在整个研究过程中，没能看清楚其手术前针刺的"预处理"本质，走了一段很长的弯路。

今天回过头来看，如果当年看清了术前针刺的"预处理"本质，就不难想到，针刺不能完全替代麻醉药实现无痛手术，但可以减少麻醉药的用量，减轻其副作用，术中保护重要脏器，平衡功能，术后减少并发症，加速恢复等。并且自觉认识到**针刺的这些作用比创立一种新的麻醉方法意义更大、贡献更大**，这样现代医学提出的"预处理"（preconditioning）的概念就很可能由中国人最先提出，而不是直到 1986 年才由外国人提出；"针药平衡麻醉"的概念就会由中国针灸人提出，而不是由中国的西医提出；针灸预处理应用就会更早超出手术室，贯穿整个围术期，则具有中国特色的"围术期医学"也会更早出现并更快地推进。同时，针灸预处理也将更早超越外科手术，走向更广的应用，这样**针灸学将从古典针灸学延伸出一条前程似锦的新路，用"针灸预处理"这一枚棋子下活一盘棋。** ☞ 222.

足见，"说明白，讲清楚"的功夫在言之外，中医针灸人之所以想不到，看不到，说不出，说明我们对传统理解的深度及对现代发展的高度皆有不及，需要先练好内功，然后才能用语言文字外化出来。

202 讲清楚中西医一体两面的互补关系及西医东进的走向。

这里的"西医东进"是指现代主流医学的最新发展路径所呈现出的不断向中医针灸趋近的走势。☞ 221～225.

现代医学是中医针灸的一面镜子，镜子可以发现缺点，也可以发现亮点，但中医针灸近百年来，只用现代医学这面"镜子"来找缺点，结果照出了一脸的"麻子"，看不到自身的亮点。

正值中医针灸迷失自我向西医靠拢之时，现代主流医学却不断有新的分支在不知不觉中一步步向中医针灸的方向走近。

中西医都有一种执念：西医是还原论，中医是整体论，二"论"针锋相对，不可调和。犹如在经典力学里对光的本质研究，先后提出"粒子说"和"波动说"，二说对立不可调和。随着量子力学的建立，这个波与粒子的困扰得到解决，即所谓波粒二象性。玻尔将波粒二象性作为其"互补性原理"的一个绝妙的例证。

那么，中医、西医是否也是这种互补一体的关系？回答这一问题，须考察中西医各自的逻辑起点，如果二者没有相同的胚基，自不能成一体，无论有多大外来的人为干预，二者也不可能走到一起。

考察现代医学的逻辑起点——**人体基本结构功能单元**，本书通过严密的论证将一百多年前由细胞学说提出的生物基本结构功能单元"细胞是一切动、植物结构的基本单元"重定为"细胞及细胞外基质是多细胞生物基本结构功能单元"，提供了正确认识人体、理解疾病新的视角，在这个视角下你会看到以前看不到的图景：**构成生物学及医学基本单元的两要素"细胞"与"环境"，本身就提示了医学发展互补的两条路径的存在。**

古典针灸学在起步阶段就看到了这两条发展道路，由于客观条件的限制和文化基因影响，自觉选择了第二条路——气血内环境。

而现代医学起步时由于受当时细胞学说影响，没有看到第二条路的存在，故沿着实质结构分析路径从宏观到微观不断深入，由于一路顺风而形成了"路径依赖"（Path-Dependence）。直到近几十年在癌症及心脑血管疾病诊疗中的不断受挫，以及在热点领域干细胞研究中的新发现，才促使个别研究者对传统的神经元学说、细胞学说进行反思。

今天的中医针灸人应当看清医学发展的两条道路，坚定走好、走通内环境调控的主路，与现代医学基于实体结构的路径形成相反互补的统一体。

中西医只有找到共同的出发点，才能天然、自然地融为一体，而不能由人为强硬的"包办婚姻"走到一起。

针灸学最大的存在价值正在于从与现代医学共同的出发点走出了一条

不同的道路，能够成为现代主流医学发现其盲区的一面"镜子"，而不是成为它的"影子"。

203 讲清楚中医针灸作用的不同路径及机制。

既然疾病的治疗存在着两条路径，那么说明白讲清楚疗效也就有两条路径。

本书通过对古典针灸学"气血"本质的揭示，阐明了针灸作用的内环境调节机制——强调自然因素是引起机体内稳态失衡的主要因素，不针对特定的致病因子；以气血不和为总病机，以恢复气血的平和为治病的根本，而不是针对实体结构的修复。

中医针灸的理念就是调控内环境。任何生命的存在，都必须要有适宜它生存和繁殖的环境或条件。人体生命如此，细菌、病毒同样如此。

古典针灸学辨脉之虚、实、寒、热、坚、陷"六诊"的实质是辨人体的整体状态，尤其是人体内环境（包括心理环境）的状态。

中医针灸治疗 SARS 和新型冠状病毒肺炎（COVID-19），并非直接针对具体的病毒，而是用清热、解毒、化湿等方法，去调控人体的内环境，消除病毒生存的条件而达到防治疾病的目的。

在这个思路的基础上去看待非感染性疾病，同样也是这个原理。

中医针灸在探索生命世界，着眼点是基于生命所必需的环境。从这个视角看，中医的合理性就更加清楚，更容易为人们所接受。

中医针灸人之所以说了几十年没有讲清楚，主要是因为没有看清楚古典针灸学有着与现代医学不同的靶场、靶区和靶点：

例如，对于困惑现代医学的一大难题——手术后遗症的诊疗，针灸疗效确切，优势明显。

再如，针灸治疗前列腺增生、腰椎间盘突出、颈椎增生等症也皆有实效。

针灸治疗这些病症，患者的症状能即刻或很快消失或明显改善；但常常影像学检查的结果显示，治疗前后结构没有明显改变；相反，手术治疗消除或纠正了异常结构，但功能并没有恢复正常，或者出现新的不适。显然针灸的疗效不是通过改变实体结构获得，而是改变了结构周围的微环境。

对于这类现代医学存在理论盲区的空间结构失衡病症的诊疗，今天针灸人急需解决的是掌握诊疗规律、建立评价标准，否则拥有绝对话语权的现代医学就会用其针对实体结构的标准评价，评得你一无是处，还有口难辩。

在这类疾病的诊疗上，我们不可能从现代医学中找到现成的概念和原理来说明针灸的疗效，必须由我们自己构建出来，这样才能诊疗上看清楚，疗效评价说清楚。

如果不能讲清中医针灸"调气血令和"的本质即调内环境稳衡，就不可能"说明白，讲清楚中医药的疗效"。

204 讲清楚针灸对医学已经做出的贡献及未来最可能的重大发现。

针灸学对现代医学产生的实质性影响：

针灸学对现代医学影响最大的在疼痛学方面——现代医学从疼痛的治疗到机制的研究都直接或间接、自觉或不自觉受到针灸的影响。

从已痛止痛到预先镇痛、超前镇痛；

现代医学治疗疼痛的利器——神经阻滞疗法，其理念也发生了从阻滞到刺激的转变，干针疗法的出现及流行使得神经注射的刺激作用更加凸显；

疼痛的神经调控从感觉调制到运动调制的转变。机制研究也从感觉神经开始转向运动神经。

最有可能引导未来医学新的重大发现：

讲清楚针灸学对未来医学的发展最可能做出的新贡献更有意义，而且包含有"立此存照，以志将来"的意思，以往每当现代医学做出什么新发现，针灸人总会说这些新发现在中医针灸中早已存在，现代医学的发现只是对针灸理论科学性的证明。

我以为正确的做法是：如果对针灸学的理论和技术有足够的自信，针灸人应当有超前的眼光看出最有可能启示医学新发现的针灸学先进理念和技术，并给出预言，为后人的攻关立起一个个"靶子"。

以下基于笔者对针灸学和现代医学的理解给出若干示例：

（1）对血管医学、泛血管医学的启示 ☞ 187；227.

（2）提出外科手术的新理念、新术式 ☞ 229.

（3）围术期医学的应用 ☞ 168.

针灸预处理、后处理将成为围术期医学的重要技术支撑，将大大提高麻醉在围术期管理中的作用，具有广阔的应用前景。

（4）人体构造的新发现、新认识 ☞ 094；103.

例如膈肌及膈神经的重新认识，躯体部交感传入通路的确认等。

针灸学以脉为向导，探索人体调控结构分布规律的成功经验将为未来医学发现人体构造奥秘提供借鉴。

（5）针灸调和血气防治疾病的成功应用将启发现代医学在更多疾病的诊疗中发展出内环境调控的路径，将"生理 - 环境医学模式"落到实处。

205 讲清楚自身的短板，增强理论体系构建的意识和能力。

中医针灸的最大短板其实也是所有中国传统学科的短板——缺乏理论体系构建的意识和能力。我们经常说中医在走向世界的过程中缺乏话语权，其实是**我们的理论重构根本就没有构建出量身定制的话语体系，只能借用人家的话语讲针灸的故事。**

（1）最缺的是面向针灸学的解剖学

当下倡导中医针灸疗效"说明白，讲清楚"的活动固然重要，但我以为要真正从根本上解决问题，必须反思这样一个问题：为什么现代医学同样有很多问题直到今天也没讲清楚，但却没有像中医针灸这样"说明白，讲清楚"的危机？答案是：在选择细胞学说作为出发点的同时，现代医学也选择了它的地基——解剖学，伴随现代医学一道成长的解剖学的"圣经"《格氏解剖学》甚至在细胞学说还没有成熟的 1858 年就推出了第 1 版，到 2021 年已经出版了 42 版，今天的解剖学已经发展成为一门更为广阔的学科，不断为现代医学"说明白，讲清楚"构建合用的话语体系。

当下针灸学最缺的是"面向针灸学的解剖学"。

读到这里，我猜大多数针灸人会心生困惑：**难道解剖学还分中西？** 如果针灸学真需要解剖学的支撑，将现代解剖学的成果拿来为我所用不就成了吗？有必要专门为针灸学构建一门解剖学吗？

答案是肯定的。因为现代解剖学是面向教学和外科学而生的，这一点从解剖学的"圣经"——《格氏解剖学》第 1 版的书名就能清晰读出："*Anatomy, Descriptive and Surgical*"（《格氏解剖学——描述和外科解剖学》）。而今天的解剖学与外科手术的关系更是比以往任何时候都更紧密。

现行中医针灸所用的解剖学教材只是现代主流医学解剖学的剪辑版，难以说明针灸的实践，方枘圆凿对不上，强行对接只能是削足适履。

那么，针灸学需要什么样的解剖学支持？两千年前《黄帝素问》给出了面向针灸学的人体形态学构想：

> 论理人形，列别脏腑，端络经脉，会通六合，各从其经，气穴所发，各有处名，溪谷属骨，皆有所起，分部逆从，各有条理，四时阴阳，尽有经纪，外内之应，皆有表里。

这里所论"端络经脉""六合""气穴""溪谷""分部逆从""外内之应"等皆为虚空结构及实体结构之间的关系，笔者在《中国古典针灸学大纲》更明确指出：

> 发现虚空的意义和价值，正是古典针灸学的最大特点，也是其存在的最大价值所在。可以说，针灸学的大厦正是建立于"穴""空""节""溪""谷"这些虚空结构之上的。
>
> 较之对虚空结构观察之细密，对于实体细节描述的粗略，并不是（至少主要不是）像人们以往以为的由于观察工具和技术的限制，而

是设计者独特的设计理念所决定的。

此外，基于针刺的解剖学研究特别注重活体、立体、动态。"观察渗透着理论"这句名言在解剖学研究中的体现十分明显。

针灸学最常处理的由各类膜构成的虚空结构恰好是现代解剖学的盲区，也就是说**针灸学不可能从现代解剖学获得它最需要的有关膜结构的知识，我们必须自己构建出来**。不然的话，针灸人每一次"说明白，讲清楚"针灸的疗效都必须从头说起，而这对于每一个讲述者个人而言几乎是不可能完成的任务。

（2）从概念到体系构建的意识与能力不足

古典针灸学曾为"说明白，讲清楚"针灸疗效构建概念，待概念成系列又致力于建立假说形成理论，故当时针灸说理循理有理可据。

然而，今天的针灸人应当认识到，两千年前构建的概念大多有必要进行与时俱进的重构，而在发展中遇到的新问题、新事实则需要创建新概念。令人遗憾的是这两项至关重要的工作，汉以后乃至今天的针灸人都没有自觉去做，以至于今天要"说明白，讲清楚"针灸疗效成为一件异常困难的事。

例如，早在两千年前古典针灸就发现了刺异常颞浅动脉出血治疗顽固性偏头痛的有效方法，当时"讲清楚"这一疗效很简单，只一句"去血脉"足矣。因为"去血脉"这一概念是通过大量论证，层层推导而来，为当时针灸人所熟知——成为当时人的常识，无须再论证。

两千年后，针挑疗法重新发现了这一治疗偏头痛的有效方法，并在此基础上有所创新、有所发展：其一，在两千年前的刺颞浅动脉出血的基础上增加剥离血管外膜神经纤维的操作；其二，将古典针灸的盲操作改为可视化操作。然而发明者没有研究其作用机制，更没有提炼出一言而终解释其极佳疗效的概念，于是这一极有价值的新发现如同水中溅出的水珠很快就干涸了。☞ 189.

许多年之后，现代医学再次发现了当年针挑疗法的发现，不仅证明其治疗偏头痛疗效显著，而且接着有大量的论文和专著阐述其作用机制，并基于研究成果提炼出 3 个简明的概念："血管减压""神经梳理""去交感"[1]。现代医学要说明白，讲清楚这一疗法的疗效，只需从上述 3 个概念中选取合用的即可，而无须重复之前机制研究的复杂过程。

今天我们要说明针挑疗法治偏头痛新方法的疗效也只需一句"血管减压""神经梳理"即可讲清楚，中西医都能听明白，完全不必从两千年前的《黄帝针经》说起。但更多的情形是针灸疗法的疗效说明没有完全合用的现代医学现成的概念可用。**针灸人必须丢掉以往那种"等"和"靠"的懒惰思想，自觉做好概念重构、新建的工作**，并在此基础上致力于理论体系的重构，为"说明白，讲清楚"针灸疗效提供合用的话语系统。

话语权是等不来的——别人不会赐予，也不会从天上掉下来。

两千年前的古典针灸学治疗偏头痛的针术，以及两千年后的针挑的新发现都先后被埋没了，而经现代医学再发现之后，通过系统的机制研究、概念构建，使这一古老的疗法成为一门专门的治疗技术，乃至一门分支学科——显微血管减压术。而这时人们已经忘记了多年前针挑疗法的发现和再创造，更想不起两千年前古典针灸的初创之功。

读到这里，针灸人或许会想起两千年前古典针灸学提出的命题："**治不能循理，弃术于市**"。说明白，讲清楚的前提是"有理可循"。

第 2 节　承接古典针灸

既然新古典针灸学是"接着讲"，就必须接得上（发现古典的发现）、讲得清（检验并证明古人的发现），再找准出发点继续前行收获新发现，拿出新东西，实现对古典的超越，朝着未来医学方向延伸。

---

[1] 这里的"去交感"实为"血管去交感""动脉去交感"的简称，可见这一概念不仅在形式上与两千年前古典针灸学提出的"去血脉"相同，而且实质内容也包含在其中。

一、推陈出新

做好古典针灸学的传承与创新需要先厘清以下两个基本问题：

其一，哪些是精华值得继承和发扬？

其二，如何找准推进的策略与路径？

对于一门学科而言，所谓"精华"是指出该学科中最能体现其优良基因性状的部分。经过数十年的针灸学术史及古典针灸学理论研究，笔者形成了这样的判断：值得继承和发展的是那些论气血的理论及与之密切相关的调节气血的有效技术与方法。而对于走过两千年发展之路的古典针灸学，最有可能的创新是对旧要素的新组合，且新组合的结构具备更高的效率和更大的价值。

通过系统考察古典针灸学中那些曾创造过辉煌却没能传承下来或正濒于失传的针术，以及在中国针灸之林枯萎，而在其他文化圈获得新生的传统针术，笔者形成了这样的判断：一门技术要想传承和发展，除了"说明白，讲清楚"其疗效外，还需要有标准化的铺垫和高新技术的支撑。

206 古典针法的发掘与提升。

古典针法的继承工作做得很不够，急需努力发掘，整理提高。

"脉刺"与"分刺"是古典针灸的两大刺法，由"脉刺"分化出刺脉道法和刺脉俞法两类刺法；由"分刺"分化刺气道法和刺气穴法两类。

分刺法的发掘：

《黄帝针经》针具与刺法标准专篇《官针》篇所载几十种定式刺法的标准中，尤以"分刺"及其延伸刺法为多。这些当时的定式刺法标准，除个别几种被重发现、再应用外，大多都没有被后人认真发掘整理。基于笔者的理解，未来的发掘与提高工作有如下几方面：

（1）皮、肉之间分层刺法的发掘与检验

古典针灸的分刺法是分层的，大致分为三层曰"三刺"：浅层即皮下最浅层；中层即稍深至脂肪层；深层至浅筋膜与肌筋膜移行处，即"分肉之间"。临床上根据病所的大小和病邪的深浅形成众多刺法的定式，作为当时的标准刺法在临床上广为应用。

而今的皮下针法如腕踝针、浮针、皮下卧针只针至皮下浅层，只有个别针灸医生在临床检验古典针灸"分刺"法的深层刺法，初步临床试验的结果显示其疗效优于常规的刺浅层的浮针疗法。☞ 195.

目前存在的最大问题是，采用浮针的针具很难做到无痛行针精准至浅筋膜与肌筋膜移行处。故欲实验检验古典针灸不同层次的分刺法，首先要做好针具的改良。

（2）作用机制的探索

古典针灸的"分刺"法是治疗普通痛症（"众痹"）的常规刺法，故应当首先阐明其治痛机制。由于我们在这方面的研究不够，西方研究者用于评价针刺治痛疗效的实验设计，竟然将古典针灸治痛的首选方案作为无效的对照组，而得出针灸治痛的疗效是安慰剂效应的错误判断。

（3）主治病症的拓展

古典针灸的"分刺"主要用于痛症治疗，而这一刺法的现代成功应用的代表腕踝针、浮针虽然也从痛症起步，但目前已经突破痛症，向更多的非痛病症探索。故有必要借鉴现代皮下针疗法的实践经验，探索分刺法治疗非痛症的规律——量-效规律、针刺部位及手法规律等。

脉刺法的创新：

从古典针灸的鍉针、毫针刺法，至针挑疗法的挑针剥脉，再到现代医学的血管减压术的发展轨迹，作为古典针灸最早且应用最广的标志性刺法"脉刺"的意义和价值不断得到彰显，并将在未来泛血管医学中发挥不可替代的作用。未来的创新可从以下几方面突破：

（1）摩脉刺法

重点发展动脉，特别是动脉分叉处的摩脉刺法，操作时尽量增大与血管外膜的接触面和接触的紧密度。

（2）挑拨刺法

借鉴针挑疗法的挑脉刺法，对血管进行松解及血管外神经的剥离，发挥安全、高效的血管减压和神经梳理功效。

（3）电针法

试验血管旁电针法，掌握高频与低频电针不同的调节规律。

（4）血管旁注射法

探索用生理盐水或其他注射用水在动脉旁或脉俞注射的治疗方法。

通过临床试验：掌握针刺动脉旁，或神经旁，比较摩脉或牵拉刺激与不刺激的疗效，考察血管神经在针尖逼近时有无自动调节的功能。

募刺法的规范化：

（1）探索影像学辅助操作的必要性及可行性

（2）适用于不同刺激量的专用针具的研制

（3）操作指南的制订

在严格安全性检验的基础上，制订出临床常用位点定式操作的规范化指南，以便学习和推广应用。

骨空刺法的发掘与实验研究：

古典针灸学在骨空的结构与功能方面有极为细密的探索，并付出极大的代价探索了针刺骨孔的治疗作用，形成了独具特色的骨空刺法。这些刺法除少数被今天的针灸人重发现应用于针灸临床外，大多已经或濒临失传。

故今天的针灸人应充分利用现代解剖学的成果，发掘古人的发现，并用现代科学方法加以检验、确认，重新应用于临床或指导实验研究。

运动针法的拓展：

（1）探索针对性更强的运动方案

借鉴西方肌肉能量技术和浮针的"再灌注活动"，以及其他领域（如体育、康复领域运动疗法治痛的思路和方法[1]），探索针对性更强的实用运动方案，规范操作，提高疗效。

（2）发掘针灸和导引中的意念和呼吸运动的临床应用价值

目前只有个别研究者探索，没有成为针灸人的自觉。

（3）探索从运动中枢及运动神经治痛的针法

具体思路：针刺头皮针的运动区；血管运动神经；躯体运动神经。

（4）适应证的拓展

探索运动针法用于非痛症治疗的应用空间。

207 俞穴刺激疗法的新思路。

针和灸，实质上都是对俞穴实施的一种物理刺激，虽然经千百年的临床实践检验显示其安全、有效及临床应用的便捷性，但随着科技的进步，出现了不少古人没见过的刺激物及刺激方式，今天的针灸人有必要于针、灸之外探索适于俞穴刺激的新材料及刺激方式，为临床应用提供更多的选择。

交感激动剂、阻断剂俞穴刺激的综合研究：

调节交感神经的功能状态是实现针灸调和气血的重要机制，由此可推断，直接用交感神经的激动剂 / 阻滞剂刺激俞穴应当具有针灸同样或类似的功效。未来的研究可从以下几点展开：

（1）交感神经激动剂 / 阻滞剂选择依据

（2）不同位置不同层次的量效规律：如皮肤、静脉、动脉外膜

前人只在皮肤层有过探索，没有试验其他层次的疗效，以及针药合用的疗效。

探索更有效、更安全的物理、化学刺激方法：

[1] 王雪强，陈佩杰，矫玮，等.运动疗法治疗腰痛的专家共识 [J].体育科学，2019，39（3）：19-29.

目前俞穴针灸之外的理、化刺激，临床应用最多的是俞穴电刺激，未来应用应当探索与电刺激疗效相当或更好的其他理、化刺激形式，或集物理和化学刺激于一体的多功能疗法。

可以先从以往已有一定研究基础的理、化刺激如磁刺激、激光针、超声针、蜂针等入手。

针具的创新及高新技术的引入：

不论古典针法的推陈出新，还是新刺法的探索，都需要做好针具的改良或创新，研发出适用刺脉、刺神经、刺筋膜等不同结构和层次的专用针具，并根据临床需要探索制作针具的新材料。

现代医学的电刺激疗法能成为一个大的项目，甚至一个大的工程，而中医针灸，哪怕你技术更好、更安全，但是你的影响力你的规模效应也无法与之相比。

针灸学要想畅通无阻地引入高新技术，除了要有明确的目标定位外，最关键的问题是要解决俞穴本质的揭示，并在此基础上完成俞穴概念的重构。

208 针药结合的新思路。

针药合用原本就是中医临床的特点，这个优良传统后世没能很好继承，也没能创造出针药合用的新形式。

未来研究的重点在掌握针药结合的规律，积极探索针药合用的新形式。

（1）与抗生素合用

抗生素滥用一直是全世界面临的公共卫生问题，在中国的形势尤其严重，世界卫生组织发表文章呼吁应对全球耐药感染问题，中国人特别是中国针灸人应当为解决抗生素滥用导致的耐药感染这一世界性难题做出独特的贡献。

针刺与麻醉药合用的大量实验已初步掌握了针药合用减少药量、减少副作用的规律，20 世纪 50 年代神经注射疗法大量的实践显示，注射抗生素于神经干旁治疗感染性疾病，只用不到常规肌内注射剂量的 1/4 即可达到同样甚至更好的疗效。当时的实验显示，这种小量高效的作用是通过自主神经实现的。基于此，未来可探索注射抗生素**于交感神经密集分布的动脉旁，特别是动脉分叉处，有望用更小的剂量达到同等的疗效。**

如果再利用针刺预处理的作用，在注射之前先行针刺预处理则有可能进一步减少抗生素的用量。

（2）针灸放化疗药合用

以往针灸与放化疗药合用以减轻药物的副作用，多用于放化疗之后，未来应充分利用针刺预处理作用，**在放化疗之前行针刺预处理，可以减少放化疗药的用量，更有效地防治放化疗的不良反应。**

（3）针刺与疫苗的合用

针灸与疫苗的合用在兽医中的研究较多，未来针灸可充分借鉴兽医穴位免疫注射的成功经验，探索疫苗穴位免疫的剂量和穴位的筛选与免疫效果的相关性规律。筛选出能减少药量，提高安全性的注射穴位。

（4）针灸与输血、输液疗法的结合

支持疗法一直是针灸的短板，而是现代医学的突出优势。如今中国的西医也意识到中医针灸能补西医输血、输液疗法之短，倡导中西医应取长补短。针灸人应当抓住这一发展契机，积极探索针灸与输血、输液疗法合用增效和降低风险的规律，找到一条取长补短的有效路径。

当下有的针灸人已经注意到了血环境质量对针效的影响[1]，通过针灸与输血、输液疗法的合用，能有效弥补针灸调节血环境的不足，从而为提升针灸疗效开辟一条新的路径。

（5）针具及刺法创新

针尖、针体的药物涂层或套管设计。涂层药物设计成不同的释放速

---

[1] 李知行，张海华，陈小砖，等.血环境于针刺治疗肌筋膜激痛点中的影响分析 [J].辽宁中医杂志，2018，45（6）：1260-1262.

率；针体可采用可降解材料，并设计成不同的膨胀系数、不同的降解速率；埋线疗法的线根据需要设计成具有调节交感神经及血管、免疫功能的药线，为探索针药合用的新形式提供技术支撑。

☞ 163.

二、机制研究

209 针灸作用机制研究的新思路。

关于针灸作用机制的研究有不同的思路，但有一个前提不能丢，即针灸的总作用是"调和气血"，古人是以脉为标识发现俞穴，也是以脉为标识定位俞穴。以现代医学的视角，还能看到与脉伴行的神经，而血管依然是发现和定位神经的路标——直到今天神经阻滞疗法仍以动脉为参照确定神经的位置。

同时我们还应当认识到，以脉为目标针刺固然可能刺及脉旁的神经（包括躯体神经和自主神经），但刺及血管周神经丛的概率显然更高；虽然躯体神经及相关高级中枢在介导针刺调节躯体感觉或运动障碍中发挥重要作用，但对于针灸更基本的应用——调节内脏功能，以及对机体内环境的调节机制中，自主神经（包括肠神经系统）和血管自身的调节结构无疑发挥主导作用。

未来针灸作用机制的研究应当注重以下研究思路和路径：

（1）针灸作用的内环境调节机制

针灸的根本作用为"调和气血"，故针灸作用的总机制或根本机制是调节机体的内环境，这应当成为针灸作用机制的基调，不论从什么层次研究，都不能偏离这个基调。

针灸调节内环境是通过调控机体固有的内环境调节结构，故**针灸作用基本机制的研究应当紧紧抓住机体调节内环境的主体结构——血管自身的**

调节结构，以及自主神经（特别是普适度更高、作用更快的交感神经）调节系统。

（2）从各类俞穴共有的结构探寻针刺作用的基本机制

考察周身俞穴发现，其共有的结构为皮肤和筋膜。如果认为肌肉的特殊结构是针刺作用的主要机制，则无法说明那些没有肌肉的俞穴，特别是那些大穴要穴的作用，例如位于腹白线上的任脉穴、头部及耳部某些俞穴。

基于此，研究针灸作用的基本机制应当关注皮肤和筋膜中有什么。

（3）从针效反应探索针灸作用机制

针灸作用强调"气至而有效"，判断"气至"的主要指标有二：其一，脉象；其二，针下热。

若针刺强度过大，会出现晕针反应。

如灸法则皮肤潮红，微汗出。

这些都是我们研究针灸作用机制的向导——**紧紧抓住脉象、温度及晕针现象，研究其背后的机制。**

（4）从分析到整合的研究路径

针刺最常触及的结构有三：神经、血管、筋膜。三种结构相互关联，你中有我，我中有你，虽然研究可以分别进行，但在临床操作中常常是这三种调节结构都会触及，只是血管周神经、筋膜触及的比例更大而已。虽然注重"治神"的古典针灸不主张刺及躯体神经，也没有淋巴管、淋巴结等概念，但由于神经、淋巴管、淋巴结常伴行于血管，刺脉俞或采用血管外膜摩刺法，都不可避免会牵动甚至会刺中其旁的躯体神经、淋巴管、淋巴结。

故研究针灸作用机制不能只着眼分析，而忘记了整合。

☞ 203.

210 针灸作用的血管神经机制。

针灸的总作用是调和气血，基于本书第 1 篇"气血本质新解"，如果研究针灸作用的神经机制，应重点关注与血管和内脏密切相关的自主神经，特别是交感神经。基于此探索针刺作用的机制，至少应当确定两个基本点：其一，刺激血管本身的作用；其二，刺激血管周及血管伴行神经，且主要是交感神经的作用。

从以下两个有力的旁证可以对这一点看得更清楚：

其一，双向调节作用。

针灸人特别强调针灸的双向调节作用，而这种作用是通过自主神经的调节实现的。

其二，星状神经节阻滞疗法的作用机制。

星状神经节阻滞疗法的适应证几乎涵盖了整个针灸疗法治疗的病症；星状神经节阻滞的作用是通过交感神经实现的，至少交感神经是其最主要的机制。如果针灸主治的病症与星状神经节阻滞治疗的病症相重合，则针灸作用的机制也主要通过交感神经实现。

或许有人会问：临床有人专门针刺躯体神经疗效也很好，神经注射疗法的注射点也有许多躯体神经干，同样也有很好的临床疗效。

殊不知，与神经注射疗法发明人同地区同一年的实验研究显示：阻断自主神经的传导路径后，神经注射的疗效多随之消失 [1]。

为什么我们想的与实验研究的结果不合？

实际上现代医学对于自主神经，特别是交感传入通路存在较大的盲区，以至于不论是西医还是中医常常把自主神经的作用误归入躯体神经名下。不仅是针灸作用的神经机制，而且神经注射疗法及神经阻滞疗法的作用机制也多从躯体神经着眼。

要知道，躯体神经阻滞常常以动脉作为神经点定位的坐标，甚至有些不能清晰显示的神经点阻滞更是只在动脉旁注射局麻药即可。因而躯体神

---

[1] 程珍凤，梅俊，刘力真，等 . 神经注射治疗急性炎症机制的初步探讨 [J]. 西安交通大学
学报（医学版），1959（3）：34-39.

经阻滞不涉及血管周神经，几乎是不可能的。

神经伴血管而行，药液如何能只选择神经而不选血管？如何断定阻滞的不是血管周神经？影响的不是血管自身的调节结构？

可见，以往的针灸作用神经机制研究忽略了相关度最高的血管周神经。

☞ 109.

211 针灸作用的筋膜机制。

从古典针灸学的视角看，经脉行于分肉之间的筋膜层，与筋有着不可分割的密切关联，所谓"骨正筋柔，气血以流"。脉、筋诊疗的经验积累不仅形成了古典针灸学的两大学说——经络学说和经筋学说，还形成两大类气血之俞：脉俞和血络；气穴和筋急。

古典针灸学认为，脉行膜中，气行膜间，膜乃气血会聚之处。故以人体各层膜作为针刺治病的主靶区。在躯体各层膜中尤重分肉之间（皮下浅筋膜与肌筋膜移行处）及血管外膜；在体内更重脏器包膜之原（"募""原"）和脏器间最大的隔膜"横膈膜"及最大的系膜"肠系膜"。

从现代医学视角看，组织器官的功能多由实质结构体现，而功能的控制系统多分布、走行于膜中——神经、血管、淋巴管皆走行于筋膜之中或之上。

足见，探索针灸作用机制不能离开筋膜。

212 针灸作用的预处理效应机制。

预处理提升机体内环境稳衡自然力的重要机制，是动、植物共有的适应环境突然变化的保护机制。

阐明这一机制，将为针灸学的未来拓展提供广阔的空间。

☞ 123；161.

213 针灸作用的心理 - 生理机制。

人体的内环境包括生物环境和心理环境两种，故调节心理环境——"治神"，是机体内环境稳衡的重要内容之一。

古典针灸学的身体观是"形神合一"的身体观，且形神之间更看重神，以治神作为针工的最高追求。

人的心理活动在健康及疾病诊疗中的重要意义也为现代主流医学所认识，倡导"生物医学模式"向"生物 - 心理 - 社会医学模式"转变。

以往针灸作用机制研究忽略了人的心理活动对生理、病理的影响，未来应借鉴现代心理学、现代医学，特别是脑科学、心理神经免疫学、心理药理学、生理心理学等学科的相关研究成果，积极探索古典针灸学"治神"的作用机制。

第 3 节　连通未来医学

一、从哲学层面连通

医学发展方向离不开哲学的引领，因为哲学提供了最基本的自然观，可以使我们摆脱特定学科知识和概念的限制。

医学是生物学发展到一定阶段的产物，是生物学的分支学科，它的基本理论和实践源自生物学。

故考察医学的出发点就必须研究生物学，而思考医学未来的发展方向，就需要在对疾病深刻理解的基础上构建出与发展相适应的新的医学模式。

中医、西医的形成与发展各有其不同的哲学基础，然而随着研究的不断深入，在有关医学的根本目的、疾病本质的认识，以及未来医学模式这些受哲学影响最大的根本问题上，现代医学表现出向中医针灸发展模式越走越近的趋势。

214 医学的根本目的在于提高机体维护内环境稳衡的自然力。

关于医疗与人体自然力在维护人体健康上的作用，古今中外医家也皆有论述。

所不同者，中医针灸两千多年来一直践行"调和气血治百病"的理念，倡导"无代化，无违时，必养必和，待其来复"的因势利导呵护和激发机体自然力的治疗原则；而现代医学细胞学说建立后提出"细胞决定论"，启动人类基因组工程后又提出"基因决定论"，在大多时候、大多场合忽略了内环境及机体调控内环境稳衡的自然力在维护健康和防治疾病中的主体作用。

然而，基因组研究者克莱格·文特尔（John Craig Venter）明确指出，"人类物种呈现的奇妙的多样性和遗传密码并没有必然联系。我们生存的环境才至关重要"。这种生存的环境，实际包含了我们机体生存的外部环境和机体的内环境。治疗疾病的自然法则（或是根本法则）应该包括两个方面，一是修补身体的实质结构的缺损，二是维护、激发机体内固有的自然力促使机体恢复正常的均衡状态、内环境稳态。总之，自然界、人类社会和机体内部的和谐与稳态是保持健康的根本。

其实，现代主流医学到了慢病癌症及诸病的最后阶段重症时也不知不觉回到内环境调节的路径。

这本身就说明疾病的诊疗最终会走上这条路！救命一定要依赖内环境，这是一条无法违背的生物生存的根本规律。

西医从门诊最常用的血常规检查到重症的血气分析其实都是检测、监测内环境，只是在大多时候没有自觉而已。

215 疾病的本质是机体内稳态调节紊乱而发生的异常生命活动过程，自然因素是引起机体内稳态失衡的基本因素。

"疾病是在一定病因作用下，机体内稳态调节紊乱而发生的异常生命活动过程"。

上述现代医学对于疾病的最新定义与古典针灸学的认识看起来是不谋而合了，但对于病因的认识，二者仍存在差异。

目前现代医学在诊断或治疗发热类疾病时，往往把注意力过度集中到一些外来的生物性致病因素上，如病毒、细菌等，相反却忽略了自然因素等对人体的作用。

其实引起内环境变化的因素与引起外环境变化一样，主要表现为寒热。从疾病错综复杂的症状中辨明阴阳寒热的性状就能执简驭繁把握机体内环境的状态，再根据"寒者热之，热者寒之"治则调平寒热，恢复内环境的稳衡，则病毒、细菌等因子难以生存，不杀自灭。

216 "生物 - 环境模式"是未来医学模式最简单且最完整的表述。

1977 年美国医生恩格尔（Engel）在《科学》杂志上发表文章提出了"生物 - 心理 - 社会医学模式"（the bio-psycho-social model），此后不同的学者又提出多种不同的表达，如 1998 年 Pauli 和 White 提出了"躯体 - 心理 - 社会 - 文化医学模式"（somato-psycho-socio-cultural model），2003 年李恩与薛智权提出了"生物 - 自然 - 社会 - 心理 - 个体医学模式"，2009 年 Tavakoli 提出了"生物 - 心理 - 社会 - 文化 - 地理 - 精神模式"（bio-psycho-socio-culturo-geoethnic-spiritual model）等 [1]。

---

[1] 罗超应，罗磐真，李锦宇，等 . 医学模式转变之困惑及其复杂性探讨 [J]. 中国社会医学杂志，2017，34（1）：1-3.

更多的学者看重"环境"的因素，认为恩格尔提出的医学模式对自然环境和生态环境的重视程度不够，因而建议采用"生物 - 心理 - 社会 - 环境模式"的表述[1]。

还能举出更多其他的表述，但将这些种种不同表述中的要素加以归类就能凸显出"生物"和"环境"两大类，从最早的恩格尔"生物 - 心理 - 社会医学模式"看，"心理"为人体的内环境部分，而"社会"属于外环境部分，对于个体而言，社会就是环境，就是自然。其他表述中的"文化""地理""自然""精神"等都可视为内、外环境的一部分。

可见，关于医学模式最简单、也是最完整的表述应当是"生物 - 环境医学模式"，其中的"环境"包含内环境与外环境；内环境包括细胞组织的环境、微生态环境及心理环境；外环境包括自然环境、生态环境、社会环境。如此"生物 - 环境"又与生命基本结构功能单元相呼应，凸显出生物学微观与宏观规律相通的特点。

同时，也将中医针灸与现代医学不同的发展路径清晰呈现出来，前者以"环境"为主路，而后者则以生物的基本结构"细胞"为主路。如果中、西医都认为"生物 - 环境模式"代表了未来医学的发展方向，那么**目前各自的发展路径都有其合理性，又都有片面性，二者的互补一体就是必然的结局。**

二、从理论源头连通

一门学科、一个理论体系的发展方向与道路选择取决于其逻辑起点的定位。

考察医学的发展道路及未来的发展方向，也必须考察它的出发点位

---

[1] 关松立."生物 - 心理 - 社会 - 环境"医学模式构建探析——基于新型冠状病毒肺炎疫情的思考 [J]. 莆田学院学报，2020，27（3）：78-82，96.

置——决定在未来医学的研究中我们朝哪里看，往哪里走。

人体医学逻辑起点的确定需要考虑以下因素：

人作为生态一分子，不能违背生态学法则；

人作为生物之一，不能违背生物学规律；

生物作为万物之一，不能违背物理学、化学规律。

217 细胞及细胞外基质是人体基本结构功能单元。

从古典针灸学气血阴阳的相反互补的视角出发，参照物理、化学及生态学的最新研究成果，论证了现代医学的出发点——细胞学说确立的生命基本结构功能单元所缺失的一半，即内环境要素。

现代主流医学理论原点所缺失的这一半恰好是中医针灸的出发点，也就是说**中、西医是从两面一体的原点出发推进，其最终的走向自然互相趋近，走出一条完整的路径**。目前二者的路径都是合理的，又都是不完整的。

可以预见，循着细胞学说创立者们的初心，找回被当代医者弄丢的"细胞学说"不可或缺的另一半，基于细胞与细胞微环境并重的理念，重建当代细胞学说的新体系将代表着医学发展的未来方向和趋势。

☞ 084.

218 血管 - 自主神经系统是调控机体内环境的主体结构。

古典针灸学以血气理论原点构建，脉为血之府，气行脉之外，气血相当于现代医学所说机体内环境及其调控结构，且以血管自身的调控结构及自主神经为主要调控靶区，以血管分叉处，特别是动脉分叉处为调节靶点——脉俞。在这些方面，古典针灸学与现代医学多可相互启发、相互印证。

☞ 125.

三、从治疗中点、终点连通

虽然，现代医学对内环境重要性的认识目前还主要体现在肿瘤的诊疗，以及重症监护室（ICU），但如果现代主流医学在疾病的相持阶段（慢性病），以及疾病的最后归宿（ICU）与中医针灸的诊疗理念不断趋近，互补共进，那么**中西医的殊途同归就是一个水到渠成的过程，只要中医针灸能坚持守正创新，在"水到"的时候仍有自己的一片"田地"。**

219 肿瘤治疗除肿瘤细胞本身，肿瘤微环境作为肿瘤细胞"生长与发芽的土壤"，渐成为肿瘤治疗的新靶点，为针灸治癌提供理论支撑。

以往对于肿瘤的研究一直集中于实质细胞自身，但越来越多的基因学和细胞生物学研究显示，肿瘤的发生发展除了依赖于肿瘤细胞自身的恶性增殖外，更依赖于肿瘤细胞与基质微环境的相互作用。肿瘤微环境成为近十年来肿瘤研究新出现的热点领域。

肿瘤干细胞也像其他干细胞一样，其分化、生存、繁殖皆依赖于特定的微环境——干细胞"巢"（niche）。目前恶性肿瘤的防治策略已转变为通过干预肿瘤微环境来阻断癌变。

癌症已经被现代医学确认为一种慢性病，如果从调节内环境的路径治疗癌症，中医针灸应当更有所作为。因为调节机体内环境的平衡贯穿针灸学诊疗的全过程，不仅是癌症，对于大多数针灸适应证的诊疗都如此，因而在这方面比现代医学有更多安全、有效、简便的调控方法。

220 重症医学已将重症诊疗的主路径定位于机体内环境的分析与调节，为中西医对话提供了融合平台。

当重症患者进入 ICU 后，血气监测、血气分析、血气管理便成为诊疗的主旋律，在这里不仅与古典针灸有更加自然、通畅的对话，而且在重症血液净化、血气管理层面也可见到与中医针灸的诸多互补互惠的合作环节。现代医学的这些改变为中医针灸学的发展提供了难得的环境和机遇。

☞ 155～157.

四、与医学发展的新趋势对接

近十多年来，现代主流医学在继续沿着传统的生物医学模式推进的同时，出现了一些意味深长的发展新趋向：

（1）对血管调控作用的重视及泛血管医学的建立；

（2）"针药平衡麻醉"概念的提出与围术期医学的诞生；

（3）外科手术从实质结构向膜结构的延伸；

（4）疾病的内环境机制研究及基于内环境的治疗受到更多的重视。

从这些新的转向中不难看出，中、西医之间的距离在不知不觉中被拉近了，中西医间有了更多对话的机会和互补共进的诉求。

221 从血管医学到泛血管医学看针灸脉学的意义。

最早的针灸学经典曰"脉书"，从这个意义上看，针灸学也即"脉学"——论脉与气血的循行、功能、诊断与治疗的学科。

而"血管医学""泛血管医学"的建立标志着血管结构与功能系统探索的重要意义正在现代医学理论框架中得到某种程度的展现：

> 血管系统能很好地感受内外环境的各种信息，并通过自组织、自适应和自修复的方式，影响其靶器官（心、脑、肾及四肢等）的正常生理活动来发挥功能……泛血管医学代表了一个新的具有凝聚力和全面综合的治疗血管疾病的方法。它反映了系统性血管疾病的本质，将多个区域的血管融合成一个广泛的血管单元。（《泛血管医学：概念及常见疾病诊疗》）

这里明确传达出这样的重要信息：其一，血管是反映机体内环境变化的敏感感受器；其二，血管是调节内环境稳衡的重要调节器；其三，泛血管医学是突破现代医学分科、分块模式的横向整体学科，需要从系统生物学角度，在多个层面上对血管的形态、结构与功能进行研究。

不仅如此，古典针灸学确立的"调血气令和"的总治则及优先级最高的治则"实则泻之，虚则补之，必先去其血脉而后调之，无问其病，以平为期"，也在不知不觉中成为血管医学疗效评价的终极指标：

> 当泛血管网络的某一部分缺陷导致泛血管疾病的发生，虽可通过干预手段修复或替代，实现血管的重构，但**血管内、外环境达到真正意义的稳态，才是泛血管疾病治疗的最终目标**。（《泛血管医学：概念及常见疾病诊疗》）

泛血管医学对于疾病诊疗的新理念在慢性病癌症的诊疗及重症诊疗，特别是重症血液净化方面已经得到了实际应用。

顺便说，在中国这一新学科的创建中，中医针灸甚至比西医还先走了一步——在中国倡导血管医学之前，中医人先借鉴针灸络脉的概念创立了"络病学"，并取得了系列研究成果。

泛血管医学有望成为连接中、西医的一座高架桥。

222 从麻醉学到围术期医学重审针刺麻醉的意义和价值。

"针刺麻醉"（后又称"针药复合麻醉""针刺辅助麻醉"）曾在世界上产生过广泛的影响，但最终没能在针灸园地结出硕果，我曾在针麻应用50周年的时候，提出了这样的问：

> 针麻将针灸推向了世界，为何自身却跌落谷底？
> 针麻是像助推火箭在将"神七"送入轨道后便完成其历史使命呢，还是像中国宇航员才刚刚迈出太空行走的第一步？（《针刺麻醉

50 年——超越麻醉与手术》[1]）

在这篇文章中针对以上的提问，笔者给出了明确的回答："在针刺与手术结缘半个世纪的今天，本文指出针刺在整个手术中的主要作用并不在于麻醉。清醒地认识到这一点，针刺不仅会在手术室里有更大的作为，而且会超越麻醉与手术，对整个针灸学，乃至整个生命科学产生重大而深远的影响。"并明确指出，手术前针刺的本质在于"预处理"："针麻可视为针刺预处理的一种不自觉的临床应用，提高痛阈只是针刺预处理效应的一个方面，还不是主要方面。"还在文章的最后给出一个预言："让我们在针麻 50 岁生日迈出这超越的第一步！那么等到她 60 大寿之时一定不会像今天这样冷清！"

文章发表后不到 10 年，针灸界及中国麻醉学界皆明确认识到手术前针刺是预处理作用的成功应用[2]；中国麻醉界也认识到手术前针刺的意义主要不在麻醉，而在于减轻麻醉药及手术本身对机体正常功能的破坏，拓宽手术的适用范围、提高手术成功率和促进术后恢复。并且提出更能反映针刺在整个围术期应用意义的"针药平衡麻醉"的概念[3]，又基于新理念制定出了《穴位刺激围术期应用专家共识》[4]

从"针刺麻醉""针药复合麻醉""针刺辅助麻醉"到最新的表述"针

[1] 此文为 2008 年世界卫生组织传统医学大会卫星研讨会的主题发言，英文全文收载于大会论文集；中文全文刊载于《针刺研究》[2008, 33（6）: 363-365]，并先后被《中国中医药报》（2009-04-02）和《生理通讯》（2009 年第 2 期）全文转载，在当时的中外中医和西医界都产生了一定的影响。

[2] 华金双，孙忠人. 针灸预处理临床应用前景浅析 [J]. 中华中医药杂志, 2022, 37（1）: 109-112;

[3] 王强，熊利泽. 针药平衡麻醉 [J]. 中华麻醉学杂志, 2015, 35（1）: 6-10; 刘杨，熊利泽. 针药平衡麻醉及其临床研究进展 [J]. 临床麻醉学杂志, 2016, 32（5）: 507-509.

[4] 王秀丽，余剑波，李文志，等. 穴位刺激围术期应用专家共识 [J]. 中华麻醉学杂志, 2017, 37（10）: 1153-1158.

药平衡麻醉"反映出中西医对于手术药麻前针刺预处理本质不断深化的认识过程。

围术期医学提供了针灸预处理、后处理作用普及应用的难得机遇，或者说针灸预处理、后处理将成为围术期医学的重要技术支撑。

223 疾病的内环境机制研究及基于内环境的治疗受到更多的重视，以内环境为诊疗中心的针灸学的理念和方法将得到更多的理解和尊重。

随着在中风、癌症等重大疾病诊疗中的屡屡受挫，加上热点领域干细胞研究中的最新发现，现代主流医学在某些疾病的诊疗中开始朝向调节机体内环境的路径艰难地转向。主要体现在以下几方面：

（1）疾病的最新定义突出了内环境失衡机制；

生命诞生于海洋，一部分生命走出大海经漫长的演化成为了人，但人所有的细胞仍生存于水中——"液床"，且保持着对远古时期海水的记忆。**因此水中之鱼疾病诊疗的规律仍在很大程度适用于治人的病——以"治水"为主。**

（2）癌症治疗路径的转向；

从杀灭癌细胞转向调控细胞微环境，与中医针灸调和气血治病的思路相合。

（3）重症诊疗的内环境主路径的确立；☞ 070.

（4）脑卒中的"神经血管单元"概念的提出；☞ 086.

（5）对神经元学说独重神经细胞、忽略胶质细胞传统观念的反思；☞ 104.

（6）干细胞微环境重要性的发现。☞ 085.

应当看到，虽然现代医学在近些年的发展中表现出某种程度的从实质结构向机体内环境的转向，但这种转变不是自觉的，而是被动的，甚至是被迫的。只有明确认识到其理论起点的漏洞，将底层逻辑的表达修改为

"细胞及细胞外基质是人体基本结构功能单元"，明确疾病治疗的"细胞"与"环境"两条基本路径，才能真正自觉地践行"生物 - 环境医学模式"，中西医才有更大、更融洽的对话与合作的空间。

224 神经干预疗法从神经毁损到神经阻滞、神经刺激、神经调治；从药针向水针、干针的转向，凸显出机体自然力在疾病治疗中的主导作用。

从神经干预疗法的发展轨迹看，从神经毁损转向神经阻滞、神经刺激、神经调治；

从肌筋膜疼痛的注射治疗看，从药针转向水针、干针。

这一次次的转变也是现代医学一次次发现自身理论漏洞的过程。

早在十几年前，西方学者就预言，21 世纪神经电刺激将开创一个治疗新时代，人类最终将进入不吃药的时代[1]。随着现代科学技术的高速发展，医学领域各种"介入"疗法不断的进步，创伤越来越小、安全性越来越高，会不会在不远的将来全面替代针灸疗法？

应当承认在神经刺激的探索之路上，中国人在起跑线上遥遥领先，但能否最终胜出，仍取决于我们能否"想清楚，看清楚"，能否看清针刺或电针与现代医学神经电刺激或神经调控之间的长短，以及能否找到扬长避短的有效路径。

☞ 192.

225 针灸学以膜为针刺主靶区，以"节之交""脉之会"为主靶点的内环境调控规律将为现代医学从实质结构向膜结构的转向提供路标。

20 世纪，生物学家进行的科学研究几乎完全集中在实质细胞及实质器

---

[1] MALONEY L D. 神经电刺激治疗新时代 [J]. 工业设计，2007（10）：35-36，38，40-41.

官上，除了少数神经外科医生在临床应用中对膜性结构有所描述外，大多数外科医生只把其当作无关紧要的腔隙，根据自己的认识程度随意处置，这在显微神经外科普及之前更是普遍现象。

随着内镜技术的进步，观察活体筋膜成为可能，使得人们看到一个全新的细胞外基质的构成世界，促使现代医学从实质结构解剖向"膜解剖"延伸。

细胞外基质，在被忽略了一百多年的今天，渐渐受到现代医学的关注，主要体现在以下几个方面：

（1）神经胶质及细胞外基质研究

尽管微环境概念已提出 150 多年，但在脑科学领域，人们始终将研究的焦点集中在神经元上，然而近 20 年来越来越多的实验表明，神经元与神经胶质是不可分割的统一体，缺少了神经胶质，神经元不仅结构不完整，而且也无法完成其传导兴奋的基本功能。

细胞外基质、生物膜、细胞骨架的重要性正被越来越多地认识。

（2）筋膜活体解剖及筋膜学的研究

活体观察技术的进步，有力促进了筋膜的研究，近年国内外有多部关于筋膜解剖的专著出版，如（美）大卫·莱森达《筋膜，它是什么，何以重要》、（英）科林·阿姆斯特朗《认识活体筋膜：细胞与细胞外基质之间的构成性世界》、原林，王军《筋膜学》等。

这些研究成果为针灸的膜刺法及募刺法提供了有力的理论支撑。

（3）内脏筋膜的研究

如果说关于躯体部筋膜研究的主体还不是现代主流医学，那么在对内脏筋膜的研究中，现代主流医学显然充当了主力军，而且研究的最新发现与古典针灸学两千年前的发现相互印证，相互启发，形成最直接的对话。

古典针灸学所发现的体内两处最大且最重要的膜"膈"（横膈膜和纵隔）"肓"（又称"下膈膜"，即现代解剖学所说肠系膜）最早被确立为两个重要的脏器。

肠系膜解剖学的最新研究显示，腹部消化器官通过一个连续的肠系膜相连，许多腹部疾病可分为主要发生在肠系膜内的病变或继发累及肠系膜的病变，促进了许多腹部疾病的诊断和治疗。肠系膜也因此被现代医学确定为一个新的器官。

此外还发现大网膜也是一个独立的结构，其胚胎学起源与肠系膜相似，覆盖横结肠系膜，在横结肠系膜和腹壁间起桥梁作用[1]。

☞ 103.

五、针灸学与现代医学之间互启互补的前景前瞻

医学模式的转变及新的研究方向的延伸为现代医学与针灸学之间的互启互补共进创造了空前的机遇和空间。

针灸人在为新的医学模式转变及新的研究领域开拓上做出实质贡献的过程中，将获得更多的理解和尊重。

226 阴阳学说对人体对立互补结构功能的发现将启示现代医学发现神经解剖及功能定位的漏洞，完善现行的理论框架。

（1）感觉与运动的交互作用

一说到疼痛，西医就会想到感觉，想到躯体感觉神经，中医针灸则基于阴阳学说而想到感觉与运动的交互作用。

现代医学目前已经在实践中认识到运动中枢及运动神经在痛症诊疗中的重要意义，但只有从理论上阐明，才能在实践中自觉完成从感觉到运动，从躯体到内脏的转变，才能显著提高疗效，并最终实现疼痛机制闸门学说的创建者沃尔（Patrick D. Wall）所指出那样，令人惊讶的运动治痛的新事实将促进疼痛基本机制的重构。

---

[1] 唐伟，王毅，熊坤林. 肠系膜器官：解剖学概念及相关疾病研究进展 [J]. 川北医学院学报，2021，36（9）：1154-1157.

并由此重新审视大脑皮层功能区定位：大脑皮层的感觉与运动区的关系是否也类似"阴阳鱼"相互包含、交互作用的模式，而不像如今教科书中所述楚河汉界那般地泾渭分明的划分？

（2）躯体部交感传入路径的补缺

现有的神经形态学研究的技术和手段还难以清晰区分自主神经的传入与传出纤维，但作为临床医生，特别是临床实验研究的针灸人一定要有这样的预判：躯体部存在交感传入神经，不能忽略它们的存在，否则针灸作用神经机制的研究就会陷入困惑或走入误区而不自知。

应当认识到，现代医学在自主神经，特别是交感传入通路的研究领域还存在较大的空白区，正是由于对这空白区的无意识，过去几十年包括针刺镇痛在内的针灸作用神经机制研究，研究者普遍用躯体神经机制解释，而忽略了自主神经，特别是交感神经的作用，也没有意识到躯体神经中实际上包含了交感神经的成分在内。

227 血管医学与经络学说的互证互启将启发现代医学从注重实体研究转向实体间关联规律的研究。

现代医学现行的解剖学对于人体实体结构进行了从微观到宏观的多层观察研究，然而却忽略了实体之间相关联系这一重要的环节，缺失了这一环节，便无法将解剖学深入研究的人体构件组装成一个完整的人体。

而现代医学缺乏的这一环节，恰好是古典针灸学非常看重并深入研究的领域，总结出了许多有临床应用价值的人体实体间的关联规律。对于这些规律的检验和再研究，将成为未来医学的一项重要任务。

☞ 112 ~ 119.

228 中西医预处理研究的互补互启，将使得研究成果从实验室走向临床，从治疗走向预防和康复。

从机体的自调节机制看，影响机体内环境稳衡的调节幅度最大的因素是时间。因此自觉应用针灸预处理作用为机体自然力赢得时间以提升其调节内环境稳衡的幅度，在防病治病方面将有广阔的应用前景。

现代医学虽然也发现机体对环境变化的预适应现象，但由于目前采用的以药物为主的模式在临床应用中存在着许多困难，而针灸的介入恰好为解决此难题提供了有效方法。

☞ 123；161.

229 现代医学实质结构视角与古典针灸虚空结构视角的互补互启，将为创立基于针灸面向未来医学的"人体空间结构解剖学""人体空间医学"，践行"生物 - 环境"先进医学模式提供难得的机遇。

205 条指出：针灸理论构建"最缺的是面向针灸学的解剖学"，如果超越针灸的疆界，则可定位于"人体空间结构解剖学"。

创建这门解剖学的重要性及可行性如下：

（1）补上现代解剖学缺失的另一半

笔者已从不同角度用相当大的篇幅论证了现代主流医学的理论框架中缺失了正确、完整认识人体生命世界的另一半——由各类"膜"构成的空间世界。

人体世界不论是微观的细胞，还是宏观的组织和器官，都由实质结构和膜结构（空间结构）构成，二者常常是不可分割偶联互补的统一体，具有同等重要的作用。在调控内环境方面，后者则扮演了更重要的角色。基于这个新的基点，未来医学才能看清一个真实、完整的人体生命世界。

膜，既是实质细胞、组织、器官的构成要素，又提供细胞和器官发挥正常功能所需的空间，"膜"本身也是多层次的间隙而非单一的膜状结构，故膜结构也可称作"空间结构"。

古典针灸学对于人体的空间结构进行了极为细密的观察，并创用许多专门的术语以表达不同形态及大小的空间结构如"溪""谷""骨空""气穴""气府""分腠""分肉之间""节之交""节间"等。可以说，针灸学的大厦正是建立于这些空间结构之上的。

现代医学以细胞学说"细胞是一切动植物的基本结构功能单元"作为底层逻辑，近两百年来对于以实质细胞构成的实质组织、器官进行细密的观察和深入的研究，在这一路径的探索中取得了令人瞩目的成就。然而这单一路径的局限性也随着现代医学的不断推进而显露出来：

在脑卒中、癌症等重大疾病的攻关中屡屡受挫；

对糖尿病、高血压等疑难疾病机制的研究久攻不克；

对与外科手术如影相随的术后并发症难题束手无策；

假手术真有效的疗效评价的困惑无法排解；

"生物-心理-社会医学模式"提出至今 40 多年仍难以在主流医学落户；

……

要想从根本上解决这些阻碍医学发展的难题和消除医学研究者的困惑，只有补上现代医学缺失的一半。

而要补上这一半，仍应从最基础的解剖学做起。

现代解剖学从一开始就定位针对实质结构的形态学研究，现代解剖学的"圣经"《格氏解剖学》的第 1 版（1858 年）的书名就标明了"外科学的解剖学"。今天的解剖学专著虽然书名中没有标明"外科解剖学"，但性质没有变，甚至与外科学的关系比 100 多年前更紧密。也就是说，外科学之外的医学学科缺失了解剖学的支撑。

人体各类"膜"结构之于实质组织、器官的重要性犹如细胞膜之于细胞一样，只研究细胞不研究细胞外基质；只研究实质组织不研究间质组织，犹如只研究飞机不研究空气、只研究鱼不研究水、研究血液而不研究血管一样。因此，现代解剖学急需补上缺失的另一半——面向膜结构的"人体空间结构解剖学"。

（2）为针灸学提供最直接、最有力的理论支撑

人体各类膜对于针灸学的意义在于：针灸主要通过调和气血治疗疾

293

病，而膜正是针灸调节气血的主靶区。因此，对于针灸学而言，以各类膜构成的人体空间结构，比实质结构更有意义、更重要。

针灸人要说明白，讲清楚针灸疗效，从根本上说需要人体空间结构解剖学提供最直接、最有力的理论支撑。

也就是说，针灸学对人体空间结构解剖学有最大的需求，或者说在现阶段，构建人体空间结构解剖学的最大动力来自针灸学。

（3）提供一个认识已发现结构的新视角

爱因斯坦说："你能不能观察眼前的现象，取决于你运用什么样的理论。理论决定着你到底能够观察到什么"。

例如，同样是观察血管，借助显微镜及血管内镜，现代医学能对血管内膜、中膜、外膜的结构有精细的观察；而古典针灸学则通过大量的实践捕捉到了血管分叉处对于调节气血的特殊意义；

同样是观察筋膜，现代医学视其为无关紧要，不论是在人体解剖还是在外科手术中都可任意切割，随手丢弃；而古典针灸学却以筋膜为气行之处，对周身的筋膜进行了极为细密的观察，特别是对躯体的筋膜间隙——浅筋膜与肌筋膜的移行处（"分肉之间"）及体内最大的膜——横膈膜（曰"气海"）和肠系膜（曰"下气海"）格外注重。

同样是观察膈肌，现代医学看到的只是一块普通的骨骼肌而已，而古典针灸学却视之为与五脏同样重要的脏器。

如以现代医学现行解剖学的视角看，古典针灸学的理论显然是无理的，基于这一理论的针灸疗效也不可能"说明白，讲清楚"。

但如果换一个视角看问题，就会发现古典针灸学关于膈的认识更接近真相：

人体没有一年365天、一天24小时不疲劳按固有节律运动的骨骼肌；

现代医学也已发现膈的构成有四种不同来源的成分，来自体壁组织的只是其中之一，即从颈部第3～5肌节平面和胸肋区第7～12肌节平面的体壁间充质组织，它们向内生长形成为周缘区的肌层。可知，骨骼肌成分在膈的构成中不占主体。

心肌与骨骼肌同为横纹肌，心肌之所以单列一类，主要在于较之骨骼肌，心肌有固有的节律收缩，且能持久不疲劳地收缩。而这两个与骨骼肌显著区别的特点，膈肌同样具备。

膈肌，不论是从其胚胎发生看，还是从生成后的结构与功能看，较之骨骼肌，显然都更接近于心肌的性质。故膈肌应如心肌一样单列为一类，即人体肌组织分为：骨骼肌、平滑肌、心肌、膈肌4类。

且基于这一新认知，可进一步对现行解剖学对膈神经"躯体神经"的定性提出挑战。

☞ 103.

（4）先进的内镜技术使得活体、动态、整体解剖成为可能

先进的内镜技术为研究者观察人体结构，特别是空间结构活动状态下的整体功能提供了强有力的技术支撑，可以观察到比以往在尸体上静态、局部解剖更真实和完整的人体世界。

人体空间结构的研究将突破主流医学对人体结构认识的局限，向人们展示：从亚细胞器、细胞、组织、器官，到系统的人体各个层次，空间结构与实质结构都同时存在，二者你中有我，我中有你，共同构筑人体的复杂结构系统。

（5）创建基于人体空间结构解剖学的"人体空间医学"

080条指出："相反一体，相异互补，是万物存在和运化的普遍规律。"

084条指出："细胞及细胞外基质是人体基本结构功能单元。"

087条指出："人体是由生物体与生命环境共成的统一体，是形神合一的整体，且人体构成中还包含了正常微生物群。"

对立统一是关于世界万物运动的规律，人体的发生发展、生理和病理过程同样取决于人体实质结构和空间结构两个方面的对立统一运动。

现代主流医学一百多年的发展在探索人体实质结构的路径方面取得成

就越大，就越反衬出其在空间结构研究不力所造成的顾此失彼的弊端。

创建"人体空间医学"这门新学科的必要性和紧迫性至少有以下几点：

其一，开辟一条探索疾病机制的新路径

关于脏器空间位置的改变影响脏器功能的规律，《黄帝针经》有大量记载，而现代医学在探索疾病的机制时还没有意识这一重要影响因素。试以膈肌位置的改变影响疾病的发生、发展为例说明如下：

几十年来现代医学对于 2 型糖尿病的机制进行了多层次的研究，总结出了许多相关因素，例如与肥胖、妊娠密切相关——85% 的 2 型糖尿病患者为肥胖者，尤以腹型肥胖易患 2 型糖尿病；妊娠期糖尿病会影响 7% ~ 9% 的孕妇，在肥胖女性中发病率更高。并对妊娠糖尿病的机制也从遗传、代谢组学、免疫、激素、胰岛素抵抗等方面进行了研究。

在进行了如此细密的分析研究后，却没有将引起糖尿病相关度最高的肥胖、妊娠这两种特定状态与膈肌的空间结构关联起来加以分析。这两种特殊状态的共性是肥胖和缺乏运动，内脏正常的空间位置关系被破坏，膈肌的位置改变更明显，而膈肌功能的低下又进一步导致内脏空间位置的异常，即如《黄帝针经》所言导致肝胆筋膜的弛缓、胃肠的下垂等。

可见，由腹型肥胖和妊娠所导致的膈肌因位置的显著改变引起的功能障碍至少是糖尿病发病的一个重要机制。古典针灸学特将因膈功能低下导致的糖尿病称作"膈消"，对于这种类型的糖尿病，加强膈肌功能的锻炼可得到有效治疗。如果精于针灸可针刺膈的俞募，或直接刺激膈肌皆有显著疗效。又，传统的导引气功非常注重对膈的功能锻炼，有人在此基础上改编成简化的运动膈肌的"胰岛操"治疗 2 型糖尿病[1]。

更多有关脏器空间位置异常引发疾病的机制 ☞ 094；103.

---

[1] 韩吉太. 按摩内脏生津液 运动膈肌疗顽疾——胰岛操治疗糖尿病 [J]. 中华养生保健，2001（9）：19-20.

再如，肌肉酸痛往往并不是肌肉组织损伤引起的，包裹在肌肉外层的筋膜损伤才是更基本的原因。生理学家近几年才了解到，存在于包裹肌肉的筋膜中的不同类型的感受器远远多于肌肉中的感受器。在筋膜中，尤其有许多痛觉感受器。也就是说，疼痛完全可能来自筋膜，而非必肌肉。

背痛在许多情况下也不是由椎骨或椎间盘损伤引起的，筋膜才是症结所在。针灸治疗椎间盘突出症、前列腺增生症的疗效也并不是修复了骨性结构或使增大的腺体恢复正常；相反，现代医学采用手术的方式，修复了骨性结构、切除增大的腺体却难获预期疗效，有时还会引起新的病症。

希波克拉底说"解剖学是通往医学圣殿的基石"，而现代医学视域下现行解剖学在指导医学实践上的"捉襟见肘"，使其越来越难当希氏之期望，需要及时引入新视角发现现行解剖学缺失的另一半。

其二，对传统外科手术的改良

其实，现代医学的外科手术遇到最多的也是膜，只有在解剖了一个又一个的膜性结构后，才能达到疾病的精准外科切除。在设计手术方案时才能自觉考虑手术入路是否充分考虑了借助腔隙，以最大程度避免对神经血管和周围结构的损伤？手术过程中的腔隙开放与缝合是否影响手术的效果和伤口愈合，是否会引起可能的并发或后遗症状？

在充分理解了疾病和膜性结构的关系后，分析膜性层次对手术的界面作用，结合疾病的发生和生长方式，基于膜性概念设计最佳的手术入路和术中操作步骤，将成为未来外科手术的发展方向。

其三，创立治疗疾病的新术式、新方法

基于现行的解剖学和现代医学的疾病观，外科医生在手术野看到的只是实质结构，只要正确处理了实质结构的问题，手术就视为成功——哪怕病人的问题没有解决，或者旧病虽去，新病又生。

随着"人体空间结构解剖学"的建立，再借助中医针灸的疾病观和丰富的治疗实践，未来的外科手术除了不断改进手术入路及方案外，还将会对手术的对象产生革命性的改变。借鉴古典针灸学两千年处理人体各类膜结构的成功经验，自觉设计针对膜结构或以膜结构为主的微创手术，以补传统外科针对实质结构术式之不足。

肌筋膜由于手法师的实践和解剖新发现开始引起医学界的局部关注，而肠系膜、横膈膜、内脏周筋膜及其包膜、系膜、隔膜由于很少有人用于临床诊疗，故其意义除了被古典针灸认识外，尚未被更多的人探索和发现，这一宝库还有待开发，而古典针灸正可为开发提供路标和地基。

关于针对膜结构的无创或微创疗法的创新，最亟待开发的是血管，特别是动脉外膜的刺激疗法。这是古典针灸探索最多、发现最多、有着最大发展空间的研究领域。

心血管是连通全身结构的管道系统，在正常生理和疾病病理活动中，蕴含着多数疾病发生发展的丰富信息，是一种更为重要的空间结构。不管什么途径的调控机制最后都要落实到血管平滑肌的舒缩以实现对内环境的调节。

神经伴血管而行，体内的交感丛围绕动脉，更是与脉不可分。特别是动脉外膜的交感神经支配更加密集。以往的神经阻滞，特别是交感神经阻滞或注射必然也同时阻滞或刺激了动脉的交感传入，只是由于理论的盲区，以往的操作者没有意识到而已。

对于血管壁刺激将从以往血管注射的不自觉的低效刺激走向自觉的、高效的血管外膜的理化刺激，正如从神经注射向神经刺激的转向一样。

在古典针灸血管壁刺激的理念引导下，传统的各类血管介入疗法（相当于植入一个血管神经刺激器）、动脉去神经术、血管减压术、神经梳理术，都将通过操作的改良，提高疗效和安全性。

血管外膜注药比神经注射操作更简单、也更有效，有望成为颇具优势的新的注射给药途径。

这些将为现代及未来医学打开一个通过处理各类膜结构调节机体内环境以防治疾病的新世界。

其四，为"生物 - 环境医学模式"真正落地提供理论支撑和应用示范如不能构建出基于人体空间结构理论的"人体空间医学"，则"生物 - 环境医学模式"将会因为缺乏可操作性而被束之高阁，不能在现代主流医学体系内落户生根。

综上，当下创立一门与主流医学面向实质结构相对的"人体空间结构医学"，不仅非常必要而且正当其时，可谓水到渠成。

最后，我们还需要有这样的清醒：补上现代解剖学缺失的一半"人体空间结构解剖学"和现代医学缺失的一半"人体空间医学"之后，还需要有一个视域融合的过程，才能真正形成一个完整的解剖学和完整、和谐的现代或未来医学，犹如面对一幅立体图，无论是用左眼还是右眼都观察不到它的真相，必须双眼同时且调整焦距才能看到、看清。有理由相信，中医针灸人完成这个"视域融合"过程的时间会明显短于西医。

读到这里，可能你会对前面所有 228 条的意义有新的理解——都是为引出这最后一条所设的层层铺垫！

第4节　守正创新示例：俞穴体系重构

为什么在本书论"新古典"使命的专篇"承接与连通——超越"以俞穴体系重构作为针灸学守正创新的示例？这个问题涉及到针灸学的根本问题——什么是针灸学的"指纹"？在本书的绪篇已经给出了明确的答案：

针灸学归根到底是一门关于俞穴的学科，古典针灸学的任何学说如果最后不落实到俞穴上，都难以在理论框架中找到发展空间，其价值也就无从体现。

这里还可再补充一点：凡针对俞穴的各种刺激疗法都应归属于针灸学。

例如，电刺激不是中国人发明的，更不是中国针灸人首创的，然而针对俞穴的电刺激却归属于针灸学曰电针，这并非针灸人的自许，而是早就被西方医学经典认定的：

> 可以用针、指压、电刺激或热（通常用冒烟的锥形物或用蒿叶制
> 成的"艾"卷）刺激穴位。[《哈里森内科学·针灸》（上卷）[1]]

可见，以俞穴作为针灸学的"指纹"已成为现代医学的共识——不管你外表披什么"马甲"，只要内核是俞穴就可辨识为中国针灸。

历史上也早就将俞穴的代称"明堂"用作针灸学的代名词。

针灸学要想走得稳，走得远，必须首先筑牢俞穴这块基石。

针灸学要想"说明白，讲清楚"，也必须从俞穴说起，舍此说再多也说不清，道不明。

一、概念澄清与重构

关于俞穴概念的澄清，首先需要回答 059 条提出的问题：俞穴有没有？俞穴何时有？俞穴有几种？俞穴在哪里？

从对学科发展的重要程度看，第一问更关键；而从当下的针灸界的情形看，更急需说明白，讲清楚的是后两问。

我注意到，近年来在俞穴概念的研究有种观点正在中国针灸界流行：认为**俞穴是机体在病理状态下能与相应靶器官发生联系的体表部位**，又强调**俞穴的本质是一种敏化态，而不是部位**。而敏化的穴位才是真正有效的针灸治疗部位。

这种观点否定了俞穴在生理状态下的存在，自然也就否定了在古典针灸学占主导地位的"经俞"存在的价值。对此，针灸界已经有人表达了深切的担忧："过度强调针对疾病靶点的治疗，则中医针灸的生命力必将

---

[1] FAUCI B, HAUSER K, JAMESON L.哈里森内科学·上卷 [M].王德炳，译.北京：
人民卫生出版社，2003.

消逝"[1]。

这是关乎到针灸学何去何从的根本性问题，故有必要说明白，讲清楚。

（一）厘清俞穴的常与变、动与静

古典针灸学关于俞穴的分类及状态的基本概念及应用原则如下：

（1）俞穴分两大类，有固定位置和名称者曰"经俞"，对应于常规刺法（曰"经刺"，又曰"常刺"）；无固定位置和名称者曰"奇俞"，为缪刺法的选穴之一。

经俞与奇俞的关系，如比照方药的君臣佐使，前者相当君臣，后者相当佐使；如参照现代医学的神经阻滞疗法和神经注射疗法，则经俞相当于在生理和病理都存在的调节主体神经节、丛、干，奇俞相当于在病理状态下出现的痛点。

痛点阻滞虽是神经阻滞的靶点之一，然对神经节、丛、干的结构与功能的研究则是阻滞疗法所以能成为"学"的基础。同样，俞穴是针灸学的基石和指纹，主要指的是经俞，丢掉了经俞或经俞被边缘化了，也就丢掉了针灸学。

（2）经俞是有"关"有"机"口大底小的立体结构。

秦弩的设计，在触发结构"机"的外围有一防止误击发的围栏曰"关"，古人用这一组合结构来形象比喻俞穴结构"外大内小""外粗内精"的特征。由于"机"的位置难以描述，故古代针灸文献关于俞穴位置的描述多为其"关"所在——一个寻"机"的大致范围，而"机"的位置需要针工在"关"内探寻。

其实，干针疗法的针刺部位"激痛点"也是类似的概念——也由"关"

---

[1] 徐斌，韩旭. 穴位本态与穴位敏化刍议 [J]. 针刺研究，2018，43（5）：273-276.

和"机"两部分构成。所说的"激痛点"常常是块状或条状的具有一定范围的"肌硬结"或"肌紧张带"，而在这个硬结中能引起抽搐反应、获得最佳疗效的则是精细的结构，需要操作者细心探寻才能获得。从这个意义上说，干针疗法描述的激痛点的位置也是相当于俞穴的"关"的位置，在这个给定的范围内的不同位点进针都有可能触及深层引发抽搐反应的"机"，都属于同一个激痛点，而非不同的激痛点。

今天的针灸人或不明俞穴的"关""机"关系，常常将同一穴的不同进针点当作不同的穴，结果"新"穴不断被发现，人体处处皆是穴。

（3）经俞有在生理状态下的"常"态和病理状态下应病之"动"态两种状态，而奇俞在病理状态下出现，"未有常处"。

（4）从古人对两类俞穴的命名即可知，在疾病状态下，"动"于"经俞"的概率明显大于"奇俞"——如果对经俞"关""机"结构有正确的理解的话。《黄帝内经》总结的癫狂、热病、寒热病等病的"动"穴绝大多数为经俞，干针疗法"激痛点"与经俞的对照有很高的重合率[1]，也为经俞作为针灸诊疗的主体提供了一个有力的旁证。

（5）临床选穴原则：若新病、轻病及病在局部可直取"动"穴治之；若久病或经脉、脏腑气血不和显著者，则须"动"穴与"常"穴合用，且注重经脉本俞和脏腑募俞的选择。若见"血络""筋急"之类反映气血瘀阻的"动"穴则先取之以柔筋解结行血气，而后取经俞之本俞或募俞以调血气，以平为期。

临床最常见的方式是"动"穴与"常"穴合用、经俞与奇俞合用，例如：

> 腰痛不可以转摇，急引阴卵，**刺八髎与痛上**。（《黄帝素问》）

八髎穴是治疗这类腰痛的标准治法，在《黄帝素问》别篇描述其治此

---

[1] 如果采用古典针灸学俞穴"关""机"概念比较，重合率还会更高。

腰痛症"发针立已"，可见其疗效之佳，故此方中选作常规治疗之"常"穴，另以痛为俞取痛敏点"痛上"以加强疗效，属于典型的"经""奇"、"动""常"合用选穴设方实例。在实际应用中，如八髎穴有"动"，则于八髎中优先选"动"穴治之。

> 凡痛勿便攻之，先以正痛处针之，穴名天应穴，针名决痛针。针讫以手重按捻之，而随经刺穴即愈。（《针经摘英集》）

从这首针方不难看到干针疗法与古典针灸治疗痛症的一个实质性的差异：干针治痛只针刺激痛点，不效再刺；而古典针灸虽然也强调优先针刺最痛点，但如刺后脉未平，不论痛止或未止，皆须依脉取"是动"经脉本俞或相关脏腑募俞调气血令平。这一治则一直到当代针刺治痛都有很好的继承，及至干针疗法传入后，今天的针灸人大多忘记了这一传统，接受了干针的治疗理念。

时下渐渐流行的"穴位本态""穴位敏化"概念与上述古典针灸学相关概念的主要差异在于：前者认为**穴位是机体在病理状态下**能与相应靶器官发生联系的体表位点，并将这种疾病状态下的没有固定位置的"敏化穴位"作为唯一真正有效或疗效最佳的针刺治疗点；而后者则以在生理和病理状态下都存在的、有固定位置的"经俞"为针灸诊疗的主体，而以只在疾病状态下出现的、无固定位置的"奇俞"为补充。

如以"穴位本态""穴位敏化"作为未来针灸研究的一种学术导向，需要深思和慎行，主要理由如下：

（1）关于疼痛机制的研究有"神经敏化"说，研究显示：大量含 SP 的 C 类传入神经元在生理条件下不被激活，属于"静息伤害性感受器"，外周组织炎症使在正常状态下许多"寂静"的含 SP 的"静息伤害性感受器"被激活。但不论是神经解剖学还是生理学，都没有说只有在病理状态下才存在神经的本态，相反如果生理状态下神经不存在，那么神经解剖学、生理学也就不存在了。

（2）在疼痛的治疗上，虽有痛点阻滞之法，但以在生理状态存在且有固定位置的神经根、神经干、神经丛阻滞，以及脊髓和脑深部电刺激为主体。如以在病理状态下出现、无固定位置的痛点为主体，甚至只强调痛点的作用，那么神经阻滞疗法和神经调控学都将失去存在的基础。

（3）干针疗法的核心概念 trigger point（"激痛点"或"扳机点"）根据其是否引起疼痛症状分为 active trigger point（"活动性激痛点"或"活化激痛点"）与 latent rigger point（"潜伏性激痛点"或"寂静性激痛点"），海外华人也有借用此概念用于针灸俞穴不同状态的表述曰"潜伏相""被动相""活动相"三态者，但从未有人提出针灸俞穴只见于病理状态。即使是从痛症的治疗上，干针疗法强调活动性激痛点，似乎是为时下强调外周"穴位敏化"提供了临床证据，然而国外由包括疼痛机制闸门学说的创建者沃尔（Patrick D. Wall 1925—2001）在内的疼痛领域权威推介的干针疗法的升级版"慢性疼痛肌肉刺激疗法"（又称"节段性神经肌肉疗法，segmental neuromyotherapy，SNMT"）认为：慢性痛的本质是神经的病变，而神经性功能障碍源于神经根，故治疗神经根病的慢性疼痛肌肉刺激疗法的主要目标是把脊柱旁缩短的肌肉放松，使受压迫的神经根得到舒解[1]。此正与神经阻滞疗法和古典针灸学的痛症治疗理念相合。

（4）从针灸临床诊疗实践看，一方面仅凭"敏化"穴常常不能确定靶器官所在及靶器官病变的性质。例如，足背部痛敏，靶器官在足？在膝？在胃？在脾？在牙？是实质结构严重损伤还是功能障碍？另一方面，"敏化"穴也不总是最佳或首选的治疗部位，更不是唯一选择。例如牙病引起的足背部痛敏，无论你在"敏化穴"处给予什么样刺激都无效，或痛虽减而拔针痛如故。

（5）在生理状态下存在、有固定位置的经俞在针灸学的主体位置，是由针灸"调和气血"的总作用，以及针灸学"调节内环境防治疾病"的根

---

[1] 颜质灿 . 慢性疼痛症的颜氏治疗法：现代医学关于针刺术的理论与实践 [M]. 林志彪，
    译 . 北京：学苑出版社，2002.

本属性所决定的，它的主导地位不仅体现在疾病的治疗上，更体现针灸的"预处理"作用和针灸养生保健的应用中。

从针灸"刺灸处"发展轨迹来看，西汉早期仓公医案针灸方及最新出土的老官山汉简扁鹊针方《刺数》取穴都明显以"经俞"为主。今天如以在病理状态出现的"敏化穴位"为俞穴的"本态"或主体，无疑是要回到汉以前针灸学的早期状态。那么包括当代在内的后世一切理论和技术创新都将失去意义。

如果选取针刺点只强调与靶器官的联系，那么走古典针灸学"针至病所"的路径，直接刺激靶器官，岂不更简单、更有效？

如将只在病理状态下出现、无固定位置的"敏化"穴位作为针灸诊疗的主体，甚至是全体，不仅抽掉了古典针灸学的立足根基，当代针灸一些行之有效、广为应用的针术，如腕踝针、头皮针、腹针、浮针等，也将无以立足。

如果"敏化"穴是针灸治疗的主体，那么在"新针疗法"那个特定时期出现的以敏化点为主体的"穴区带疗法""经络疗法"等就应当被发扬光大。在今天，中国针灸人就不应当反对西方流行的以敏化点为主体的"干针疗法"，相反，要以此作为现代及未来中国针灸的发展方向。

正如古典针灸学中，穴有"奇""正"，治有"经""缪"，经俞、奇俞各有所宜；在研究上则更注重生理状态下经俞结构与功能，不仅针灸理论框架如此，现代医学的框架也同样如此。

☞ 010～012；014.

（二）揭示俞穴本质，重构俞穴概念

今天的针灸人对古典针灸俞穴有种种不同的困惑和争论，这本身就说明旧有的概念需要澄清，需要重构，而最有意义的重构是在揭示俞穴本质基础上的重构。

如果能迈出这有决定性意义的一步，针灸学便能畅通无阻地引入高新技术，实现俞穴刺激的技术突破和理论开放，并与现代主流医学相互渗透，互补共进，获得最大的创新空间。这一步意义之重大，无论怎么强调都不过分。关键问题在于找到操作性强的研究思路和路径。

据笔者现有的理解，特提出以下研究思路和路径：

基本思路：

古典针灸学以俞穴为"脉气所发""血气出入之会"，则俞穴的本质离不开血气和血气出入之会处的调血气结构。

血气的本质既明，再探明血气之会的调控结构则俞穴的本质昭然若揭。

思路 1：有丰富的调节血气的主体结构

既然古典针灸学强调俞穴位于血气出入之会处，则此处的调血气的结构当与别处有质或量的显著差异。

思路 2：有丰富的机械和温度刺激的感受器

针刺是一种机械刺激，艾灸是一种热刺激，刺灸俞穴要达到调血气之功，俞穴所在处须有丰富的传导机械刺激和温度信号的感受器。

思路 3：俞穴共有构成的调控结构当满足针灸调血气的基本功能

周身俞穴共有的结构为皮肤和筋膜，这两层结构中应当具有针灸调血气所需的基本结构。

主要路径：

路径 1：观察"节之交"与众不同的调控结构

（1）俞穴位于"节之交"，须观察脉气所发之处，且重点是血气出入的各类脉会、膜会处，如血管分叉处、穿筋膜处、肌门、脏腑之门、骨孔、节间等。

（2）重点观察血管分支处与众不同的调控结构，关注不同管径动静脉血管分叉处结构特征——血管本身的调控结构，如内膜感受器及外膜神经支配等，以及与血管伴行的神经节、丛，淋巴结在血管分叉处这一特定位置的分布特征。

路径 2：考察脏腑募原的结构

外有气血出入之会——俞穴；内也有气血出入之会——募穴。

（1）考察内脏血管神经出入之会处——脏腑之"门"与脏腑募穴的相关度。

（2）考察内脏之俞"募"穴的结构与躯体之俞的分布规律是否相同，以及结构特征是否相合。

路径 3：考察俞穴与血管、神经皮穿支的相关性

（1）考察血管皮穿支与神经皮穿支的穿筋膜点的重合度，以判定二者是否属于同一个结构功能单元。

（2）如果血管皮穿支与神经皮穿支多从相同的筋膜位点穿出，为相同的结构功能单元，则进一步考察此单元与俞穴的相关度，以判定两个不同的术语是否具有相同的外延。

（3）考察俞穴外在形态特征"溪谷""脉动""凹陷"背后的内在共性结构是什么？

基于以上研究思路和路径，有针对性地设计相关临床和实验研究，获取完整的实验证据，**真正实现古典针灸学"言而可知，视而可见，扪而可得"的言古验今以明俞穴之本质。**

二、规律发现

学科是研究"规律"的科学，而对于研究人体疾病防治的针灸学而言，规律的发现和正确应用显得格外重要。

（一）常见病"动"穴分布规律

两千多年前古典针灸学已经注意到，不仅经俞的分布是有规律的，而且疾病状态下"动"穴分布也是有规律的，并在长期针灸诊疗实践中不断总结常见病针灸"动"穴的出现及分布规律，例如传世本《黄帝内经》记

载了癫狂、热病、寒热病等"动"穴分布规律，其中尤以《黄帝针经·癫狂》记载的数据更完整。

可惜，古典针灸学这一优良传统后世没能很好继承，今天的针灸人也只是探索了某些常见病的灸治"动"穴分布规律，未来应当加强常见病针刺"动"穴分布规律的研究。

在研究思路上，一方面应充分借鉴古今中外已有的研究成果，例如有关痛症的"动"穴分布规律研究最多，数据也最完整，应当在临床检验的基础上充分利用；另一方面，对缺乏相关数据的其他常见病"动"穴分布规律，需自觉在临床上不断积累数据，总结出更多临床常见病的"动"穴分布规律，为临床选穴设方提供方便。

（二）俞穴相应（引）规律的检验与再发现

古典针灸学发现了人体上下、前后、内外俞穴相应或相引的规律，并自觉利用这些规律指导临床的诊断和选穴设方治疗，有效提高了针灸临床诊疗的确定性。相关规律如下：

经脉标、本俞相应；

脏腑募、俞前后相应；

五脏募、俞与阴经原穴上下相应，六腑募、俞与阳经下合穴上下相应；

四海、气街之俞的上下前后相应。

元代的《针灸玉龙经》进一步归纳出上下前后内外相应的 37 个"应穴"，但没有给出相关的论证。

古人总结出的这些俞穴相应规律对于针灸临床诊疗很有价值，应当在检验其有效性的基础上，积累新数据，发现更多的相关规律。

（三）针刺手法规律

针刺手法是提高疗效，特别是提升疗效确定性的重要因素。但长期以来，由于俞穴的本质不明，针刺作用的机制不清，后世针刺手法的发展愈演愈繁，带有很大的盲目性。

如果确认俞穴的本质在于有更丰富的调节内环境稳衡的结构，且以血管自身的调节结构及自主神经系统调节结构为主，那么针刺手法的靶标也就随之而定——最大限度、最有效地调节自主神经的兴奋性。

基于现代医学对于自主神经有效传入刺激的知识，**针刺手法应以牵拉、挑拨为主的操作式式，与以扩张为主的刺激术式的组合，以最大限度调控交感神经。**

虽然古典针灸的提插、捻转的基本术式也是当代针灸临床常用的术式，然而由于机制不明，针灸人在临床应用时常常是不自觉的、不到位的。

还需要设计相关的试验研究：

（1）检验古典针灸学毫针补泻手法是否与调节自主神经不同功能状态存在确切的相关性。

（2）如果存在相关性，则需进一步探索调节自主神经兴奋和抑制状态的简单、有效手法。

（3）如果古典针灸补泻手法与调节自主神经兴奋和抑制状态的相关度不高，则需摸索不同的针刺牵拉幅度和频率与调节自主神经状态是否存在某种规律。如有，则进一步总结出简单、有效的操作术式，并据此形成针刺手法的操作规范。

（四）针灸疗效的确定性规律

都说中医针灸的存在价值在于疗效，其实准确的表述应当是"在于疗效及疗效的确定性"，对于针灸学的发展，疗效的确定性比疗效本身更重要。

都说痛症是针灸的最佳适应证（至少是之一），能治各种疼痛吗？答案是否定的。那么，什么样的疼痛针灸不能治，或疗效不好？没有确切答案，人们甚至没有认真思考过这个问题。

如果不能确认针灸不能治之病，就无法保证针灸疗效的确定性，结果是不论你治好了多少病，消除了多少痛，你的科学性也得不到证明。

保证针灸疗效确定性的主要因素如下：

（1）适应证的确定。

（2）患者状态的确定。

（3）针灸操作的确定性。

同一个俞穴可以表现为特异性或非特异性效应，在很大程度上取决于俞穴的位置，以及刺激的深浅、方向，刺激强度、时间等因素。

穴位所在部位或器官功能越复杂，在大脑皮层的代表区越大，则该穴位或刺激区治疗的范围越广。而穴位效应的特异性则要求穴位定位的准确性和操作的精准度。

如果**将基于不同理论不同操作条件下总结的俞穴主治，都不加分别地归于同一穴之下，然后再用相同的条件去检验其主治的特异性，无异于刻舟求剑。**

如果我们不明确针刺方法，只是笼统地说某穴治某部位病症是没有意义的，这种争论永不休止，就像两个争论河面宽度的人不申明是涨潮还是落潮时的宽度一样。

三、立体定位

古典针灸学确立了凡“言而可知，视而可见，扪而可得”者皆当至“明”的论理原则，既知俞穴有“关”“机”，且谓上工要“守机”“不知机者扣之不发”，为何于俞穴定位只言“关”而不言“机”之所在？

非不欲言，实难言明也。

但明确了俞穴的血管神经结构，一方面可以充分利用现有的影像设备进行俞穴探测，总结出规律之后，不用借鉴仪器的指引也能快速、精准定位。虽然现有的设备还没有完全合用且使用方便的用于俞穴探测的，但现代高新技术的进步一日千里，只要我们能提出明确的需求，很可能合用的俞穴探测仪在不远的将来就会出现。

另一方面，明确了俞穴的解剖结构则可与现代医学的神经阻滞疗法和注射疗法共享同一套术语系统，就能借鉴血管、神经注射点的立体定位思路和方法，给出俞穴立体定位的方案——哪怕是一个精准度不高的方案，哪怕是在"关"与"机"之间提供一个过渡方案，对于初学者的学习也有帮助，至少能缩小探寻俞穴之"机"的范围。及至构建出"人体空间结构解剖学"，就能给出更加精准的俞穴立体定位的方案，提升刺穴操作的精准度和安全性，同时也减少患者不必要的损伤和痛苦。

四、体例创新

传统俞穴学存在的主要问题：

其一，收载俞穴拘于十四经穴，一些临床常用且疗效确切的俞穴常被拒之门外；

其二，俞穴的分类主要为两种模式：按十四经排穴与按部位排穴，两种方式各有短长，执于一则不可兼得鱼熊；

其三，俞穴主治截取自不同时期不同学派的经验，由于脱离了经验生长的原环境，缺失了相关刺灸的关联信息，使得这些经验难以被使用者重复。俞穴主治的遴选距离"简而明"的要求尚有较大的差距；

其四，刺灸法信息缺乏针对性，难以指导临床应用。

这些问题应当通过"新古典"俞穴体系重构的体例创新得到妥善的解决。

（一）新增常见病"动"穴分布规律专篇

古典针灸学注重常见病"动"穴出现及分布规律的优良传统应当很好

地继承和发扬。

具体思路和做法 ☞ "常见病'动'穴分布规律"。

（二）探索俞穴分类分级

（1）俞穴的排列方法，六朝时期出现的一种分经与分部结合形式的改良版，即四肢部穴按经脉排，另将相关的脏腑募、俞穴属之；其他俞穴则按部位排列。这种"鱼"和"熊掌"兼得的排穴法颇切合临床实践，也便于学习，值得提倡。

（2）根据揭示出的俞穴本质，参照古今医家的经验，遴选出临床诊疗的常用穴，并加以标注。

（三）定位、主治与刺灸法一体化的表述体例

应将具体的主治病症与具体的刺灸法结合起来描述，因为俞穴的主治与相关的刺灸法是一个统一的整体，**孤立地说某穴治某病没有意义，或者无确定意义。**

（1）在每一穴定位项下去除与临床实践关系不大的解剖学内容，增加与俞穴定位、主治、刺法密切相关的知识与技术介绍。标明该穴区的解剖结构特征，尽可能提供立体定位的描述，并不断提高其精准度；

（2）在**常用穴下详述该穴临床常用刺法及针感反应；**

（3）关于俞穴主治的描述分为两个层次，首先对每个穴给出一个明确的作用范围，而具体治疗病症放在"临床应用"中表述，以体现针灸"看部取穴"的特点；

（4）在常用穴主治症下标明优先采用哪一种治法，及治疗剂量、治疗时间（疗程）和术后护理方法。如采用针法则标明采用哪一种刺法及出现的针感；

加强对与主治相应的针感规律的研究，充实刺灸操作方法，建立起"穴位""疗法""刺法""针感""主治"五位一体的俞穴主治表述方式。

结语　路正行远

心中有路脚下才能有道。本篇展望"新古典"及未来医学的远景，并整合中西医的视角粗描了一幅"远足地图"。

回看一百多年来的医学发展道路，不难发现它的起点是细胞学说，由此出发，现代医学以十分坚定的步伐在实质结构与功能的研究上走出了一条风光迷人的大道。

随着人类基因组测序工程的落幕，现代医学前行的脚步显出几分犹豫，其实当主流医学提出从"生物医学模式"向"生物 - 心理 - 社会医学模式"转变的那一刻起，就预示着它迟早会发现细胞学说关于生物结构功能单元表述缺失的另一半——细胞内环境。

也就是说，即使没有基于机体内环境调控的古典针灸学的参照，没有新古典针灸学的连通，现代医学在未来的发展中也一定会补上所缺失的机体内环境的路径——只不过道路可能会更曲折、更长而已。

再看古典针灸学两千年的发展历程，虽然对人体的空间结构进行了细密的观察，也获得诸多重大的发现，但一路走来比现代医学艰难得多。这途中究竟错失了什么重要的关口？

缺失了"人体空间解剖学"这块基石！必须尽快补上，而这方面现代医学面向人体实质结构解剖学的经验可以给我们诸多启示。

结语 36. 构成生物学及医学基本单元的两要素"细胞"与"环境"，本身就提示了医学发展互补的两条路径的存在。今天的中医针灸人应当看清医学发展的两条道路，坚定走好走通内环境调控的主路，与现代医学面向实质结构的路径形成相反互补的统一体。

结语 37. 中医针灸的疗效只有从内环境调控角度才能从根上"说明白讲清楚"，才能与现代医学有相通的语言，进行有效的交流与合作。而要走通这条路，需要一块坚实的基石——"人体空间结构解剖学"。

结语 38. 针灸学有许多伟大的发现，发现古人的发现是当代针灸人的义不容辞的责任，更重要的是通过完整的证明将其呈现出来，走通"发现-证明-呈现"的三步，才拥有知识产权。

结语 39. 在准确揭示古典针灸学最根本概念"气血"本质的基础上，再探明针灸俞穴的本质，完成新古典针灸学俞穴体系重构，不仅可大幅提升针灸学理论创新的空间，而且能与现代医学形成更加自然、通畅的对话和互动。

结语 40. 如果中、西医都认为"生物-环境模式"代表了未来医学的发展方向，那么目前各自的发展路径都有其合理性，又都有片面性，二者的互补一体是必然的结局，而且也将会是一个自然的过程。

　　近现代中西医结合／整合／融合，为何百年难合？近几十年来现代医学的迅猛发展产生了大量的实验数据，为何没能构建出能容纳、处理这些数据的统一框架？

　　更深层次的问题在于：决定医学发展方向的理论基石——人体生命基本结构功能单元的认定存在着如此明显的逻辑漏洞，为何百年来无人发现？究竟是什么遮挡了现代主流医学的双眼？

　　一日阅《甲乙经》，目光在一篇篇名驻留——"针道自然"，忽有所悟：天道自然，针道自然，医道自然，中西医的融合——假定原本就是相反相成的统一体，就应当自然无痕，不论是西医还是中医看了都会说"本来就应当如此"。而且如此看去，**不论是西医还是中医都能看到不曾看到却又相见恨晚的景观——看到针道气血的灵魂在现代医学躯体中的复活与超越；看出细胞学说日用不知的漏洞。**

　　实现中西医的融合首先要有一个基本判断：二者的逻辑起点是否为一个整体的两个要素。如果经过严谨而系统的论证得到肯定的答案，那么二者融合便存在一个天然的结合点，这个点就是二者的逻辑起点，这是最基本的点也是最佳点，只要找到这个点并关联上，二条路径就会自然自动地成为一道无痕的大道，根本无须人工挖渠铺路。

已知，现代医学建立在细胞学说之上。回看细胞学说，从中读到第一性原理"A cell is the basic unit of all living things"（细胞是生命的基本单元）。整个现代医学的庞大体系都从这第一性原理一步步延伸而来。

又知，古典针灸的逻辑起点在"气血"——所谓"人之所有者，血与气尔"；现代医学的逻辑起点——"细胞是人体生命的基本单元"，如果换成古典针灸学的表达式则为"人之所成者，细胞也。"

因此，要实现中西医两条路径的自然对接，需要复习"细胞学说"和"气血学说"路径的来龙去脉。

先来回看细胞学说的发展历程：

细胞学说是现代医学和生命科学的理论根基，而且今天的医学家还预言："在未来时代，细胞生物学仍然是生命科学的领头学科，是支撑生物技术发展的基础科学"[1]。

"细胞是一切动植物的基本单元"是细胞学说的基本点，正如美国生物学家威尔逊（E B Wilson）指出的那样，"所有生物学的答案最终都要到细胞中去寻找，因为所有的生命体都是或曾经是一个细胞"。由这一基本点延伸出"神经元学说"和"细胞病理学"，但直到法国大生理学家贝纳德（Claude Bernard）的"内环境平衡"学说（后经坎农进一步发展成"内环境稳态"学说）才补上了细胞学说缺失的一半，使细胞学说得以站稳脚跟。正是由于贝纳德的工作，现代医学才能在细胞学说的基石上建立，临床医学才正式进入了细胞医学阶段。

由此可见，**人体生命结构功能基本单元包含了细胞和细胞微环境两要素**，如果将细胞比作"鱼"，则其微环境为"水"——而且是昔日生命诞生地的海水[2]。显然，鱼病的治疗不能只研究鱼而不考虑鱼赖以生存的环境"水"。

---

[1] 李玉中，王朝晖.临床医学检验学 [M].北京：中国协和医科大学出版社，2019：10.

[2] 细胞内液相当于寒武纪前远古的海洋；而细胞外液的成分与寒武纪后、现代之前的海洋成分相当。

可惜的是贝纳德、坎农的先进思想和研究成果百年来一直没有被主流医学重视而得到进一步的发展，人们始终将研究的焦点集中在细胞上，细胞研究的重点又放在了实质细胞上。也就是说，自细胞学说创立近两百年来，主流医学深入研究的只是人体生命活动基本单元两个组分之一——细胞的一部分，缺失了一大半的研究内容，因而无法构建出一个真实的、完整的人体生命世界。

再看气血学说的基本点：

从本书第1篇的解题示例"气血本质新解"及第2篇"规律与原理——导航"的详细论证，已知古典针灸学的基石"气血"用细胞学说的语言可作如下表述：气血作为人体有形结构和无形结构的共有基础，相当于细胞学说的细胞及其微环境；气血作为人体的体液及循环控制系统，相当于细胞学说的机体内环境及其调控系统。

古典针灸学的"气血"身体观有以下特征："血气"乃人身之阴阳，阴阳对偶存在，故身形结构也表现为相反而立的特征——有"实"有"虚"，且于虚实之间更注重虚空结构。

从细胞学说看，电镜下的细胞可以简单分为膜结构和非膜结构，而古典针灸学则将肉眼能见之形体分为膜的虚空结构与非膜的实质结构两部分，且更大程度上关注了虚空的膜结构。

从以上粗略的分析不难看出，**中西医双方在对人体底层结构功能单元的研究过程中都正确认识到了其一体两面的属性**，由于受技术方法限制，特别是哲学背景的影响，各自选择其中的一个侧面重点研究，走了一条不同的路径。一个个"意外"的新发现让以往以神经元为神经组织基本结构功能单元的传统观点的漏洞被暴露在阳光下，促使现代主流医学重新认识神经元与胶质细胞之间的关系。透过这缕光亮，古典针灸学关于机体内环境度量与调控的2000年探索之路呈现出它本来的意义。

被西方尊为"医学之父"的希波克拉底早在两千多年前就指出："解剖学是通往医学圣殿的基石"。

而差不多在同一时间段，中国医学"圣经"《黄帝内经》更明确指出，**人体形态学应当包括实质结构和空间结构两部分，且以后者更为重要。**

现代主流医学只发展出了面向实质结构的解剖学，缺失了对针灸学"更为重要"的空间结构的解剖学，"通往医学圣殿的基石"最多只立起了一半。只有建立起基于空间结构解剖学，补上缺失的另一半"基石"，古典针灸学才能"说明白，讲清楚"，"人体空间医学"才能立足生根，现代医学才能找回平衡，新古典针灸学所追求的理想也才能真正实现。

在古典针灸学走向"新古典"之际；

在现代医学从还原分析走向系统综合的今天；

在这本小书即将收尾的时候，蓦然回首，

千万里千万次苦寻的至简至美的画面在眼前缓缓展开：

万物由原子与场构成，生物也不例外；

生物之所以拥有生命在于其通过原子、分子形成了细胞，出现了将细胞与外界环境相隔的"分离之墙"——细胞膜；

大自然用一套模板修修改改造就了万千生物；

人体也基于同一套模板构造出组成完整人体的所有构件；

大自然的一条法则支配了万千物种的进化及相互间的竞争与和谐；

生物学和医学的大厦也由同一条法则支撑——"细胞及细胞外基质是多细胞生物基本结构功能单元"。

现代医学从实质细胞的结构与功能出发走过近两百年，走出了一条风光诱人的大道；古典针灸学则从内环境调控出发走过了两千年，从山重水复走向了柳暗花明。中西医从同一起点两端蹚出的两条路正渐行渐近……

目睹这幅令人震撼的至简至美的画面，不由得想起写在上一本《大纲》中米开朗基罗（Michelangelo Buonarroti）对"如何雕成绝美的大卫像"之问的回答：

"大卫就在那大理石里，我只要把多余的部分去掉就行了"。

绪篇　古典针灸学概要——来路

结语 1. 古今中外，医学理论的构建都会受到哲学的影响。古典针灸学以"气血"为本构建，深受中国古代阴阳学说的影响。

结语 2. 今天回过头来看，如果现代主流医学在构建理论体系时受到古希腊哲学家德谟克利特（约公元前 460—公元前 370 年）"万物的本原是原子和虚空"的哲学思想影响，则将会显现与古典针灸学天然联系的纽带。今天的人们也就大可不必费尽周折在二者之间建立人工通道。

结语 3. 俞穴为"气血出入之会"，是度量和调节气血的枢纽，也是古典针灸学理论框架的枢纽。**针灸学归根到底是一门关于俞穴的学科**，古典针灸学理论框架内的要素都直接或间接与俞穴相关。

结语 4. 经俞的发现和广泛应用是经络学说和俞穴学诞生的摇篮，也是针灸得以称"学"的前提。

结语5. "气血行于虚空"是古典针灸学的重要命题，基于这一认识，在研究结构时，较之实质结构更注重虚空结构。对于躯体和体内最大的虚空结构，古人进行了极为细密的观察，并获得许多对现代医学乃至未来医学富有启迪意义的重要发现。

结语6. 古典针灸学以"气血不和"为百病的总病机；以"调气血令和"为治疗疾病的总则，是一种通过调节人体内在的气血状态治疗疾病的策略。**故从根本上说针灸学是一门诊察、调节机体内环境以防病治病的学科。**

结语7. 古典针灸学独特的身体观、疾病观、诊疗观，说到底还是取决于其独特的看世界观人体的方式，这正是古典针灸学今天乃至未来能够卓然独立的最大价值。

第1篇 提问与解题——路基

结语8. 认识到盲区和误区是进步的开始，对西医和中医都是如此。针灸学最大的存在价值在于成为现代主流医学发现其盲区的一面"镜子"，而不是成为它的"影子"。

结语9. 创新始于正确提"问"，最具普适意义的问题将会带来最大的创新。

结语10. 最根本的问题在于逻辑起点的重审，最大的创新来自对学科底层概念的重构。解决这个根本问题，现代主流医学与古典针灸学有必要相互转换视角，相互启发。这一问题的圆满解决不仅可引导现代医学的正确发展方向，而且可凸显出现代医学与针灸学天然、自然的联系，阻隔中西医无形的墙也将随之消解。

结语11. 对于现代主流医学而言，最有意义的创新在于发现细胞学说、神经元学说的漏洞，重整理论框架，为"生物 - 心理 - 社会医学模式"

的落地提供理论支撑。

结语 12. 古典针灸学的"气血"概念相当于现代医学的机体内环境及其调控系统。

结语 13. "气血"概念重构是"新古典针灸学"整个一盘棋局中的关乎全局的一着棋，这一手棋的意义要等到终盘时才能看得清楚。

第 2 篇 规律与原理——导航

结语 14. 细胞是生物体表现为生命特征的最小结构，基于生物第一性原理"生物与环境是相反而立又相互依存的统一体"，可推知多细胞生物的基本结构功能单元两要素——细胞及细胞外基质。由此基底层逐层往上巡视，可看出以往不曾察觉的、由"微 - 宏通合律"支配的人体世界——人体在细胞、组织、器官不同层次之间，存在着结构的统一性，可将整个人体看成是一个细胞及细胞外基质单元的放大，或者可以将细胞看成是整个人体构造的缩微。这一规律的发现，不仅使得现代医学能对人体构造有全新的理解，而且为从已知出发探索未知世界提供了导航系统。

结语 15. 由"微 - 宏通合律"可以自然推导出"膜 - 器一体律"，组织器官的功能多由实质结构体现，而器官功能的控制系统则分布、走行于由各类膜构成的空间结构。由此将开启一个重新认识人体结构与功能的新视角，以往不被现代医学重视的生物膜之外的各类膜的意义由此浮出水面。

结语 16. 基于生物第一性原理"生物与环境是相反而立又相互依存的统一体，且环境为主动一方"，可推出命题 087"人体是由生物体与生命环境共成的统一体，是形神合一的整体"。作为生物的最高级形式，人的环境构成也最复杂：其外环境包括自然环境和社会环境；其内环境包括有形的微环境和无形的意识环境。实体与空间共同构成了有生命的人体。没有虚空就没有实体，而缺少了实体，虚空也只剩下"空"而无所"用"。

结语 17. 基于生物第一性原理，疾病治疗以内环境为本，可导出命题130"调动机体自然力，恢复内环境的稳衡是治疗疾病的根本"。对内环境的调节最终要落实到肌细胞，特别是血管、内脏、腺体、筋膜的平滑肌细胞。

结语 18. 从以上视点回看现代医学和古典针灸学走过的路，对二者的起点、运动轨迹、现在位置及未来的走向一目了然：细胞与细胞微环境是互根的一体两面，近百年来现代医学对人体结构从宏观到微观进行了深入的研究，取得了令人瞩目的成就。然而只重点研究了人体生命活动基本单元中双面中一个侧面的一个部分——实质细胞，对于基质细胞的研究刚刚起步，而对于细胞微环境的研究则几乎仍停留在贝纳德和坎农的阶段，没有进一步的发展；古典针灸学本质上是一门是通过对人体内环境度量和调适以预防、治疗疾病的学科。而且针灸更是一种调节内环境极佳的方法——通过直接调节内环境的物理空间而间接调节其化学环境，再配合治神调节心理环境，安全、快捷、有效调节内环境而治疗疾病。

结语 19. 关于未来医学相适的医学模式，最简单最完整的表述应当是"生物 - 环境模式"。实质细胞与间质细胞并重，细胞与细胞微环境并重应当成为未来医学由"生物医学模式"向"生物 - 环境模式"转变的必由之路。

结语 20. 古典针灸学有关人体结构功能规律的重大发现，且对现代医学有启迪及借鉴意义的有以下几方面：其一，对血管不同部位，特别是血管分叉处诊疗意义的发现，以及血管内外膜功能的认识；其二，各类膜结构意义的发现及临床应用；其三，人体上下内外特定部位间关联规律的发现；其四，人的精神活动状态对形体的影响规律；其五，诊察及调节内环境状态的简单有效的方法。

结语 21. 古典针灸学具有恒久价值的部分在于其发现的基本规律，以及发现这些规律的认识论和方法论。现代医学没能发现相关规律并阐明其机制，常常不是因为新的结构没有被发现，而主要是缺少新的视角去看待已知的结构。

第3篇 作用与应用——路界

结语22. 针灸最根本的作用乃"调和气血"，也即调节内环境的稳衡，凡机体内环境失衡所致的各种病症皆属针灸的基本治疗域。根据气血不和的主要表现形式，可将针灸作用分为"补虚泻实""解结通脉""柔筋缓节""针灸预处理"四个方面。

结语23. 针灸"调和气血"的作用是通过调节机体固有的内环境调控结构实现的，故调控结构的主体自主神经系统和血管自身的调节结构的功能障碍引起的疾病为针灸治疗的优势病种。而当机体内环境的调控结构出现病理改变，则针灸难有作为。

结语24. 针灸作用的主路在于内环境调节；待开发的有前景的新路是预处理作用的广泛应用。走好这两条大路，才能凸显优势，才能有大发展。

结语25. 未来针灸与其他高新技术的结合以突破自身作用域的限制还有很大的拓展空间。

结语26. 确认针灸的局限与确认针灸的优势同等重要，在现阶段前者甚至更重要，其重要性在于：其一，规律有一定的适用范围，超出边界针灸疗效将会失去确定性；其二，有助于认清主路和辅路，有主有次才能扬长补短，体现优势；其三，有助于探索针灸作用的机制。

结语 27. 双向调节是机体固有的自稳机制而非针灸作用特有之功。

结语 28. 虽然躯体神经及相关高级中枢在介导针刺调节躯体感觉或运动障碍中发挥重要作用，但对于针灸更普适的应用——调节内脏功能，以及对机体内环境的调节机制中，自主神经（包括肠神经系统）和血管自身的调节结构无疑发挥主导作用。因此，针灸作用机制研究不能忽视自主神经和血管自身调节结构的作用。

结语 29. 随机对照试验（RCT）其实是一把双刃剑，既能发现假的，也能漏掉真的，在方法学上应取定性研究和逻辑论证之长以补其短。

结语 30. 提升临床实验设计合理性，关键在于对疾病诊疗规律的把握是否准确和完整，在这方面现代医学和针灸学都有很大的不足。相关领域一流的理论和临床专家实质性地参与是保障临床疗效评价科学性的关键因素。

结语 31. 现代医学疗效评价普遍存在的一个盲区——只评价预设目标点的作用，而预设目标之外的其他操作或干预皆被视为无意义。

结语 32. 人类认识的有限性，使得我们在短时间内很难获得对人体奥秘的整体性认识，如果中医针灸和现代医学都从各自的角度把看到的碎片拼合起来，再把中西医两个视角观察到的事实和规律拼合起来，就有可能逐渐看到一个相对完整的人体图像。

结语 33. 在现阶段，中西医，特别是西医，不大容易自觉用对方的视角观察与思考，但至少要能相互理解，相互尊重。

结语 34. 从新针疗法的沉浮盛衰中可以看出这样的规律：一种新的疗法或新技术要想走得更远，需要有理论的支撑和引领。对于新古典针灸学而言也同样如此。

结语 35. 从中国"保健针"疗法被归属于神经刺激疗法，以及西方流行的经皮神经电刺激疗法与中国传统穴位有机结合而被归属于针灸学这两个正反实例中不难看出，一种技术的学科归属在很大程度上取决于支撑它的理论。

第5篇 承接与连通——超越

结语36. 构成生物学及医学基本单元的两要素"细胞"与"环境"，本身就提示了医学发展互补的两条路径的存在。今天的中医针灸人应当看清医学发展的两条道路，坚定走好走通内环境调控的主路，与现代医学面向实质结构的路径形成相反互补的统一体。

结语37. 中医针灸的疗效只有从内环境调控角度才能从根上"说明白讲清楚"，才能与现代医学有相通的语言，进行有效的交流与合作。而要走通这条路，需要一块坚实的基石——"人体空间结构解剖学"。

结语38. 针灸学有许多伟大的发现，发现古人的发现是当代针灸人的义不容辞的责任，更重要的是通过完整的证明将其呈现出来，走通"发现-证明-呈现"的三步，才拥有知识产权。

结语39. 在准确揭示古典针灸学最根本概念"气血"本质的基础上，再探明针灸俞穴的本质，完成新古典针灸学俞穴体系重构，不仅可大幅提升针灸学理论创新的空间，而且能与现代医学形成更加自然、通畅的对话和互动。

结语40. 如果中、西医都认为"生物-环境模式"代表了未来医学的发展方向，那么目前各自的发展路径都有其合理性，又都有片面性，二者的互补一体是必然的结局，而且也将会是一个自然的过程。

后记　古道新迹

"心灵自有其理路，是理性所不知晓的"。
　　　　——法国哲学家帕斯卡（Blaise Pascal，1623—1662）

"古道新迹"有两层含义：在古道上留下新的足迹；从古道踩出新路。此处兼取二者之义。

古典针灸学，需要发掘和传承，也需要实验和创新。

随着研究的深入，我越来越觉得，"新古典"要想超越古典针灸学，必须先循古道行深致远，于是一头深扎进去，没有急于走出，更没急于走向现成的大道，而是通过溯源看懂古道上每一个"路标"的意义，看清它自然延伸的规律，我时常对自己说：哪怕千回百转最后没能蹚出一条新路，也要在古道上留下深深的足印。

你手中的**这本小书通篇用"路"的隐喻串连，后记再把作者的心路连成串吧。**

本篇纲目

问心 澄心自问我欲何往？

在做中医针灸理论研究之前，我曾用20多年的时间做中医针灸的文献研究、学术史研究和标准化研究，并在这三个方面都收获了迷人风光，但又毫不犹豫地转身走出风光，坚定地走向充满未知和风险的理论探索之路。

之所以不被途中的美景所迷，不为眼前的风光所醉，坚定走向初心的远方，是因为学术史研究让我看到一幕幕这样的场景：我们对古典针灸的理论和技法常常是习用而不自信，及至现代医学证明了它们的科学性——哪怕是碎片化的证明，中国针灸人便如获至宝，纷纷跟进；而每当现代医学报道一项新的发现成果，中国针灸人总会说在针灸古典中早有记载。

为什么中国针灸的瑰宝需要外国人鉴定？为什么针灸人不能从自身特有的视角提出令现代主流医学尊敬和反思的科学问题，而总是甘当事后诸葛亮？为什么中国针灸的理论创新如此艰难和被动？

这一幕幕令人扼腕痛惜的场景让我陷入沉思，为寻找问题的答案，我在文献研究、学术史研究、标准化研究的高光时刻转向了理论研究这条没有光亮、前程难卜的苦旅险途。

问路 路有几条我行何道？

为寻找理论创新的正确道路，我翻阅了一本又一本科学哲学的著作，一本本读下来生出这样的困惑：科学是研究确定性的，而科学发现的道路是不确定的，找不到一条通往成功的逻辑通道。

我面前是一条条没有路标的道路，而我只有几十年的时光，如何选择？我先从与古典针灸学密切相关的中国传统学科的当代发展道路中寻找出路，得到的启示主要来自中国哲学和中国画学的发展思路和实践经验。

后来偶然读到《资本论》，发现马克思指出的科学理论创新"两条道路"的规律更具普适性。即在研究阶段走第一条路，采用从具体到抽象以归纳为主的方法；在体系构建阶段走第二条路，采用从抽象到具体以演绎为主的方法，也即爱因斯坦所指出的西方科学得以后来居上快速发展的两个基础之一——形式逻辑。

中国人与西方人在马克思提到的"两条道路"上各有长短，中国人在"第一条路"较之西方人更长于科学发现，但不善于科学证明；在"第二条路"上，中国人不乏伟大的思想，但较之西方人不善于体系构建。

具体到医学理论的创新，中医和西医各自捕捉到了一个极佳而不同的观察人体奥秘的视角，而且这两个视角具有最大的互补性，中医针灸视角提出的问题能够与现代医学问题形成最大化的互惠提问（reciprocal questioning）。

那么，中医针灸能否在未来医学的创建中做出与现代主流医学同样甚至更大的贡献？正如美国心理学家尼斯比特（Richard Nisbett）所预言：谁能取长补短整合东西方不同的视角，谁就能在21世纪获得最大的成功。

"新古典"路径探索整合现代主流医学视域的新思路、新方法，最终实现中、西医视域的整合，从而大幅拓宽我们已有的视域，看到更加清晰和完整的人体世界，发掘出古典针灸和现代医学都未曾捕捉到的人体结构与功能的基本规律。

贯通中西两条路需要找到一个联络点，这一关键点就是古典针灸学的逻辑起点"血气"，我在编撰上一本《大纲》时已经幸运找到并且差不多完成了初步的论证。

在这一点上的突破，不仅可使中、西医两个原本不可通约的体系实现有效沟通，而且可以为攻破中医针灸难以吸纳高新技术这一老大难问题扫清障碍，使得中医针灸走上高速发展的快速路。

找对这个关键的联络点，我构建出了"新古典"的整合框架，并将探索的重点定位于规律发现与应用示范。

只有发现古典针灸学和现代医学未曾发现的规律，特别是那些更具普适意义的规律——"大道"，"新古典"路径才能越走越宽，越走越远。

问道　大道至简简境何至？

"大道至简"，是中国人提出的伟大思想，也是对人类文明做出的杰出贡献，如今世界上不同领域的探索者都将"大道至简"作为攀登各自领域高峰的最高境界。它不仅成为构造科学理论体系的指导性原则，而且也是评价和选择科学理论的重要标准。

当我们讲"科学的简单性原则"的时候，是指解释复杂现象的"规律"，越简单越美，越简单越可能接近客观真理。

何谓"大道"？衡量伟大的思想和伟大的发现，考量的是它的普适度，如果一个规律不仅在最先提出的学科获得最广泛的应用，而且能在其他学科或领域得到同样的结论，就是一个基本规律，一个伟大的真理。

何为"至简"？有两层意思：其一，"大道"多表现出简单的特征——内涵越小，外延越大；其二，用最简单的方式和语言呈现出最复杂最伟大的思想。

然而直到我经历了《中国古典针灸学大纲》写作之后，才真正懂得**让一切变得简单是多么困难，让一切变得困难是多么简单**！而在写最后这本《大纲》时，才更深刻地认识到写简本要比写全本花费更长的时间，需要更大的智慧。

在探索"大道"追求"至简"的途中，我走过一段复杂的弯路，是一个偶然的闪念把我从弯路拉回。

我注意到，国内致力于针灸现代化的探索者都不大关注最重要的经典《黄帝针经》《黄帝素问》，与古代中医针灸理论创新者形成巨大的反差。

而近些年我又注意到了与今天针灸人形成巨大反差的另一个特殊群体——从事医学理论创新的纯西医，他们在理论创新的过程中，用多年甚至几十年的时间钻研《黄帝针经》《黄帝素问》，而且越是有成就的探索者对中医针灸经典就越看重。

　　有一天，一个念头忽然在心中闪现：如果说针灸理论创新的探索者不重视针灸经典，那么研究医学理论创新的西医是否也同样不大留意现代医学那些最基础的经典呢？

　　这个不大合乎常理的推测竟然猜中了现实。于是我问自己：如果我对中、西医经典都加以关注，且钻研的强度和效率也都更高，那么是否就有更大的概率获得更多和更大的医学理论创新的发现？

　　这一问将我的理论创新探索从山重水复推向了柳暗花明，从此我像着了魔一样，心无旁骛地一遍遍在中、西医最基础的经典之间转换视角，终于实现了两个不同且呈最大互补关系的视域融合，在那些中、西医最熟悉的、最基础的事实间看出了新的意义，发现了中、西医从各自的视角都难以捕捉到的生命科学的根本性规律——"大道"。

　　为什么20世纪最杰出的物理学家之一费曼（Richard Phillips Feynman）会说，如果人类遇到大灾难只能留下一句话给后人，他会毫不犹豫地选择原子学说。选择它不是因为最复杂，而是最简单——至简之道，掌握此至简之理，人类就能在最短的时间内从废墟上重建文明，再造辉煌。

　　自知在探索过程中走了弯路，那么在探索成果的呈现上就有了一种将前面丢失的找补回来的自觉。

　　正是这份自觉，让我在这本小书的表现形式上尝试了更友好的表达方式，以增强可读性，即采用"微信体"的表达方式，尽量不用长句和大段落，原本是一条规律或定律的几层表述也被分成了几条，借助于书中精心设计的小标题的提示，你会轻松读出条文间的逻辑关系。

　　读这样的书你能轻松地放下，也能再轻松拿起，**如果你读完之后不接**

受书中的观点，我至少能知道你的不接受，问题不是出在接收环节。

采用最简单的语言和方式呈现我的探索与发现，还有另一个用意：希望我的错误或疏漏更容易被读者发现，因为我知道这样的表达方式很难藏拙遮丑，我以为这也是对你的一份理解和尊重。

回望　四"纲"一贯的理路

《中国针灸学术史大纲》，2001 年华夏出版社；2002 年台湾知音出版社繁体字版；

《经脉理论还原与重构大纲》，人民卫生出版社，2016 年；

《中国古典针灸学大纲》，人民卫生出版社，2019 年；

《新古典针灸学大纲》，人民卫生出版社，2022 年。

《中国针灸学术史大纲》出版已经 20 多年了，今天回过头来看，如果这本带有总论性质的《学术史大纲》放在最后写，可能在某些方面会更深刻、更简单，但一定也会缺失一些非常宝贵的东西——我想会是激情和勇气吧。

在四本《大纲》中，可能你不大容易理解的是第三本——《中国古典针灸学大纲》。你可能会问：为什么会有这一本？为什么会以这样的方式呈现？

我几十年与古典对话悟到一点：如果不脚踏实地一步步重走一遍《黄帝针经》作者当年走过的路，你其实不能真正懂古典针灸学，不懂体系构建最艰难最重要的那个逻辑起点，不懂马克思所说的"两条道路"究竟怎么走，当然也不可能有你正在读的这最后一本《大纲》的问世。在我看来，在整个四本《大纲》中，第三本《大纲》的重要性无论怎么强调都不过分，或许要再过些年你才能懂这一点吧。

如果说前三部的主旋律是"照着讲"，那么第四部的主旋律则是"接着讲"——承接古典针灸，连通未来医学。

你可能会带着几分好奇问：你揣着"创新"踏上理论探索道路，为什么下这么大功夫花这么多笔墨在"照着讲"环节？

早在进入理论研究之前，我就认真研究了近百年中国传统学科的"现代化"历程，特别是中国绘画、中国哲学再次崛起的艰难历程，我发现一个非常有意思的现象，**力挽狂澜，重兴中国画学、中国哲学的中坚力量恰恰是那些曾对中国文化失去信心，走向西方国家寻找出路的学者。**

当他们走到西方文化艺术的最前沿却发现中国绘画的美和中国哲学的独特价值，于是他们坚定地回归中国，基于他们对中国传统的深刻理解和在西方学习到的新知识和新方法，发掘蕴藏于中国传统中的"大道"，并用东西方皆能理解和欣赏的"至简"方式重新表达，使得中国绘画、中国哲学再次自立于世界文明之林。

在探索中医针灸理论创新的过程中，我又偶然发现一个研究中医理论的特殊群体——纯西医。当中医人在理论创新向往并模仿西医模式的时候，这个纯西医群体，特别是其中成就最大者，却投入大量甚至是毕生精力研究中医经典《黄帝内经》《伤寒论》，自觉地从传统中医学寻找破解现代医学发展中遇到的难题的思路。

只可惜发现这个群体及其创新路径太晚，不然我的"新古典"路径会少一些曲折和迷茫。

这两次颇令我感到意外的发现，让我在理论创新的迷茫中悟到：当人们皆为创新而求新时，至少应当有人转换一下目光，重读中西医经典，重审传统，就像新兴古典经济学对新古典经济学的反思一样。最大的创新往往出自人们最忽略的最基础的地方。如果不是在还不太晚的时候意识到这一点，我可能至今也不能走出山重水复的困境。

回头看，二十多年间创作的四本《大纲》一本比一本薄，也就意味着呈现的过程一本比一本艰难。之所以一次次为难自己，一方面是谨记《黄帝素问》"令有条理，简而不匮，久而不绝，易用难忘"的经言；另一方面也是向那些从事理论创新的西医同行表达一份敬意和感恩之心，希望他们身后的探索者至少在学习和理解古典针灸时能少一分困惑和多一分轻松，能把宝贵的时间和精力用到最关键的科学问题的突破上，而不是啃读针灸古籍。

你在阅读手头这本《大纲》时，如发现有与前三本《大纲》表述不一致处，请以你手中的这本表述为准。

回望二十多年走过的"大纲"创作之路，我看到——

一条砥砺前行的辛路，

一条不断探索的新路，

一条追寻梦想的心路。

呈现在这本小书中的所有探索只为"新古典"或现代针灸学铺下一块路基，脚下的路很长，梦想在前方。

感恩一路有你——伴我峰回路转的读者！

如果"新古典"不是你的目的地，但愿它能成为你走向心中远方的一个驿站！

让我们一起向未来！

黄龙祥　2022 年除夕于知竹斋

一、基本书目

1. 黄帝内经素问 [M]. 明·顾从德翻宋刻本影印 . 北京：人民卫生出版社，1956.

2. 灵枢经 [M]. 明·赵府居敬堂刊本影印 . 北京：人民卫生出版社，1956.

3. 威廉斯，等 . 格氏解剖学 [M]. 杨琳，高英茂，译 . 38 版 . 沈阳：辽宁教育出版社，1999；
STANDRING S. 格氏解剖学：临床实践的解剖学基础 [M]. 徐群渊，译 . 39 版 . 北京：北
京大学医学出版社，2008；STANDRING S.Gray's anatomy：The anatomical basis of clinical
practice [M]. 40th ed. Amsterdam：Elsevier, 2008；STANDRING S. 格氏解剖学：临床实践
的解剖学基础 [M]. 丁自海，刘树伟，译 . 41 版 . 济南：山东科学技术出版社，2017；
STANDRING S.Gray's anatomy：The anatomical basis of clinical practice [M]. 42th ed.
Amsterdam：Elsevier, 2021.

二、参考书目

哲学类

4. 尼斯贝特 . 逻辑思维 [M]. 张媚，译 . 北京：中信出版社，2017.

5. 姚新中 . 中国哲学创新研究 [M]. 北京：中国人民大学出版社，2019.

6. 李善友 . 第一性原理 [M]. 北京：人民邮电出版社，2020.

物理类

7. 费曼.费曼物理学讲义·第 1 卷 [M].本书翻译组,译.上海:上海科学技术出版社,1983.

8. 里德雷.时间、空间和万物 [M].李泳,译.长沙:湖南科学技术出版社,2018.

9. 维尔切克.万物原理 [M].柏江竹,高苹,译.北京:中信出版社,2022.

生物学类

10. 霍格兰,窦德生.生命的运作方式 [M].北京:北京联合出版公司,2018.

11. 潘宝成.细胞论:生物学的理论探讨 [M].广州:中山大学出版社,2018.

12. 卢因,卡西梅里斯,林加帕,等.细胞 [M].桑建利,连慕兰,译.北京:科学出版社,2009.

13. 莱维坦,卡茨玛克.神经元:细胞和分子生物学 [M] 舒斯云,包新民,译.北京:科学出版社,2001.

14. 霍克菲尔德.生命科学:无尽的前沿 [M].高天羽,译.长沙:湖南科学技术出版社,2021.

15. 王立铭.生命是什么 [M].北京:人民邮电出版社,2018.

16. 中科院 SELF 格致论道讲坛.生命新知:从 DNA 到大脑的研究 [M].北京:人民邮电出版社,2020.

17. 诺布尔.生命的乐章:后基因组时代的生物学 [M].张立藩,卢虹冰,译.北京:科学出版社,2010.

18. 许崇任,程红.动物生物学 [M].2 版.北京:高等教育出版社,2008.

19. 吴克复.肿瘤微环境与细胞生态学导论 [M].北京:科学出版社,2009.

20. 朱钦士.生命通史 [M].北京:北京大学出版社,2019.

21. 道金斯.基因之河 [M].魏薇,译.杭州:浙江人民出版社,2019.

22. 卡罗尔.生命的法则 [M].贾晶晶,译.杭州:浙江教育出版社,2018.

23. 利容千,王建波.植物逆境细胞及生理学 [M].武汉:武汉大学出版社,2002.

24. 里德利.基因组:生命之书23章 [M].尹烨,译.北京:机械工业出版社,2021.

现代医学类

25. 李同宪,李月彩.《中西医融合观》续:气血津液与内环境的融合 [M].西安:第四军医大学出版社,2012.

26. 坎农. 躯体的智慧 [M]. 范岳农，魏有仁，译. 北京：商务印书馆，2017.

27. 田牛. 微循环学 [M]. 北京：原子能出版社，2004.

28. 田牛，罗毅. 组织通道学概论 [M]. 北京：军事医学科学出版社，2010.

29. 耿世钊. 功能医学新思维破解心血管病难题 [M]. 北京：清华大学出版社，2018.

30. 宣蛰人. 宣蛰人软组织外科学 [M]. 上海：文汇出版社，2009.

31. 严亨秀，盘强文. 整合应用生理学 [M]. 北京：科学出版社，2021.

32. 斯德科. 筋膜手法治疗内部功能失调 [M]. 关玲，宋淳，周科华，译. 北京：人民卫生出版社，2017.

33. 史可任. 颈腰关节疼痛及注射疗法 [M]. 6 版. 郑州：河南科学技术出版社，2017.

34. 颜质灿. 慢性疼痛症的颜氏治疗法：现代医学关于针刺术的理论与实践 [M]. 林志彪，译. 北京：学苑出版社，2002.

35. 王鹤滨. 从肌肉来的疾病：横纹肌非菌性炎症引起的病症及其特殊治疗 [M]. 北京：中国医药科技出版社，2010.

36. 汤钊猷. 西学中，创中国新医学：西医院士的中西医结合观 [M]. 上海：上海科学技术出版社，2019.

37. 陈国强. 造血器官的基础和临床整合前沿研究 [M]. 北京：中国协和医科大学出版社，2014.

38. ASTON S J，BEASLEY R W，THORNE C H. 格 - 斯整形外科学 [M]. 郭树忠，译. 5 版. 西安：世界图书出版公司，2002.

39. 王迪浔. 病理生理学 [M]. 北京：人民卫生出版社，1994.

40. 石崇俭. 疼痛·阻滞与解剖彩色图谱 [M]. 北京：人民卫生出版社，2006.

41. 孟庆云，柳顺锁，刘志双. 神经阻滞学 [M]. 北京：人民卫生出版社，2003.

42. 杨安峰，程红. 脊椎动物比较解剖学 [M]. 北京：北京大学出版社，1999.

43. 孙廷魁，沈遁球. 植物性神经系统基础与临床 [M]. 上海：上海科学技术出版社，1981.

44. 孙宁，贾亚泉，张振强. 病理生理学精讲精练 [M]. 西安：世界图书出版公司，2019.

45. 刘德培. 中华医学百科全书·病理生理学 [M]. 北京：中国协和医科大学出版社，2013.

46. 许恩基，舒尔特，舒马赫. THIEME 解剖彩色图谱：解剖总论和骨骼肌肉系统 [M]. 北京：中国医药科技出版社，2006.

47. FAUCI B，HAUSER K，JAMESON L. 哈里森内科学·上卷 [M]. 王德炳，译. 北京：人民卫生出版社，2003.

48. KASPER D L，BRAUUWALD E，FAUCI A S，等. 哈里森内科学手册 [M]. 胡大一，译. 16 版. 北京：人民卫生出版社，2009.

49. 李玉中，王朝晖 . 临床医学检验学 [M]. 北京：中国协和医科大学出版社，2019.

50. 侯春林 . 中华医学百科全书·显微外科学 [M]. 北京：中国协和医科大学出版社，2016.

51. 任伟新 . 介入治疗经典病例解析 [M]. 北京：人民卫生出版社，2020.

52. 沃尔 . 疼痛——为痛苦而生的科学 [M]. 周晓林，译 . 北京：生活·读书·新知三联书店，2004.

53. 戴冠儒，戴萌 . 发现反疼痛：疼痛生物学原理与临床 [M]. 北京：军事医学科学出版社，2006.

54. 卡尔森 . 生理心理学 [M]. 苏彦捷，译 . 6 版 . 北京：中国轻工业出版社，2007.

55. 芮德源，朱雨岚，陈立杰 . 临床神经解剖学 [M]. 北京：人民卫生出版社，2015.

56. 王学廉，陈礼刚 . 脑深部电刺激术 [M]. 北京：人民卫生出版社，2018.

57. 中华医学会麻醉学分会 .2017 版中国麻醉学指南与专家共识 [M]. 北京：人民卫生出版社，2017.

58. 邓小明，姚尚龙，曾因明 . 2017 麻醉学新进展 [M]. 北京：人民卫生出版社，2017.

59. 郝立宏 . 组织学与胚胎学 [M].3 版 . 北京：人民卫生出版社，2018.

60. 曾因明，姚尚龙，熊利泽 . 麻醉学科管理学 [M]. 北京：人民卫生出版社，2017.

61. 中华医学会 . 重症医学 [M]. 北京：人民卫生出版社，2017.

62. 王建枝，吴立玲，陈琪 . 疾病机制 [M]. 北京：人民卫生出版社，2019.

63. 林谋斌，张忠涛 . 基于现代精细解剖的腹盆腔外科指导：膜解剖的求源与思辨 [M]. 北京：人民卫生出版社，2019.

64. 于炎冰 . 显微血管减压术 [M]. 北京：人民卫生出版社，2015.

65. 张建国，孟凡刚 . 神经调控技术与应用 [M]. 北京：人民卫生出版社，2016.

66. 杨成民，刘进，赵桐茂 . 中华输血学 [M]. 北京：人民卫生出版社，2017.

67. 李勇杰 . 功能神经外科学 [M]. 北京：人民卫生出版社，2018.

68. 刘大为，杨荣利，陈秀凯 . 重症血液净化 [M]. 北京：人民卫生出版社，2017.

69. 高崇荣，樊碧发，卢振和 . 神经病理性疼痛学 [M]. 北京：人民卫生出版社，2013.

70. 葛均波，王拥军 . 泛血管医学：概念及常见疾病诊治 [M]. 北京：人民卫生出版社，2018.

71. 李树壮，朱亮 . 医学观念的更新与启示 [M]. 北京：人民卫生出版社，2018.

72. 甘博图，阿姆斯特朗 . 认识活体筋膜：细胞与细胞外基质之间的构成性世界 [M]. 李哲，译 . 北京：科学技术文献出版社，2018.

73. 莱森达克 . 筋膜：它是什么，何以重要 [M]. 李哲，付媛，宋子凡，等译 . 北京科学技术出版社，2019.

74. 曾烨.细胞外基质生物学 [M].北京：中国纺织出版社，2016.

中医针灸类

75. 潘远根.悟透寒热即良医：潘远根教授解说中医治病诀要 [M].长沙：湖南科学技术出版社，2017.

76. 周楣声.灸绳 [M].青岛：青岛出版社，1998.

77. 黄龙祥.中国古典针灸学大纲 [M].北京：人民卫生出版社，2019.

78. 黄龙祥，黄幼民.针灸腧穴通考：《中华针灸穴典》研究 [M].北京：人民卫生出版社，2011.

79. 黄龙祥，黄幼民.实验针灸表面解剖学：针灸学与表面解剖学影像学的结合 [M].北京：人民卫生出版社，2007.

80. 黄龙祥.黄龙祥看针灸 [M].北京：人民卫生出版社，2008.

81. 朱兵.系统针灸学：复兴"体表医学" [M].北京：人民卫生出版社，2015.

82. 赵缉庵.针灸要诀与按摩十法 [M].北京：中医古籍出版社，1986.

83. 梁庆临，黎文献.针挑疗法 [M].广州：广东科技出版社，1984.

84. 朱龙玉.神经注射疗法 [M].西安：陕西人民出版社，1959.

85. 朱龙玉.中国电针学 [M].西安：陕西科学技术出版社，1983.

86. 张克镇.生命空间论 [M].北京：中国医药科技出版社，2006.

87. 王文德.针道摸象 [M].北京：中国中医药出版社，2011.

88. 袁其伦.袁氏新医药模式与临床 [M].北京：人民军医出版社，2013.

89. 潘德孚.人体生命医学 [M].北京：华夏出版社，2014.

90. 董厚吉，马云涛.科学性针刺疗法 [M].北京：中国医药科技出版社，2000.

91. 郭效宗.针灸有效点理论与临床 [M].北京：人民卫生出版社，1995.

92. 枝川直义.枝川注射疗法：体壁内脏相关论的临床应用 [M].黄菊花，任竞学，译.北京：北京科学技术出版社，1989.

93. 王峥，马雯.中国刺血疗法大全 [M].合肥：安徽科学技术出版社，2005.

94. 郭志邃.痧胀玉衡 [M].刘玉书，点校.北京：人民卫生出版社，1995.

95. 楼英.医学纲目 [M].北京：人民卫生出版社，1987.

96. 王清任.医林改错 [M].上海：上海卫生出版社，1956.

97. FILSHIE J，WHITE A，CUMMINGS M.西方医学针刺 [M].杜元灏，译.北京：人民卫生出版社，2020.

其他类

98. 毕建勋 . 中国画学原理 [M]. 石家庄：河北美术出版社，2013.

99. 贾思勰 . 齐民要术今释 [M]. 石声汉，校释 . 北京：中华书局，2009.

100. 达摩易筋经 [M]. 严蔚冰，整理 . 上海：上海古籍出版社，2021.

101. 柏钟扩 . 刺激神经疗法 [M]. 深圳：海天出版社，1989.

102. 康白，李华军 . 微生态学现代理论与应用：康白教授的微生态观 [M]. 上海：上海科学技术出版社，2013.

103. 王翠平 . 生态学还原论研究 [M]. 北京：中国社会科学出版社，2017.

104. 布莱克 . 无效的医疗 [M]. 穆易，译 . 北京：北京师范大学出版社，2007.

55检